Sonntag

Alois Tiefenthaler

Homöopathie und biologische Medizin für Haus- und Nutztiere

3., verbesserte und erweiterte Auflage

Sonntag Verlag · Stuttgart

Die Deutsche Bibliothek – CIP-Einheitsaufnahme

Ein Titelsatz für diese Publikation ist
bei Der Deutschen Bibliothek erhältlich

Anschrift des Verfassers:

Dr. med. vet.
Alois Tiefenthaler
Berg 9
A-4752 Riedau

Wichtiger Hinweis
Medizin als Wissenschaft ist ständig im Fluß. Forschung und klinische Erfahrung erweitern unsere Erkenntnisse, insbesondere was Behandlung und medikamentöse Therapie anbelangt. Soweit in diesem Werk eine Dosierung oder eine Applikation erwähnt wird, darf der Leser zwar darauf vertrauen, daß Autoren, Herausgeber und Verlag große Sorgfalt darauf verwandt haben, daß diese Ausgabe genau dem Wissenstand bei Fertigstellung des Werkes entspricht. Dennoch ist jeder Benutzer aufgefordert, die Beipackzettel der verwendeten Präparate zu prüfen, um in eigener Verantwortung festzustellen, ob die dort gegebene Empfehlung für Dosierungen oder die Beachtung von Kontraindikationen gegenüber der Angabe in diesem Buch abweicht. Das gilt nicht nur bei selten verwendeten oder neu auf den Markt gebrachten Präparaten, sondern auch bei denjenigen, die vom Bundesgesundheitsamt (BGA) oder Paul-Ehrlich-Institut (PEI) in ihre Anwendbarkeit eingeschränkt worden sind.
Geschützte Warennamen (Warenzeichen) werden nicht besonders kenntlich gemacht. Aus dem Fehlen eines solchen Hinweises kann also nicht geschlossen werden, daß es sich um einen freien Warennamen handelt.

ISBN 3-87758-253-2

1. Auflage 1994, 2. Auflage 1997, 3. Auflage 2001

Karl F. Haug Verlag, Hüthig GmbH, Heidelberg (1. u. 2. Aufl.)

Umschlagabbildung: Juniors Bildarchiv, 83324 Ruhpolding
Satz: H&S Team für Fotosatz GmbH, 68775 Ketsch
Druck und Verarbeitung: Buch- u. Offsetdruckerei Sommer, 91555 Feuchtwangen
Grundschrift: Gulliver 9 (Pica)

Inhalt

Abkürzungsverzeichnis

<	= Verschlimmerung
>	= Verbesserung
AMB	= Arzneimittelbild
AMP	= Arzneimittelprüfung
AML	= Arzneimittellehre
⊖	= Urtinktur

Einleitung

Dieses – auch für den interessierten Tierhalter bestimmte – Buch soll und kann nicht Anlaß zu ungeordneten Eigeninitiativen sein. Es kann auch nicht den Tierarzt im Stall ersetzen oder dessen Tätigkeit einschränken, und zwar aus folgenden Gründen:
Nur der Tierarzt ist dank seiner spezifischen Ausbildung befähigt, die Zusammenhänge im tierischen Organismus zu verstehen, zwischen physiologi-schen und pathologischen Funktionen zu unterscheiden, die richtigen Arzneien zur rechten Zeit einzusetzen bzw. dem Tierbesitzer dahingehende Anweisungen zu geben.
Injektionen sowie gewisse andere Manipulationen an Tieren sind nach österreichischem Gesetz ausschließlich dem Tierarzt vorbehalten; nur er kann und darf sie – seiner Ausbildung entsprechend – durchführen. Dieses Buch soll aber dem Tierbesitzer die Möglichkeit geben, kleine Beschwerden seiner Schützlinge, die zu behandeln er bislang unterlassen hat, bzw. für deren Behebung er mit anderen Abgabeartikeln ausgekommen ist, mittels unschädlicher, keine Rückstandsprobleme aufwerfender homöopathisch-biologischer Mittel entgegenzutreten. Dem homöopathisch interessierten Tierarzt hingegen soll es keine therapeutischen Vorschriften machen, sondern lediglich als Leitfaden für seine biologisch-homöopathische Therapie dienen.
Denn keine andere Heilmethode nimmt soviel Rücksicht auf das kranke Individuum, auf seine augenblickliche Reaktionslage, auf das Individuelle der Arznei – ja selbst auf die momentane Verfassung des Therapeuten. Und auch in der Homöopathie führen schließlich viele Wege nach Rom.
Für die Therapie von Nutztieren steht die Wirtschaftlichkeit – die Rentabilität – im Vordergrund. Die Behandlung eines Nutztieres kann nur dann als erfolgreich bezeichnet werden, wenn dessen volle Leistungsfähigkeit wieder hergestellt wird, die Behandlungskosten in wirtschaftlich tragbarem Rahmen bleiben – und all dies möglichst schon vor Beginn der Behandlung vorausgesagt werden kann.
Für den Humanmediziner bzw. den Klein- und Luxustierpraktiker stehen etliche Fakten für die Erhaltung eines dem Menschen – oder dem Tier – gemäßen lebenswerten Lebens im Vordergrund. Ob der Mensch wieder in den Arbeitsprozeß eingegliedert werden kann, ob das Pferd wieder imstande ist, Rennen zu laufen, ob der Hund etwa noch zur Jagd geeignet ist – all das hat zu Beginn der Therapie nur untergeordnete Bedeutung, obwohl freilich auch hier die „restitutio ad integrum", die Wiederherstellung des vorherigen „Zustandes" angestrebt wird, aber nicht Bedingung für den „Heilerfolg" schlechthin ist.

Allgemeines

Die Begriffe „Homöopathie“ bzw. „Homöotherapie“ kommen aus dem Griechischen von homoios (Ähnliches), pathein (leiden, erleiden) bzw. therapein (heilen). Dem Brockhaus zufolge stellt die Homöopathie eine spezifische Reiztherapie des kranken Organismus dar, bei der die Abstimmung des Arzneimittels gemäß den Symptomen des Einzelfalles vorgenommen wird. Krankheitsursache, Krankheitsentwicklung, Form der Beschwerde, Begleitumstände sowie die Eigenart des kranken Organismus finden hierbei besondere Berücksichtigung. Die Effizienz der Homöopathie liegt einerseits in ihrem Erfahrungsschatz begründet, andererseits in ihren – seit der Zeit ihres Begründers Christian Samuel Hahnemann (1755–1843) feststehenden – Grundprinzipien.

Die Arzneimittelprüfung (AMP)

Sie erfolgt an gesunden, reaktionsfähigen Menschen oder Tieren beiderlei Geschlechts und verschiedenen Alters. (Vorgezogen wurde schon immer die Prüfung am Menschen, da dieser außer den objektiven, auch vom Beobachter feststellbaren, noch die subjektiven, nur vom Prüfer empfundenen Symptome mitteilen kann.)
Die Gesamtheit der hierbei festgestellten objektiven und subjektiven Symptome – ergänzt durch botanische, mineralogische, zoologische, chemische und toxikologische Daten sowie durch die praktische Erfahrung mit den Arzneimitteln (AM) an kranken Menschen und Tieren – wird unter dem Begriff „Arzneimittelbild“ (AMB) zusammengefaßt. Arzneimittelbilder verschiedener homöopathischer Mittel sind in sogenannten „Arzneimittellehren“ (AML) gesammelt.

Das Simile oder Ähnlichkeitsgesetz

Der Grundsatz *„Similia Similibus curentur“* – Ähnliches möge durch Ähnliches geheilt werden – besagt, der kranke Organismus (O) möge mit dem Mittel geheilt werden, dessen am gesunden Individuum entwickelten Symptome mit jenen des kranken O. identisch oder ihm am ähnlichsten sind.
Die Wirkung der Zwiebel auf Auge und Nase ist allgemein bekannt. Einen Schnupfen mit ähnlicher Symptomatik vermag das homöopathische Mittel „Cepa“, die Zwiebel, innerhalb kürzester Zeit – unabhängig von der Ursache – zu heilen. Die erste Zigarette oder Zigarre verursacht vielfach Übelkeit, Blässe, Ausbruch kalten Schweißes, eventuell sogar wäßrigen Durchfall. Das AMB von Tabacum (Tabak) weist diese Zeichen auf und heilt Krankheiten, bei denen ebenfalls diese Symptome auftreten.

Die Erhebung des individuellen Krankheitsbildes

Hierbei werden die charakteristischen Symptome einer Arznei mit den individuellen des Patienten verglichen. Dieser Punkt kann allerdings bei vielen akuten lokalen Organerkrankungen unberücksichtigt bleiben, da bei ihnen individuelle Symptome oft keine oder nur eine untergeordnete Rolle spielen bzw. ganz fehlen.

Das Potenzieren

Das Potenzieren (Verdünnen und Verschütteln bzw. Verreiben) der Arznei stellt kein absolutes Grundgesetz der Homöopathie dar,

denn das Simile wirkt auch in „Substanz“, vorausgesetzt es handelt sich nicht um eine hochgiftige oder arzneilich indifferente Ausgangssubstanz.
Potenzieren verringert die Substanzmenge, erhöht aber die Wirksamkeit der Arznei. Homöopathische Mittel entfalten ihre Wirksamkeit nicht nur auf chemische Art, sondern vor allem durch die ihnen innewohnenden spezifischen Energien, die durch die fortgesetzten Potenziergänge auf das Verdünnungsmedium übertragen werden. Bei vielen hochgiftigen Arzneistoffen – wie Aconitum, Belladonna, Arsenicum etc. – kommt erst nach Wegfall der grobtoxi-schen Wirkung das feine Arzneibild zutage. Andere Stoffe wie Silicea, Lycopodium etc. sind in Substanz arzneilich indifferent und werden erst durch Potenzieren zur Arznei.

Herkunft, Zubereitung und Bezeichnung homöopathischer Arzneimittel

Die Homöopathie verfügt über AM pflanzlicher, mineralischer und tierischer Herkunft.
Homöopathisch aufbereitet werden diese ausgehend von der Grundsubstanz – der Urtinktur oder dem Urstoff – durch stufenweise 1:9- bzw. 1:99-Verdünnung mit Alkohol oder Milchzucker und Verschütteln bzw. Verreiben nach einem schon von Hahnemann angegebenen, ganz bestimmten Schema.
Erstere (die 1:9-Verdünnungen) werden D = Dezimal-Potenzen, letztere C= Centesimal-Potenzen genannt. C-Potenzen sind vor allem in England und Frankreich, D-Potenzen mehr im deutschsprachigen Raum in Verwendung. Die Zahl hinter dem D oder C (D4, C30) gibt die Anzahl der Potenzierschritte an. In der Wirkung entspricht etwa eine D6 einer C6 und nicht – wie es der Verdünnungsgrad erwarten ließe – einer C3. Entscheidend ist vor allem die Anzahl der Potenziergänge, nicht die in der Schulmedizin übliche Konzentration.

In diesem Buch wird der Einfachheit halber nur von D-Potenzen gesprochen. Diese sind aber überall dort, wo nicht die materielle Wirkung einer Arznei, sondern ihre energetisch-informative im Vordergrund steht, durch die C-Potenz mit gleichem Index (D6 = C6) zu ersetzen. Für D- und C-Potenzen wird für jeden Potenziergang ein neues Glas verwendet (Mehrglasmethode).
Korsakoff hat eine Einglasmethode angegeben. Sie wird heute zur Herstellung hoher und höchster Potenzen verwendet. Hahnemann hat in seinen letzten Jahren noch die 50.000-Quinquagintamillesimal-Q- oder LM-Potenzen eingeführt. Über besondere Eigenschaften dieser Potenzform verweise ich auf einschlägige Fachliteratur – den Rahmen dieses Werkes würde es sprengen.

Potenzen, ihre Eigenschaften und ihr Gebrauch

Tiefe Potenzen (D1–D6) eher für akute, organ- und gewebsbezogene Leiden. Mittlere Potenzen (D8–D12) eher für subakute und funktionsbezogene Leiden. Hohe Potenzen (D30 und höher) eher für chronische und verhaltensbezogene Leiden. Die Homöopathie verfügt über rasch und langsam, über kurz und lang wirkende Mittel.
Allgemein gilt: Je ähnlicher AMB und Krankheitsbild sind, desto höher soll die Potenz gewählt werden.

Gabenfolge und Art der Verabreichung

Die Gabenfolge hängt von der Art der Erkrankung, vom AM und von dessen Potenz ab.
Eine hochakute Erkrankung (Kolik), ein nur kurz wirkendes AM sowie tiefe Potenzen erfordern eine raschere Gabenfolge als weniger akute Leiden, lang wirkende AM oder höhere Potenzen.
Tiefe Potenzen werden von 1/4stündlich, bei

sehr akutem Geschehen, bis tgl. 3mal; mittlere tgl. 2–3mal; hohe von tgl. 1mal bis wöchentlich 1mal und noch seltener verabreicht.
Die ursprüngliche und häufigste Form der Verabreichung homöopathischer AM ist die perorale. In den letzten Jahren und in der Tierarznei gewinnt allerdings die Injektion an Boden.

Homöopathische Arzneiformen

Dilution (Dil.): alkoholische Lösung (Tropfen)

Trituration (Trit.): Verreibung (Pulver)

Tabletten (Tbl.): ohne Bindemittel gepreßte Trituration

Globuli: Rohrzuckerkügelchen werden mit der entsprechenden Dilution benetzt und wieder getrocknet

Injektionen: als Potenziermedium dient eine isotone Kochsalzlösung

Salben zur externen Anwendung

Externtinkturen
Von Arzneigrundstoffen, die weder in Alkohol noch in Wasser löslich sind, gibt es aus physikalischen Gründen bis inklusive D7 nur die Trituration und die Tabletten als Arzneiformen.

Dosierung homöopathischer Arzneimittel

Die Lehrmedizin gibt die Dosierung ihrer Medikamente in g, mg, IE usw. an. Da homöopathische Mittel nicht nur aufgrund ihres Arzneigehalts, sondern vor allem wegen ihrer arzneispezifischen Energien wirken, die durch die Potenziervorgänge freigesetzt werden, hat die Dosierung im üblichen Sinn nur sekundäre Bedeutung bzw. ist eng mit der Potenzwahl verknüpft.
Die homöopathische Arznei wirkt nicht im Sinne von Substitution, von Suppression, von Keimtötung etc. sondern auf den Gesamtorganismus regulierend.
In der Homöopathie ist nicht die Stärke des gesetzten Reizes, sondern die Intensität der Reaktion maßgebend. Deshalb gibt es für homöopathische AM auch keine feste Dosierungsanleitung. Für den Homöopathen stellt sich die Krankheit nicht als ein objektiver Vorgang im Patienten dar. Er behandelt nicht die Krankheit, sondern das kranke Individuum.
Dennoch können als allgemeine Regel für homöopathische AM folgende Mengen als Richtlinie für die Gabengröße empfohlen werden.

Pferd, Rind:
20 Tr. oder 2 ml der Dil.
1 Messerspitze der Trit.
10–20 Glob.

Kalb, Fohlen, Schwein, große Hunde:
10 Tr. oder 1 ml der Dil.
1–2 Tbl.
5–10 Glob.

Ferkel, kleine Hunde, Katzen:
5 Tr. oder 1/2 ml der Dil.
1/2 Tbl.
1–3 Glob.

Wirkungsweise homöopathischer Arzneimittel

Homöopathische AM veraltern nicht, obwohl viele von ihnen schon seit Bestehen der Homöopathie im Gebrauch sind. Dies verdanken sie dem Umstand, daß sie nach zeitlosen Kriterien und nicht nach kollektiven Krankheitsbegriffen eingesetzt werden.
Die Verringerung der Arzneisubstanz durch stufenweise Potenziervorgänge bedeutet keinesfalls den parallelen Abfall der Wirksamkeit des homöopathischen Mittels.
Tiefe Potenzen wirken auf den materiellen Körper, höhere auf Lebensfunktionen, die höchsten auf das Verhalten des Tieres. Da letztere dem Materiellen übergeordnet sind,

können auch hohe Potenzen rein organische Gebrechen beeinflussen, sofern diese durch Dysfunktionen übergeordneter Zentren verursacht sind.
Manche Mittel entfalten in verschiedenen Potenzen konträre Wirkung. *Hepar sulfuris* als D3 fördert bei Abszessen und Phlegmonen den Eiterdurchbruch nach außen, D30 forciert dessen Abbau auf Blut- und Lymphweg.
Andere Mittel haben eine spezifische Affinität zu gewissen Organen oder Geweben. In diesem Zusammenhang spricht man in der Homöopathie von organo- und histiotropen Mitteln. So haben z.B. *Flor de piedra, Chelidonium, Carduus marianus* u.a. besondere Beziehung zur Leber; *Rhus toxicodendron, Symphytum, Ruta* zu Sehnen, Bändern, Knochen; *Arnica, Calendula* zur Muskulatur, zum weichen Bindegewebe; *Sulfur, Graphites, Mercurius* zur Haut und zu den Schleimhäuten.
Andere Mittel sind in einem ganz bestimmten Stadium einer Erkrankung indiziert. So sind z.B. *Aconitum, Belladonna, Ferrum phosphoricum* Mittel für das Anfangsstadium der Entzündung (Hyperämie), gefolgt von *Apis, Cantharis, Urtica urens* u.a., wenn Ödem, Quaddeln, Blasen, seröse Ergüsse usw. auftreten. Kommt es zu serofibrinösen Ausschwitzungen, ist *Byronia*, die Zaunrübe, das Mittel der Wahl gefolgt von *Phytolacca*, der Kermesbeere. Kommt es auch zum Austritt weißer Blutkörperchen aus den Kapillaren, sind Mittel wie *Mercurius solubilis, Hepar sulfuris, Calcium sulfuricum* u.a. angezeigt. Wenn zusätzlich Erythrozyten die Kapillarwände infolge Gefäßwandschädigung passieren, sind die Schlangengifte *Lachesis, Crotalus horridus, Vipera berus* indiziert. Diese homöopathischen Mittel sind neben *Echinacea, Pyrogenium, Chinium arsenicosum* und *Baptisia* auch Hauptmittel bei septischer Tendenz oder Ausbreitung der Entzündung. Tritt Stillstand des Blutflusses in den Kapillaren ein, kommt es zu Nekrose. *Secale cornutum, Tarantula cubensis, Kreosotum, Acidum nitricum* können im Anfangsstadium diese manchmal noch verhindern oder wenigstens die Demarkierung beschleunigen.

Beweisbarkeit der Homöopathie

Für den homöopathisch Tätigen ist der tägliche Erfolg in der Praxis der beste Beweis. Eine Therapiemethode wie die Homöopathie, deren hervorstechendsten Merkmale die Zeitlosigkeit, die Ganzheit, die Individualität und das Phänomen sind, braucht aber auch ihr entsprechende Prüfmethoden. Mag der Biochemie und Biophysik so mancher Wirkungsnachweis homöopathischer AM, den selbst die eingefleischtesten Gegner der Homöopathie nicht leugnen können, gelungen sein oder noch gelingen. Voll erklärbar wird Homöopathie in ihren Wirkungsmechanismen mit rein naturwissenschaftlichen Methoden ebensowenig werden, wie das Phänomen „Leben".
Aus welchem Grund ist nun die Homöopathie zeitlos? Weil sie eine seit über 200 Jahren im Prinzip gleichbleibende und doch moderne Heilmethode repräsentiert, ihr Arzneimittelschatz zwar laufend ergänzt wird aber nie der Erneuerung bedurft hat.
Als Ganzheitsmethode erfaßt sie den kranken Organismus als ein Ganzes, die mit den Sinnen des Arztes wahrnehmbaren labortechnisch nachweisbaren objektiven, sowie die nur vom Patienten selbst empfindbaren subjektiven Symptome in ihrer Gesamtheit. Sie ist individuell, da sie ihre Diagnose nicht auf pathognomone, krankheitsbezogene, sondern auf auffallende, eigenartige, sonderbare für das kranke Individunm bezeichnende Symptome stützt, und sie ist schließlich phänomenologisch, da sie anamnestische und diagnostische Besonderheiten, z.B. Durstlosigkeit im Fieber, Besserung oder Verschlimmerung von Beschwerden zu gewissen Tageszeiten etc. nicht nur feststellt, sondern auch die therapeutische Konsequenz daraus zieht.

Grenzen der Homöopathie

Diese werden einerseits von der Qualität des Homöopathen bestimmt – wie bei allen Berufen –, andererseits von der Reaktionsfähigkeit des zu behandelnden Organismus. Homöotherapie ist daher nicht mehr angezeigt, wenn die Reaktionsfähigkeit des Organismus blockiert, reduziert oder annulliert ist, bzw. bei Zuständen, die einer Unterdrückung wegen Lebensgefahr oder einer Substitution wegen absoluten Mangels eines Stoffes nicht entbehren können. Auch Knochenbrüche, Bänder- oder Sehnenzerreißungen, Verletzungen mit klaffenden Wunden, Verletzungen oder Verlagerung innerer Organe, Verschlüsse von Hohlorganen können nicht oder nicht ausschließlich mit homöopathischen Mitteln geheilt werden. Homöopathika sind aber imstande, die Wundheilung postoperativ zu unterstützen bzw. die Rückfallsquote nach Steinoperationen zu mindern.

Vorteile der Homöopathie

Schon im §1 seines „Organon der Heilkunst", jenem systematischen Werk, das in der Homöopathie gleichsam die Verfassung im Staat repräsentiert, schreibt Hahnemann:
„Des Arztes höchste und einzige Aufgabe ist es, Kranke gesund zu machen, was man heilen nennt. Und dies soll schnell, schonend, vollständig und dauerhaft geschehen. Keine andere Heilmethode vereinigt diese Punkte besser."
Homöopathische Mittel sind nebenwirkungsfrei, erzeugen keine Immunsuppression, belasten mit ihren Abbauprodukten weder Ausscheidungs- noch Entgiftungsorgane und Systeme des Organismus, sie sind wirtschaftlich, umweltfreundlich, denn in homöopathischen Erzeugerbetrieben fallen keine giftigen oder schädlichen Nebenprodukte an. Krankheitsrückfälle sind nach guter Homöotherapie seltener. Homöopathische AM provozieren keine Allergien. Resistenzprobleme sind unbekannt, da homöopathische Mittel Erreger nicht töten, sondern diesen durch Milieuänderung den Lebensraum entziehen, den Organismus im Kampf gegen die Krankheit unterstützen. Ferner werden die körpereigenen Abwehrkräfte angeregt. Last not least gibt es nach Homöotherapie keine Arzneimittelrückstände in tierischen Produkten, was dem Landwirt wirtschaftliche Vorteile bringt, den Konsumenten vor möglichen gesundheitlichen Schäden schützt.
Die Vorwürfe, homöopathische Arzneien wirkten nur durch Suggestion, durch Placebo-Effekt oder durch die Aura des homöopathischen Arztes, sind unbegründet. Daß diese drei Momente bei manchen menschlichen Patienten sogar eine bedeutende Rolle spielen, ist zwar kein Novum, aber von der Therapiemethode unabhängig. Vorwürfe dieser Art können durch die erfolgreiche Behandlung von Bewußtlosen, von Kleinstkindern und von Tieren eindeutig widerlegt werden.

Was veranlaßt den Landwirt, sich homöopathischen Behandlungsmethoden zuzuwenden?

Die Nachfrage nach alternativen Therapie- und Prophylaxemöglichkeiten, wie sie in der Humanmedizin, in der Klein- und Luxustierpraxis besteht, hat auch vor der Nutztierpraxis nicht halt gemacht. Immer mehr Halter von Großtieren interessieren sich dafür oder sind wegen Rückstandsproblemen gezwungen, sich diesen Methoden zuzuwenden. Weitere Ursachen dafür sind die Ausweglosigkeit bisheriger Therapiemethoden, die Eskalation der Betriebskosten, Qualitätseinbußen bei den erzeugten Produkten, durch Überdüngung und immer häufigeren und intensiveren Einsatz von Pestiziden und Herbiziden. Bessere Preise für ein Produkt sind – bei gleichbleibender Qualität – nur durch Angebotsbeschränkung, nicht durch Mehrproduktion zu erreichen. Auch das Gleichgewicht zwischen Ökologie und Ökonomie ist in der Landwirtschaft vielfach nicht mehr intakt und der Raum für biologische Landwirtschaft eng. Die stets steigende Produktion von biologisch immer minderwertigeren Erzeugnissen geht auf Kosten der Gesundheit der Böden, der Pflanzen, der Tiere und schließlich auch der Menschen. Eine natürliche, vielfältige Fruchtfolge, die Vermeidung allzu großer Flächen einer Ackerfrucht, weniger Einsatz von Kunstdünger, von Herbi- und Pestiziden, die Zucht von Saatgut, das auch unter kargen Bedingungen Erträge abwirft, und von Sorten, die gegen Schädlinge widerstandsfähig sind, können Bodengare wiederherstellen.

Die Tierhaltung ist für den gesunden landwirtschaftlichen Klein- und Mittelbetrieb auf Dauer die optimale Betriebsform. Keiner von ihnen verkraftet alle paar Jahre die völlige Umstellung auf einen anderen Wirtschaftszweig. Vielfalt und Individualität erweisen sich auf Dauer ökonomischer und weniger Krisenanfällig als einseitige Betriebsformen.

Vor derselben Sackgasse steht auch die tierärztliche Nutztierpraxis mit ihrer Chemotherapie und Chemoprophylaxe. Die Medizin ist eine Wissenschaft, welche in erster Linie dem Leben zu dienen hat und die nicht einfach alles ablehnen darf, was nicht in ihr vorgefaßtes Konzept paßt. Die Beherrschung der Schulmedizin in Theorie und Praxis, in Diagnose und Therapie ist für den Tierarzt Voraussetzung bei der Anwendung biologischer Heilmethoden. Der erfolgreiche Praktiker wird die jeweils beste und rationellste Möglichkeit einsetzen.

Praktisch und universell in der Nutztierpraxis einzusetzen sind die Einzelmittel – Homöopathie streng nach den Gesetzen Hahnemanns –, die Komplexmitteltherapie nach bewährten, teils auch schulmedizinisch erstellten Indikationen sowie die antihomotoxische Therapie nach Reckeweg. Alle drei Verfahren können als Alleintherapie, bewährte Indikation und die antihomotoxische Therapie auch als Ergänzung oder Fortsetzung schultherapeutischer Maßnahmen dienen. Der gemeinsame Nenner aller biologischen Heilmethoden ist folgender: Sie unterdrücken keine Symptome oder Krankheiten, sondern stimulieren und harmonisieren die Selbstregulation des Organismus.

Die beste Form biologischer Therapie ist die, welche sich streng nach den Gesetzen des „Organon" von Hahnemann richtet.

Da man sich aber in der Tierarznei fast ausschließlich auf die objektiven Symptome beschränken muß, ist es oft schwierig, rasch ein gutes Simile zu finden. Unter diesen Umständen ist manchmal eine bewährte Indikation, ein gutes Komplexmittel einem unsicheren Simile vorzuziehen.

Rangordnung der Symptome

Da der homöopathische Arzt oder Tierarzt das Individuum, nicht die Krankheit behandelt, sind für ihn auffallende, eigenartige, sonderbare, individuelle Krankheitszeichen von vorrangiger Bedeutung; nicht, wie in der Schulmedizin, die krankheitsspezifischen, die pathognomonen.

An zweiter Stelle folgen die auslösenden Krankheitszeichen: Schreck, Angst, Ärger etc. (psychisch); Erkältung, Durchnässung, Überanstrengung etc. (physisch).

An dritter Stelle stehen die Konstitution – die Summe aller angeborenen, und erworbenen Regulationseigenschaften eines Individuums, sowie die Diathese – die Summe aller angeborenen und erworbenen Organ- und Systemminderwertigkeiten.

Für eine individuelle Therapie ist es nicht gleichgültig, ob ein Patient rot, feucht, warm oder blaß, trocken, kalt ist oder ob er Neigung zu rezidivierenden Entzündungen, zu Allergien oder etwa zu Steinbildung hat.

Als viertes folgen die Umwelteinflüsse, die Modalitäten: Ob eine Erkrankung plötzlich, allmählich oder periodisch auftritt; ob eine Beschwerde zu einer Körperseite einen besonderen Bezug hat; ob sie die Seite wechselt oder ob sie wandert; ob sie von der Tageszeit, der Jahreszeit oder sogar von der Mondphase abhängig ist; ob Wärme oder Kälte örtlich oder allgemein bessert oder verschlimmert; wie der Patient auf Druck, auf Berührung reagiert; ob Schön-, Warm-, Kalt-, Schlechtwetter, Gewitter, Föhn usw. die Beschwerden beeinflussen; ob der Patient gegen Lärm, Licht, Gerüche besonders empfindlich ist; ob Ruhe oder Bewegung Besserung oder Verschlimmerung bringen oder ob Verlangen danach bzw. Abneigung dagegen besteht; ob sich der Patient im Freien oder im geschlossenen Raum wohler fühlt u.a.

An die fünfte Stelle sind die Verhaltensstörungen zu setzen (bösartig, tobsüchtig, beleidigt, eifersüchtig, hinterlistig, folgsam, brav, anlehnungsbedürftig etc.).
An sechster Stelle sind die Leibsymptome: Appetit (gut, schlecht, selektiv, von der Tageszeit abhängig); Durst (Durstlosigkeit, Durst nach großen Mengen aber selten, Verlangen nach kleinen Mengen aber um so häufiger, Verlangen nach kaltem oder nach warmem Getränk); Stuhlgang (nach Konsistenz, Farbe, Menge, Geruch, Verdauungsgrad, nach Art und Häufigkeit). Harn (nach Menge, Farbe, Geruch, Beimengungen, nach Häufigkeit, Harnverhalten, Harnträufeln); Schweiß (örtlich oder allgemein, heiß oder kalt, erleichternd oder nicht erleichternd) spielt ebenso eine Rolle, wie der Schlaf und das Sexualleben (Stillbrünstigkeit, verkürzte, verlängerte Brunst, verkürztes, verlängertes Brunstintervall, Nymphomanie, Brüllersucht etc.).
Als letztes kommen die lokalen, die klinischen, die pathologischen und toxikologischen Symptome.
Oberstes Gebot für die Wertigkeit eines Symptoms sind jedoch seine Beständigkeit, seine Regelmäßigkeit und seine Intensität. Ein Lokalsymptom, das diese Voraussetzungen erfüllt, ist für die Arzneimittelwahl auf alle Fälle von größerer Bedeutung als ein sporadisch auftretendes eigenartiges Symptom.

Arzneisymptome

Schlüsselsymptome: treten nur bei einem oder zwei AM auf.

Leitsymptome: treten bei einem AM bei vielen Prüfern auf.

Paradoxe, widersprüchliche Symptome: Sie ließen eigentlich entgegengesetztes Verhalten des Patienten erwarten – Durstlosigkeit trotz Fieber: Apis, Gelsemium, Pulsatilla etc. Verlangen nach kühl trotz Frierens: Pulsatilla. Besserung rheumatischer Beschwerden bei Schlechtwetter: Nux vomica, Hepar sulf., Caustictum etc.

Noch weniger als in der Schulmedizin ist es in der Homöotherapie möglich, eine Diagnose aufgrund einzelner Symptome zu stellen. Man muß auf alle Fälle die Gesamtheit der Symptome eruieren, sie nach ihren allgemeinen und individuellen Werten ordnen und nach dem Vergleich mit Arzneimittelbildern (AMB) die ähnlichste Arznei wählen.

Komplexmitteltherapie

Diese Methode hat sich im Laufe der Zeit für jene Tierärzte und Tierhalter entwickelt, denen die Zeit für das intensive Studium homöopathischer AML und Didaktik fehlt, bzw. für solche, die zwar nicht gewillt sind, sich mit den Grundlagen der Homöopathie intensiv zu beschäftigen, aber dennoch nicht auf biologische Heilmethoden verzichten wollen oder können.
Dieses „Können“ hat zwei verschiedene Wurzeln: Erstens gibt es medizinische Probleme, die schulmedizinisch allein nicht oder nur unzufriedenstellend zu lösen sind, und zweitens sind da Tierbesitzer, die vom Tierarzt biologische Therapie verlangen. Wenn er diese Kundschaft nicht verlieren will, muß er sich wohl oder übel dieser berechtigten Forderung beugen.
Mittlerweile haben sich viele dieser Komplexmittel für ganz bestimmte Indikationen so bewährt, daß sie nach rein schulmedizinischen Gesichtspunkten auch von homöopathisch nicht Geschulten eingesetzt werden können. Komplexmittel werden von der homöopathischen Heilmittelindustrie in großer Anzahl angeboten. Viele von ihnen, die schon lange eingesetzt werden, haben bereits die Funktion von Einzelmitteln mit einem genauen, an menschlichem und tierischem Patientengut erstellten AMB übernommen.
Andererseits gibt es eine Menge homöopathischer Einzelmittel mit nur mangelhaftem oder fehlendem AMB, welche auch nur nach klinischen Erfahrungen zur Anwendung gelangen.

Biologisch-antihomotoxische Therapie mit Heel-Präparaten

Sinn biologischer Therapie ist es, den verlorengegangenen Idealzustand des lebenden Organismus – die Gesundheit, den Zustand subjektiven Wohlbefindens und das Fehlen objektiver körperlicher, geistig-psychischer und sozialer Störungen bzw. Veränderungen – wiederzugewinnen. Erstes Ziel ist die Beseitigung von Giften und deren Auswirkungen.

Gifte werden dem Organismus von außen über den Verdauungstrakt, über die Atemwege, die Haut oder durch Injektion zugeführt bzw. fallen bei fehlgeleitetem Stoffwechsel im Organismus selbst an. Heilung bedeutet Freiwerden von Homotoxinen – wie Reckeweg diese Gifte nennt – und deren Schadwirkungen. Dabei verbinden sich zwei giftige „Homotoxine" zu einem ungiftigen „Homotoxon".

Je nach Reaktionslage und nach Art und Umfang der Erkrankung kann ein Organismus Heilung erzielen, indem er die verursachenden Homotoxine abbindet, entgiftet und über die natürlichen Ausscheidungsorgane (Darm, Harntrakt, Schweißdrüsen, Nasen-, Augen-, Ohren-, Scheidenausfluß) aus dem Körper entfernt – Exkretionsphase –. Oder der Körper versucht, durch exsudative Entzündung den Abtransport der Toxine über Blut und Lymphweg bzw. durch Ausscheidung über pathologische Produkte (Schleim, Eiter etc.) zu eliminieren – Inflammationsphase –.

Exkretion und Inflammation werden als humorale Phasen bezeichnet. Bei ihnen herrscht die Ausscheidung vor, die Selbstheiltendenz ist gut ausgeprägt, die Prognose günstig.

Die Depositionsphase ist Folge des Versagens der Exkretions- und Entzündungsmechanismen. Körperfremde oder körperentfremdete Noxen können nicht eliminiert werden; werden im Gewebe deponiert. Dabei stellt sich ein labiles Gleichgewicht zwischen Schadwirkung und Abwehrvorgängen ein. Protoptyp für die Depositionsphase ist die proliferative Entzündung. Dieser Vorgang spielt sich vorwiegend in der Matrix (Grundsubstanz) ab. Die Zelle reagiert zwar durch Zellvermehrung, bleibt aber in Form und Funktion intakt.

In der Imprägnationsphase durchdringt die Fremdsubstanz die Gewebsstruktur, wird Teil der Strukturierung. Die Grundsubstanz wird funktionell überfordert, materiell überladen, die Transitfunktion zwischen Säftestrom und Zelle wird behindert bis blockiert. Die Zelle wird mehr oder weniger isoliert, intermediäre Stoffwechselprodukte sammeln sich an (Silikose, Amyloidose, Raucherlunge, Gichttophie etc.).

Die Depositions- und Imprägnationsphase werden unter dem Begriff „Matrixphasen" zusammengefaßt, welche Filter und Zellschutzfunktion im Organismus ausüben.

Die Degenerationsphase ist Folge einer Dauerschädigung, welche Funktionsverminderung und Strukturveränderungen nach sich zieht. Der pathologische Prozeß verlagert sich auch in die Zelle. Das morphologische Bild ist durch Zellstrukurveränderungen und Verteilungsänderung der Zelltypen gekennzeichnet. Klinisch steht die Funktionsminderung im Vordergrund. Fibrose, Zirrhose, Sklerose, Atrophie sind die wichtigsten klinischen Ausdrucksformen. Die Degeneration ist als Vorstufe zur De(Ent)-differenzierung zu betrachten, ist aber im Unterschied zu dieser noch in die hierarchische Ordnung des Organismus integriert.

Die De(Ent)-differenzierung kennzeichnet sich durch Verlassen der für einen Zelltyp charakteristischen Form und Funktion in Richtung nicht spezialisierter, undifferenzierter Zellform. Aus dem hierarchischen Ordnungssystem des Organismus bricht sie aus. Dedifferenzierung ist der Verlust der Zellspezifität, die eigentliche Funktion der Zelle geht verloren.

Entwicklungsgeschichtlich sind Degeneration und Dedifferenzierung eine Umkehr der embryonalen Entwicklung. Auch hier herrscht bis zur Nidation anoxydatives Wachstum – Zellteilung ohne Zelldifferenzierung – vor. Zur Zelldifferenzierung ist aber Sauerstoff unabdingbar.

Die Degenerations- und De(Ent)-differenzierungsphase sind zelluläre Phasen.

Der biologische Schnitt – die Grenze zwi-

schen extra- und intrazellulär – verläuft zwischen Depositions- und Imprägnationsphase. Der Vorgang des Gewebswechsels der Homotoxine wird als Vikariation bezeichnet.
Unter progressiver, biologisch ungünstiger, gefährlicher Vikariation versteht man die Phasenverschiebung von links nach rechts, von oben nach unten in der Sechs-Phasen-Tabelle.
Die biologisch positive, regressive Vikariation – die Phasenverschiebung von rechts nach links, von unten nach oben – bringt Entgiftung und Ausscheidung in Gang.
Krankheit ist die Störung von Lebensvorgängen in Organen oder im gesamten Organismus mit der Folge von subjektiv empfundenen bzw. objektiv feststellbaren körperlichen, geistigen, seelischen und sozialen Veränderungen.
Alle Vorgänge, die man als Krankheit bezeichnet, sind auch zweckmäßig. Sie dienen der Unschädlichmachung, Entgiftung und Ausscheidung der Toxine. Homotoxische Störungen benötigen wegen der Vielzahl von Umwelt- und Therapieschäden auch eine Fülle von Gegengiftfaktoren. Daher ist im homotoxischen Sinn immer dann, wenn ein Simile nicht rasch eruierbar ist, ein Kombinations-AM vorzuziehen, da für diesen Fall der Einsatz eines Einzelmittels als Experiment zu bezeichnen wäre und auf Kosten der Patienten und Tierbesitzer ginge.
Therapie in den ersten drei Phasen der Tabelle hat gute bis ausgezeichnete Prognose. Die Behandlung in der Imprägnationsphase ist bei vielen Virusinfekten auch wirtschaftlich. Andere Krankheitsformen können zwar erfolgversprechend behandelt werden, sind beim Nutztier allerdings auf ihre Rentabilität zu prüfen, bei hochwertigen Zucht- und Luxustieren jedoch voll vertretbar.
Die Therapie degenerativer Prozesse ist langwierig und wird für Nutztiere meist gar nicht verlangt.
Die biologische Therapie von Luxustieren verspricht in der Degenerationsphase relativ oft zwar nicht die Wiederherstellung der alten Leistung, aber doch für Patient und Besitzer zufriedenstellende Besserung des Zustandes.
Die Behandlung in der De(Ent)-differenzierungsphase ist bei Nutztieren aus ökonomischen Gründen abzulehnen, kann aber beim Klein- und Luxustier wie beim Menschen nicht nur das Leben verlängern, sondern auch lebenswerter, schmerzärmer oder sogar schmerzfrei ohne Betäubung gestalten.
Biotherapeutica-Heel lösen eine zweckmäßige, regressive Vikariation aus. Es kommt zu einer Phasenumwandlung in Richtung physiologischer Exkretionsphase. Die antihomotoxische Heel-Therapie wirkt durch Beschleunigung und Intensivierung der bei Krankheit im Gang befindlichen Naturheilung. Fermentsysteme werden stimuliert und nicht unterbrochen wie bei manch anderen Therapieformen.
Als Krankheit bezeichnet man die Gesamtheit biologisch zweckmäßiger Abwehrmaßnahmen, gegen endo- und exogene Toxine. Heel-Composita-Präparate und Homaccorde haben für jene Therapeuten, denen homöopathisches Denken fremd ist, den Vorteil, daß sie mit ihnen aufgrund klinischer Diagnose syndromdeckend behandeln können.
Allerdings muß er seine bisherige Vorstellung über die Bedeutung der Bakterien und Viren als Krankheitserreger revidieren. Bakterien und Viren sind grundsätzlich nicht unsere Feinde, sondern vielmehr unsere Freunde. Nicht umsonst ist vielleicht nur einer unter 1000 pathogen.
Leben ohne Bakterien wäre auf unserer Welt gänzlich unmöglich. Damit Bakterien sich vermehren können, benötigen sie ein entsprechendes Millieu. Die meisten Infektionen gehen im Organismus nicht an, solange homotoxischer Nährboden fehlt, die Abwehrsysteme intakt sind.
Trotzdem wird auch der biologische Therapeut alle hygienischen Maßnahmen beachten und keinen Organismus unnötig unkontrollierten Fremdkeimen aussetzen. Es kann ja eine konstitutionelle, dispositionelle oder iatrogen erworbene Abwehrschwäche vorliegen.
Oberstes Ziel antihomotoxischer Therapie ist die Reaktivierung und Steigerung der Funktionen der über Fermente wirksamen Ab-

wehr. Der Einsatz von Heel-Comp.-Präparaten erfolgt syndromdeckend – es sind auch zwei oder mehrere miteinander gleichzeitig einsetzbar.
Die Injeele – Potenzaccorde von Einzelmitteln – sind auch als Simile im homöopathischen Sinn einzusetzen, falls ein Einzelmittel im AMB klar in Erscheinung tritt.

Die Behandlung mit potenziertem Eigenblut

Im Blut des Patienten zirkulieren für ihn und seine Krankheit spezifische Homotoxine. Durch stufenweise Verdünnung des Blutes werden diese im Sinn der „Arndt-Schulzschen Regel" mit steigender Verdünnung entgiftet und therapeutisch aktiviert. Werden als Verdünnungsmedien zum Potenzieren angezeigte Injeele, Nosoden oder das Simile als Einzelpotenz herangezogen, kommt zu den in den Potenzstufen enthaltenen Bluteiweißanteilen zusätzlich eine spezifisch antihomotoxisch wirksame Komponente, durch die gezielte Heilreaktionen optimal ausgelöst werden.

Beschreibung zu der Homotoxikose-Tabelle auf Seite 21

Auf der Abszisse sind die einzelnen Phasen, auf der Ordinate die Gewebe eingetragen.
Exkretion und Inflammation sind humorale Phasen. Ausscheidung herrscht vor, die Selbstheiltendenz ist gut, die Prognose günstig.
Deposition und Imprägnation werden unter dem Begriff „Matrixphasen" zusammengefaßt. Alle pathologischen Prozesse finden vorwiegend in der Grundsubstanz – der Transitstrecke zwischen Säftestrom und Zelle – statt.
Degeneration und De(Ent)-differenzierung werden als zelluläre Phasen bezeichnet. Zellfermente sind geschädigt, Homotoxine in Organen und Geweben angehäuft. Die Prognose auf eine totale, dauerhafte Wiederherstellung ungünstig.

Homotoxikose-Sechs-Phasen-Tabelle

	Heilung ◄——►						**Siechtum**
	Humorale-Phasen		*Matrix-Phasen*			*Zelluläre-Phasen*	
Gewebe	Exkretion	Inflammation	Deposition		Imprägnation	Degeneration	De(Ent)-differenzierung
Ektoderm epidermale				**Biologischer Schnitt**			
orodermale							
neuro-dermale							
Entoderm muko-dermale							
organo-dermale							
Mesenchym interstitio-dermale							
osteo-dermale							
hämo-dermale							
lympho-dermale							
kavo-dermale							
muskulo-dermale							
Mesoderm nephro-dermale							
germino-dermale							
sero-dermale							
	Exkretionsprinzip, Fermente intakt, Selbstheilungs-tendenz, Prognose günstig				Kondensationsprinzip, Fermente geschädigt, Verschlimmerungstendenz, Prognose dubios		

Die homöopathische Behandlung des Rindes

Krankheiten der Augen

(Siehe Kap. „Hund“, S. 163)

Krankheiten des Atmungsapparates

Rhinitis (Nasenschleimhautentzündung)

Primäre, nicht infektiöse Rhinitis (verursacht durch Einatmen reizender Dämpfe, Gase oder Staube)

Therapie:

Cantharis D6 (tgl. 3–6mal) oder Causticum D6 (tgl. 3–6mal)	nach Einatmung reizender Gase nach Stallbrand
Cantharis D6, Causticum D6, Histamin D8 } $\overline{aa}$ (tgl. 3–6mal)	eine bewährte Indikation nach Stallbrand
Causticum compositum-Heel (tgl. 3–6mal)	
Apis D4 (tgl. 3–6mal)	Schwellung der Nasenschleimhaut mit Wärrneverschlimmerung und Durstlosigkeit

Allergisch bedingte Entzündung der Nasenschleimhaut

Therapie:

Apis D4, Galphimia D6, Histamin D8 } $\overline{aa}$ (tgl. 3–6mal)	als bewährte Indikation

Infektiöse Rhinitiden

Zu Beginn oder im Gefolge von Erkrankungen der tieferen Atemwege oder im Zuge bestimmter Infektionskrankheiten. Ist dabei das Allgemeinbefinden gestört, muß sofort der Tierarzt gerufen werden. Ihre Behandlung erfolgt nach den Symptomen des Primärleidens und nach dem Stadium der Entzündung der Nasenschleimhaut.

Stirnhöhlenentzündung

beim Rind nur nach Infektionen vom gebrochenen Hornzapfen ausgehend.

Therapie:

Hepar sulfuris D30 (tgl. 2mal)	bei eitrigem Charakter der Entzündung
Silicea D30 (tgl. 2mal)	Folgemittel von Hepar sulfuris
Pyrogenium D6 (tgl. 3mal)	nach Infektionen mit Schmutzkeimen

Entzündung der Kieferhöhlen

Relativ häufig bei Kälbern im Verlauf von Rindergrippe.

Symptome: Die Tiere machen einen müden Eindruck, haben einen trüben Blick, lassen den Kopf hängen oder stützen ihn am Barren auf. Sie halten ihn zur gesunden Seite schief, wenn die Erkrankung einseitig ist, zeigen intermittierenden Nasenfluß.

Therapie:

Euphorbium D4 (tgl. 3mal) oder Mercurius sol. D12 (tgl. 2mal)	im Initialstadium, wenn alles verstopft ist
Hydrastis D4 (tgl. 3mal)	fallweiser zitronengelber Nasenausfluß
Kalium bichrom. D6 (tgl. 3mal)	Nasenausfluß dick, gelb, zäh
Hepar sulfuris D12 (tgl. 2mal)	Eiter dick und stinkend, Knochen über der Kieferhöhle sehr schmerzhaft
Cinnabaris D12 (Zinnober) (tgl. 2mal)	siehe Mercurius sol.
Euphorbium D4 Hydrastis D4 Cinnabaris D12 } āā (tgl. 3mal)	als bewährte Indikation
Euphorbium compositum-Heel Naso-Heel-Tropfen (tgl. 3mal)	als Injektion

Kehldeckel-Glottisödem

Symptome: Atemnot und Atemgeräusche beim Einatmen.

Therapie:

Belladonna D4 (tgl. 3–6mal)	starke Rötung, Röcheln, geringe Atemnot
Apis D4 (tlg. 3–6mal)	Rachen hellrot, ödematöse Schwellung des Kehldeckels, Atemnot infolge Einengung des Atemwegs
Apis D4 Urtica D3 Histamin D8 } āā (tgl. 3–6mal)	als bewährte Indikation bei allergischer Ursache

Kehlkopf- und Luftröhrenentzündung

Therapie:

Aconitum D6 (tgl. 3–6mal)	Entzündung tritt plötzlich hochakut auf; durch trockene Kälte, kalten Wind ausgelöst. Puls hart, voll, frequent.

	Das Tier ist eher ängstlich erregt, hat großen Durst, andauernd trockenen schmerzhaften Husten, versucht ihn zu verhalten.
Belladonna D4 (tgl. 3–6mal)	Symptome ähnlich denen von Aconitum. Das Tier kann schwitzen, hat trockene Schleimhäute, weite Pupillen, der Husten ist bellend und anfallsartig. Erregung und Benommenheit wechseln.
Spongia D4 (tgl. 3–6mal)	kann nicht durchhusten
Dosera D4 (tgl. 3–6mal)	Husten bellend, nachts
Causticum D6 (tgl. 3–6mal)	Husten neigt zur Chronizität, bei weiblichen Tieren kann beim Husten Harn abgehen.
Bryonia D4 (tgl. 3–6mal)	hochgradig schmerzhafter, trockener Husten. Das Tier trinkt viel auf einmal, bleibt ruhig liegen.
Dulcamara D6, D12 (tgl. 3–6mal)	Durchnässung ist Ursache für den Husten, Weidegang bei naßkaltem Wetter.
Hepar sulfuris D30 (tgl. 2mal)	Husten anfallsartig, trocken oder locker, große Kälte empfindlichkeit, die Tiere liegen viel.

Engystol-Heel

Euphorbium compositum-Heel

Echinacea compositum-Heel

Bronchitis

Entzündung der Bronchialschleimhaut mit serös-schleimiger Sekretion und Exsudation ohne Mitbeteiligung des Lungengewebes.

Symptome: Normale Atmung bis mittelgradige inspiratorische Atemnot. Nasenfluß oder auch trockenes Flotzmaul. Anfangs feuchte, dann trockene, später wieder feuchte Rasselgeräusche.

Therapie:

Aconitum D6 (tgl. 3–6mal)	Bronchitis tritt plötzlich durch Kälte, kalten Wind auf. Puls ist voll, hart, frequent, das Tier ängstlich, erregt, der Husten permanent, sehr schmerzhaft, trocken, abends <, meist hat das Tier hohes Fieber.
Belladonna D4 (tgl. 3–6mal)	Husten bellend, anfallsartig, abends <.
Bryonia D4 (tgl. 3–6mal)	Husten trocken, sehr schmerzhaft, das Tier meidet jede Bewegung.
Ipecacuanha D4 (tgl. 3–6mal)	Bei großblasigem Rasselgeräusch über der Lunge, großer Atemnot, Tiere stehen meist und speicheln viel.
Hepar sulfuris D30 (tgl. 2mal)	Tiere liegen viel, meiden Bewegung, Husten krampfig trocken oder locker, große Kälteempfindlichkeit, teils schleimig eitriger Nasenausfluß, meist trockenes Flotzmaul.
Drosera D4 (tgl. 3–6mal)	Bei heftigem, schmerzhaftem Husten mit nächtlicher <.

Tartarus emeticus D4 (tgl. 3–6mal)	Bei feinblasigem Atemgeräusch, starker Atemnot, der Patient ist meist kalt, trocken, häufig subfebril.
Coffea D2 Bufo rana D12 Echinacea D2 Vincetoxicum D2 Sulfur D6 } āā (tgl. 3mal)	bewährte Indikation im Virusstadium
Propolis Potenzaccord (tgl. 2–3mal) (Borschel)	
Engystol (als Injektion)	
Aconit Homaccord-Heel (tgl. 3–6mal)	
Belladonna Homaccord-Heel (tgl. 3–6mal)	
Drosera Homaccord-Heel (tgl. 3–6mal)	
Tartephedreel-Heel (tgl. 3–6mal)	
Euphorbium compositum-Heel	
Echinacea compositum-Heel	

Entzündliches Lungenödem

Ursache: Inhalation reizender Stoffe, komplizierende Begleiterscheinung akuter Bronchopneumonie.

Symptome: Nach Ausdehnung und Geschwindigkeit des Eintritts verschiedengradige, gemischte Atemnot, erhöhte Pulsfrequenz, pumpende, keuchende, stöhnende Atmung. Teilweise Lungendämpfung, teilweise Emphysem. Verschärft bronchiales Atmen, feuchtes Rasseln im ventralen Lungenbereich, meist mit Fieber einhergehend.

Therapie:

Cantharis D6 (tgl. 3–6mal)	Ödem durch Inhalation reizender Stoffe verursacht, meist mit Reizzustand im Harntrakt vergesellschaftet.
Causticum D6 (tgl. 3–6mal)	
Kalium carb. D4 Laurocerasus D4 Crataegus D1 } āā (tgl. 3–6mal)	wirken anregend auf das durch die Lungenstauung geschwächte HerzKreislauf-System
Cralonin-Heel (tgl. 3–6mal)	

Therapie, wenn Ödem als komplizierende Begleiterscheinung der Bronchopneumonie auftritt:

Primär ist die Behandlung der Lungenentzündung, zusätzlich:

Apis D4 (tgl. 3–6mal)	bei Durstlosigkeit, abschwellende Wirkung

Acid. aceticum D4	bei großem Durst, abschwellende Wirkung
Kalium carb. D4 Laurocerasus D4 Crataegus D1 } āā (tgl. 3–6mal)	wirken stärkend auf Herz und Kreislauf
Cralonin-Heel (tgl. 3–6mal)	

Allergisch bedingtes Lungenödem

Ursache: Auslöser sind dieselben Allergene, die Nesselfieber, allergische Rhinitis oder allergisch bedingtes Kehldeckelödem verursachen. Die Krankheit verläuft in der Regel mit hohem Fieber.

Symptome: siehe entzündliches Ödem.

Therapie:

Apis D4 (tgl. 3–6mal)	bei Durstlosigkeit des Tieres
Acidum aceticum D4 (tgl. 3–6mal)	bei durstigen Tieren
Histamin D6 (tgl. 3–6mal)	fördert den Abbau des freien Histamins
Potenziertes Allergen	(soweit bekannt)
Cortison D30	als Zwischengabe, wenn mit Cortison vorbehandelt
Kalium carb. D4 Laurocerasus D4 Crataegus D1 } āā (tgl. 3–6mal)	zur Kreislaufstützung

Stauungsödem

Ursache: Streß, Herzinsuffizienz.

Symptome: Lungengewebe ist mit Serum infiltriert.

Therapie:

Nux vom. D6 (tgl. 3mal)	gegen Streß
Apis D4 (tgl. 3–6mal)	
Acidum aceticum D4 (tgl. 3–6mal)	
Laurocerasus (tgl. 3–6mal)	gegen Rechtsherzinsuffizienz
Kalium carb. D4 Laurocerasus D4 Crataegus D1 } āā (tgl. 3–6mal)	kreislaufstützend
Nux vomica Homaccord (tgl. 3mal)	

Der Aufenthalt des Patienten an einem kühlen, sauerstoffreichen Platz ist bei jeder Lungenerkrankung mit höhergradiger Atemnot angezeigt.

Asphyxia neonatorum (Scheintod der Neugeborenen)

Darunter versteht man das unvollständige Einsetzen oder das totale Ausbleiben der Atmung beim Neugeborenen. Führt ohne menschliche Hilfe fast immer zum Tod. Der Tierarzt kommt fast immer zu spät, außer er ist schon bei der Geburt anwesend.

Ursachen: Verzögerter Geburtsablauf, teilweise Lösung der Eihäute, eingeklemmte Nabelschnur behindert die Sauerstoffversorgung des Fetus. Im Fetusblut reichert sich Kohlendioxid an.

Therapie:

Begießen von Kopf und Brust mit kaltem Wasser. Brust mit Stroh abreiben. Eingeben atmungsanregender Allopathicis, Akupunktur der Notfallpunkte.

Camphora D1 (alle 5 Min.)	bis zur Normalisierung der Atmung
Veratrum album D4	siehe Camphora
Laurocerasus D4 (1/2 stündl.)	gegen Lungenstauung bei rascher Einatmung, langsamer Ausatmung, mit Krämpfen und Opisthotonus
Lobelia inflata D4 (alle 5 Min.)	regt Atemzentrum an
Ammonium carb. D4 (alle 5 Min.)	Riechsalz!

Fruchtschleimaspiration

Ursache: Zu frühe Erregung des Atemzentrums bewirkt Einsetzen der Atmung noch im Uterus; führt zu Fruchtschleim-(Wasser-)aspiration, bzw. in Nase, Maul, Rachen befindlicher Fruchtschleim wird unmittelbar nach der Geburt eingeatmet.

Vorbeugung: Hochheben des Kalbes an den Hinterbeinen sofort nach der Geburt.

Therapie:

Tartarus emeticus D4 (tgl. 3–6mal)	befördert Schleim und Sekret aus den Bronchien
Laurocerasus D4 Lobelia D4 Tartarus emeticus D4 } āā (stündl.– tgl. 3–6mal)	als bewährte Indikation
Ammonium carbonicum D4 (stündl. – tgl. 3mal)	

Akutes Lungenemphysem

Tritt in der Nachbarschaft bronchopneumonischer Herde als alveoläres, reversibles oder interstitielles irreversibles Emphysem auf. Beide stehen in unmittelbarem zeitlichem Zusammenhang mit der auslösenden Ursache. Das interstitielle Lungenemphysem kann sich in schweren Fällen ins Mittelfell und in die Unterhaut über Schulter und Rücken erstrecken.

Symptome: Vorwiegend exspiratorische Dyspnose, Unruhe, Breitstellen der Vorderbeine, Stöhnen, erhöhte Atem- und Pulsfrequenz, Erweiterung des Lungenperkussionsfeldes, teils verstärktes, teils abgeschwächtes Vesikuläratmen, Blausucht durch Sauerstoffmangel. Für die fallweise Therapie des alveolären Lungenemphysems spielen die auslösende Ursache und die Beziehung des gewählten homöopathischen AM zum Bronchialsystem eine entscheidende Rolle.
Interstitielles Emphysem höheren Grades ist wirtschaftlich nicht behandelbar, hat eine schlechte Prognose.

Therapie:

Belladonna D4 (tgl. 3–6mal)	wenn das Tier vorher im überhitzten Zustand Zugluft ausgesetzt war, das Emphysem in Begleitung einer Bronchopneumonie auftritt
Dulcamara D6 (tgl. 3–6mal)	wenn das Tier über Nacht auf kaltem Weideboden gelegen hat
Drosera D4 (tgl. 3–6mal)	Emphysem ist mit krampfhaftem Husten vergesellschaftet, der nachts <
Galphimia D6 (tgl. 3–6mal)	hat sich empirisch bewährt
Galphimia D6 Belladonna D4 Apis D4 } āā (tgl. 3–6mal)	bewährt bei mit Lungenödem vergesellschaftetem Emphysem im Anschluß an schwere Bronchopneumonie
Tartephedreel-Heel (tgl. 3–6mal)	
Mucosa compositum-Heel Coencyme compositum-Heel Ubichinon compositum }	āā (pro Woche 2–3 Injektionen) bei chronischen Fällen

Katarrhalische Bronchopneumonie

Definition: Geringfügige Epithelzellreizung der tieferen Lungengewebe, auch der Alveolen mit bezirksweisem, verschieden starken, meist serös zelligem, nicht gerinnendem Exsudat. Tritt fast ausschließlich als Rinder-Kälber-Grippe, nur vereinzelt spontan auf.

Vorbericht: Husten, Mattigkeit, Inappetenz, Fieber bis 41,5 Grad. Aber auch ohne das eine oder andere dieser Anzeichen ist jede Verlaufsform von perakut bis chronisch möglich.

Symptome: Im Anfangsstadium seröser, deutlich getrübter Nasenfluß, Atemfrequenz bis 80/min, mit verschiedengradigen inspiratorischen Schweratmigkeitszeichen wie Breitstellen der Vorderbeine, Maulatmung, Kopfstrecken, ruckweise Körperbewegung. Im Verlauf schwerer ausgebreiteter Bronchopneumonien kann sich ein Emphysem dazugesellen. Verstärktes Vesikuläratmen im Dämpfungsbereich, abgeschwächtes oder aufgehobenes im Emphysembereich.

Prognose: Im allgemeinen günstig; jedoch in Beständen mit bekannterweise schon bösartigen Sekundärerregern, vor allem bei Kälbern und Jungrindern, mit Vorsicht zu stellen. Auch auf die Ausdehnung (den Grad des infiltrierten, aber auch des emphysematösen Bezirkes) kommt es an. Akute, fieberhafte Fälle haben eine bessere Heiltendenz als chronisch verlaufende. Das Stallklima spielt in Prophylaxe und Therapie eine große Rolle.

Das Krankheitsbild kann sich von Seuchengang zu Seuchengang, von Stall zu Stall, ja, von Tier zu Tier ändern.

Therapie:

Propolis Potenzaccord (Borschel) (tgl. 2–3mal)	
Aconitum D3 (1/2stündl. 3 Stunden lang)	Im Initialstadium mit hohem Fieber, raschem Puls, Angst, mit Trockenheit der Haut, feuchten, rosaroten Schleimhäuten, womöglich am Abend beginnend, beschleunigter Atmung, fallweise leichten serösem Nasenausfluß, sonst ohne klinische Anzeichen. Wenn das Fieber noch steigerungsfähig und der Allgemeinzustand des Tieres es noch zuläßt.
Aconitum D30 (1/2stündl. 3 Stunden lang)	Wenn unter sonst gleichen Verhältnissen eine Fiebersteigerung Lebensgefahr nach sich zöge.
Aconitum Injeel forte-Heel	als Injektion
Aconitum Homaccord-Heel (1/2stündl. 3 Stunden lang)	
Belladonna D4 (tgl. 3–6mal)	Das Tier hat feuchte Haut, trockene Schleimhäute, weite Pupillen, beträchtliche Atemnot, einen kräftigen, frequenten Puls, verstärkt vesikuläres Atmen über den veränderten Lungenpartien, meist vorne unten. Der Husten ist anfallsartig, schmerzhaft, bellend, abends <. Das Fieber ist hoch.
Belladonna Injeel-Heel	als Injektion
Belladonna Homaccord-Heel (tgl. 3–6mal)	
Hepar sulfuris D12 (tgl. 2–3mal)	Husten trocken, krampfartig oder auch locker. Schleimig eitriger Nasenausfluß, der Patient liegt viel, hat wenig Durst, zieht Wärme vor, Kälte < Husten.
Hepar sulfuris Injeel-Heel	als Injektion
Ipecacuanha D4 (tgl. 3mal)	Husten trocken, erstickend großblasiges Atmen über den erkrankten Lungenteilen. Das Tier steht meist, hat absolute Freßunlust, Speichelfluß, > des Zustandes durch Temperaturextreme.
Ipecacuanha Injeel-Heel	als Injektion
Bryonia D4 (tgl. 3–6mal)	Husten trocken, sehr schmerzhaft, verhalten. Fieber meist hoch, trockene Rasselgeräusche, Bewegungsunlust, großer Durst auf einmal. Oft ist Lunge bzw. Rippenfell gereizt oder entzündet, die Bauchatmung forciert.

Bryonia Injeel-Heel	als Injektion
Phosphorus D6 (tgl. 3–6mal)	Findet bei Bronchopneumonie im Stadium der roten Hepatisation Anwendung. Der Husten ist hohl, trocken. Liegen, vor allem auf der linken Seite < alle Beschwerden. Kälte und frische Luft werden schlecht vertragen. Der Nasenausfluß ist zäh-schleimig, oft rostfarben. Über den entzündeten Lungenteilen ist kein Atemgeräusch, vereinzelt trockenes Nebengeräusch hörbar.
Phosphorus Injeel-Heel	als Injektion
Phosphorus Homaccord-Heel (tgl. 3mal)	
Tartarus emeticus D6 (tgl. 3mal)	Fortgeschrittenes Stadium der Entzündung ohne Neigung zur Lösung. Sekret sitzt fest, ist kaum aushustbar, der Husten ist hohl, feinblasiges Rasseln ist über den erkrankten Lungenteilen hörbar. Das Tier ist sehr schwach, kann wegen großer Atemnot kaum liegen, steht sofort wieder auf, hat Neigung zu Kollaps, fühlt sich kalt an und hat oft Untertemperatur, aber dennoch Frischluftbedarf.
Tartarus emeticus Injeel-Heel	als Injektion
Tartophedreel-Heel (tgl. 3–6mal)	

Natürlich kommen bei Bronchitis und Bronchopneumonie auch noch eine Menge anderer homöopathischer Einzelmittel in Frage, sofern sich für sie spezifische Symptome und Modalitäten ergeben. Je besser die Beobachtungsgabe der Besitzer oder Betreuer, je enger der Kontakt mit den Tieren, desto eher wird sich ein Einzelmittel anbieten, das den Fall allein zu einer dauerhaften Heilung bringt. Da sich die Rinderhaltung aber in letzter Zeit auf immer größere Betriebe konzentriert, ist es dem Halter aus Zeit- und Arbeitsgründen kaum mehr möglich, sich mit dem Einzeltier näher zu beschäftigen. Für solche Fälle stehen mit ihren Leitsymptomen flächendeckende Kombinationen von 2–5 folgender Mittel zur Verfügung:

Aconitum
Belladonna
Bryonia
Ipecacuanha
Hepar sulfuris
Tartarus emeticus
Drosera
Sticta pulmonaria
Coccus cacti
Ammonium jodatum
Phosphorus
Spongia
Engystol-Heel

Euphorbium compositum-Heel (tgl. – wöchentl. 3mal)	als Injektion

Echinacea compositum-Heel

Im viralen Initialstadium von Rindergrippe sind:

Coffea tosta D2

bzw. eine Kombination von

<table>
<tr><td>Coffea tosta D2
Bufo rana D12
Echinacea D2
Sulfur D6
Vincetoxicum D2</td><td>} āā</td></tr>
</table>

oder

<table>
<tr><td>Engystol-Heel
Viruvetsan</td><td>}</td><td>recht brauchbare Mittel.</td></tr>
</table>

Prophylaktisch setze ich eine Kombination von:

<table>
<tr><td>Coffea D30
Bufo rana D30
Echinacea D30
Sulfur D30
Vincetoxicum D30</td><td>} āā</td><td>mit gutem Erfolg ein.</td></tr>
</table>

Ich brauche wohl nicht extra zu betonen, daß bei absoluter Freßunlust, schwerer Atemnot oder hochgradiger Störung des Allgemeinbefindens der Tierarzt beizuziehen ist.

Gesellt sich Durchfall zur Grippe oder verläuft sie ausschließlich als Magen-Darm-Erkrankung, sind zusätzlich Durchfallmittel wie:

Arsenicum album
Podophyllum
Aloe
Veratrum album
Okoubaka D3

<table>
<tr><td>Nux vomica Homaccord-Heel
Veratrum album Hom-Heel</td><td>} āā</td></tr>
</table>

angezeigt.

Eitrige Bronchopneumonie

Keimeinschleppung erfolgt über Blut, Lymph- oder Luftweg.

Therapie:

<table>
<tr><td>Hepar sulfuris D30 (tgl. 1mal)</td><td>wenn Eiterabbau über Blutweg möglich erscheint</td></tr>
<tr><td>Hepar sulfuris D12
(tgl. 2mal) oder
Myristica sebifera D3
(tgl. 3mal)</td><td>wenn die Eiterausscheidung über Luftweg wünschenswert ist</td></tr>
</table>

Lachesis D8 (tgl. 3mal) oder Lachesis D30, D200 (tgl. 1mal bis >)	wenn die Erkrankung mit schweren Allgemeinstörungen einhergeht
Lachesis D8 Pyrogenium D15 Echinacea D2 } $\overline{aa}$ (tgl. 3mal)	als bewährte Indikation
Traumeel-Heel (tgl. 3mal)	
Echinacea compositum-Heel als Injektion	
Lachesis compositum-Heel als Injektion	

Pleuritis (Brustfellentzündung)

Tritt oft zusammen mit einer schweren Bronchopneumonie auf. Ihr Verlauf kann akut, subakut oder chronisch sein und ist vielfach von den Symptomen des Primärleidens überlagert. Atem und Pulsfrequenz sind stark erhöht, Fieber ist meist hochgradig, das Allgemeinbefinden erheblich gestört, die Atmung oberflächlich betont abdominal, die Dämpfung bei exsudativem Charakter der Pleuritis horizontal begrenzt, die Perkussion sehr schmerzhaft. Reibegeräusche treten synchron mit der Atmung auf; enden erst dann, wenn die Verklebung von Rippen- und Lungenfell erfolgt ist oder die Exsudatmenge so groß ist, daß die Pleurablätter nicht aufeinander reiben können.

Therapie:

Belladonna D4 (tgl. 3–6mal)	kommt als erstes Mittel bei Pleuritis zum Einsatz
Apis D4 (tgl. 3–6mal)	Bei frischem Pleuraerguß zur Aufsaugung. Diese Tiere sind durstlos, haben Fieber, lassen kalte Anwendungen gern über sich ergehen.
Bryonia D4 (tgl. 3–6mal)	Bei trockener Pleuritis, mit Reibegeräuschen, hohem Fieber, Angst vor Bewegung, großem Durst.
Cantharis D6 (tgl. 3mal)	Zur Pleuritis gesellt sich Harndrang
Kalium jodatum D3 (tgl. 3mal) oder Sulfur jodatum D6 (tgl. 3mal)	werden zur Resorption der Pleuraergüsse mach Abklingen der Fieberphase eingesetzt
Silicea D30 (tgl. 1mal) oder Graphites D30 (tgl. 1mal)	können Verklebungen oder leichte Verschwartungen der Pleura bessern oder beheben

Herz-Kreislauf-Erkrankungen

Herz und peripherer Kreislauf des Rindes sind auf Milch und Fleischleistung ausgelegt.

Herzschwäche (Herzinsuffizienz)

Die Leistungsfähigkeit des Herzmuskels ist vermindert. Gleicht der Herzmuskel diese durch ökonomische Mehrleistung aus, liegt eine kompensierte Herzschwäche vor. Gleicht er sie nicht mehr aus, haben wir eine dekompensierte Herzschwäche.

Symptome: Allgemeine Schwäche, frequenter schwacher Puls, venöse Stauung, beschleunigte Atmung, Atemnot, Cyanose.

Ursache: Herzschwäche tritt beim Rind im Gefolge von Überanstrengung (mühsame Aufsteh- und Auftreibeversuche nach Schwergeburten); durch infektiöse und toxische Einflüsse; im Gefolge von Lungenerkrankungen (Ödem, Emphysem, Bronchopneumonie), wobei der Gasaustausch des Blutes behindert wird und der empfindliche Herzmuskel Sauerstoffmangel erleidet, meist in Form von Tachykardie auf.

Tachykardie (hohe Herzschlagzahl)

Therapie:

Arnica D4 (tgl. 3–6mal) oder Arnica D30 (tgl. 1–2mal)	nach körperlicher Überanstrengung (Transport, Geburt, wiederholte Fehlaufstehversuche)
Aconitum D30 (einige Gaben)	nach Schreck (Scheuen)
Arsenicum alb. D30 (einige Gaben)	Folge von Angst
Lachesis D30 (tgl. 2mal)	bei mit Herzschwäche einhergehender Septikämie im Verlauf septischer Erkrankungen
Crataegus D1 (tgl. 3–6mal)	allgemeine Herzmuskelschwäche bes. *bei älteren* Tieren
Propolis Potenzaccord (Borschel) (tgl. 2–3mal)	
Cactus compositum-Heel (tgl. 3mal)	
Cralonin-Heel (tgl. 3mal)	

Bradykardie (verlangsamte Herztätigkeit)

in Verbindung mit bewegungshemmenden Labmagen und Darmerkrankungen

Therapie:

Crataegus D1 (tgl. 3–6mal)	
Digitalis D4 (tgl. 3mal)	Hier kommt die Umkehrwirkung – (Digitalis bewirkt schulmedizinisch angewandt, eine Verlangsamung des Herzschlages) – zum Tragen.
Strophantus D4 (tgl. 3–6mal)	

Peripherer Kreislauf (Kreislaufschwäche, Schock, Kollaps)

Therapie:

Veratrum album D4 - (in kurzen Abständen bis >)	Kälte, Blässe, Cyanose, Benommenheit, Koma oder tetanoide Krämpfe
Arnica D4 (in kurzen Abständen bis >)	bei traumatischer Ursache

Traumeel-Heel als Injektion und als Tropfen	siehe Arnica

Blutungen

toxisch-allergisch bedingt (Gefäße und Kapillaren sind geschädigt):

Therapie:

Phosphorus D30 oder D200 (stündl. einige Gaben)	Blut ist hell, kommt vor allem aus Körperöffnungen
Hirudo D200 (einige Gaben)	bei Blutungsneigung
Ipecacuanha D4 (tgl. 3–6mal)	helle, gußartige Blutungen, Blutungen in die Milchdrüse, blutige Stühle
Lachesis D12 (tgl. 2mal)	Blut ist dunkel, gerinnt schlecht, das Tier ist meist sehr krank
Lachesis D30, D200 (tgl. 1mal bis >)	
Hamamelis D2 (tgl. 3–6mal)	dunkles, dickes Blut fließt kontinuierlich
Propolis LM90 (Borschel)	
Sabina D3 (1/2 stündl.)	bei hellen Uterusblutungen
Cinnamonum Homaccord-Heel (tgl. 3–6mal)	
Hamamelis, Millefolium } āā LM30 (Borschel)	

Blutungen mit traumatischer Ursache

Therapie:

Arnica D4 (in häufigen Gaben bis zur Stillung)	helles Blut aus Wunden
Arnica D30 (in häufigen Gaben bis zur Stillung)	siehe Arnica D4
Bellis perennis D2	vor allem bei hellen Uterusblutungen
Millefolium D4 (tgl. 3–6mal)	helle Sickerblutungen
Hamamelis D2 (tgl. 3–6mal)	venöse Sickerblutungen
Arnica D4, Hamamelis D2, Millefolium D4 } āā (tgl. 3-6mal)	als bewährte Indikation
Traumeel-Heel (tgl. 3–6mal)	Blutungen infolge Verletzung
Cinnamonum Homaccord-Heel (tgl. 3–6mal)	
Hamamelis, Millefolium } āā LM30 (Borschel)	

Thrombophlebitis der Vena jugularis

Ursache: Paravenöse Injektion bzw. Infusion gewebsreizender Medikamente.

Therapie:

Arnica D4 Calendula D2 Bellis perennis D2 } āā (tgl. 3mal)	im frischen Zustand
Hepar sulfuris D30 (tgl. 1mal)	bei beginnender Eiterung
Pyrogenium D6 (tgl. 3mal)	bretthart, sehr schmerzhaft
Lachesis D8 (tgl. 3mal)	das Tier hat Fieber, frißt schlecht, hält den Hals gestreckt
Acidum nitricum D6 (tgl. 3mal)	geschwürig aufgebrochen, neigt zu Blutung, hat penetranten Geruch
Tarantula cubensis D6 (tgl. 3mal)	unterstützt Demarkierung abgestorbenen Gewebes
Lachesis D8 Pyrogenium D15 Echinacea D2 Tarantula D6 } āā (tgl. 3mal)	bewährt im fortgeschrittenen Stadium

Krankheiten des Verdauungstraktes

Mundschleimhautentzündung

Ursache: Aufnahme zu heißer Getränke (kaum beim Rind), Aufnahme reizender Stoffe, allergisch bedingt, toxisch bedingt, infektiös bedingt bzw. in Begleitung von Infektionskrankheiten. Eine klinische und homöotherapeutisch brauchbare Einteilung der Stomatiden erfolgt nach dem Charakter der Effloreszenzen.

Katarrhalische Stomatitis

Therapie:

Belladonna D4 (tgl. 3–6mal)	Rötung, Schwellung, Brennen der trockenen Mundschleimhaut, Durst

Vesikulöse Stomatitis

Therapie:

Apis D4 (tgl. 3–6mal)	Mundschleimhaut hellrot, geschwollen, Blasen, Bläschen, Kaltes tut gut, Durstlosigkeit, Brennen
Rhus toxicodendron D6 (tgl. 3–6mal)	dunkelrote Schleimhaut, viele kleine Bläschen, Brennen, Unruhe, Wärme >
Cantharis D6 (tgl. 3–6mal)	größere Blasen, meist mit Harndrang vergesellschaftet

Aphthöse Stomatitis

Therapie:

Borax D4 (tgl. 3–6mal)	viel Speichel
Mercurius solubilis D12 (tgl. 2mal)	klebriger, vermehrter Speichel, Zahneindrücke an der Zunge, Mundgeruch

Ulzeröse (geschwürige) Stomatitis

Therapie:

Mercurius sublimatus corrosivus D6 (tgl. 3mal)	Geschwüre in der Mundschleimhaut, Zahneindrücke an der Zunge, klebriger vermehrter Speichel, Mundgeruch
Acidum nitricum D6 (tgl. 3mal)	Geschwüre unregelmäßig begrenzt, leicht blutend, Mundgeruch
Kalium bichromicum D6 (tgl. 3mal)	Geschwüre tief, glattrandig mit gelbem Grund
Kreosotum D6 (tgl. 3mal)	Geschwüre tiefgreifend, ekelhaft stinkend, unregelmäßig begrenzt, viel Speichel

Membranöse Stomatitis

Therapie:

Mercurius cyanatus D6 (tgl. 3mal)	grau-weiße Beläge an der Mundschleimhaut

Kälber-Diphtheroid (spezifische membranöse Stomatitis der Kälber)

Therapie:

Mercurius cyanatus D6 (tgl. 3mal) und/oder Bacillinum D200 (tgl. 1mal 3 Tage)	bzw. beide Mittel in obiger Potenz und Verabreichungsform

Zungenschlagen

Therapie(-versuch):

Asa fötida D30 (tgl. 1mal) Asa fötida D200 (wöchentl. 1mal)	Zungenschlagen mit Blähungen einhergehend
Moschus D30 (tgl. 1mal) Moschus D200 (wöchentl. 1mal)	überempfindliche hysterische Tiere
Argentum nitricum D30 (tgl. 1mal) Argentum nitricum D200 (wöchentl. 1mal)	feingliedrige, empfindsame aufgeregtze, nervöse Tiere

Ist keines dieser Mittel als Simile eruierbar, kann man auch versuchen, zwei von ihnen oder alle drei gemeinsam zu verabreichen.

Zungenaktinomykose

Ursache: Bakterieller Erreger (Actinobacillus Ligniere).

Proliferative Veränderungen treten im Bindegewebe und in der Muskulatur der Zunge auf.

Therapie:

Kalium jodatum D3 (tgl. 3mal)	im Frühstadium
Hepar sulf D30 (tgl. 2mal)	Prozeß ist weiter fortgeschritten, eitrige Einschmelzung droht oder hat schon stattgefunden

Parotitis (Ohrspeicheldrüsenentzündung)

Die primär-spezifische Parotitis – dem Mumps des Menschen entsprechend – tritt in der Regel beidseitig auf.

Die primär unspezifische, tritt in der Regel nur einseitig auf, durch Einwandern von Entzündungserregern durch den Drüsengang.

Therapie:

Belladonna D4 (tgl. 3–6mal)	im ersten Stadium der Entzündung mit Wärme, Rötung, Schwellung, Schmerzhaftigkeit
Apis D4 (tgl. 3–6mal)	ödematöse Schwellung, Durstlosigkeit, Wärmeempfindlichkeit, Kältebesserung
Phytolacca D4 (tgl. 3–6mal)	folgt gut auf Belladonna, wenn dieses nicht innerhalb von 2 Tagen Heilung bringt
Mercurius sol. D12 (tgl. 2mal)	Drüse neigt zu Verhärtung, starker schleimiger Speichelfluß, Mundgeruch
Belladonna D4 Apis D4 Phytolacca D4 } āā (tgl. 3mal)	bewährte Indikation
Pulsatilla D4 (tgl. 3mal)	gutartige, anlehnungsbedürftige Tiere mit nicht besonders harter, kaum schmerzhafter Drüse
Conium D4 (tgl. 2–3mal)	subakute und chron. Entzündung mit knotigen Verhärtungen der ganzen Drüse
Plumbum aceticum D6 (tgl. 3mal chron.)	Entzündung mit Schwellung und Verhärtung der ganzen Drüse

Sekundäre Parotitis

Wird durch Übergreifen von Prozessen benachbarter Organe oder Gewebe ausgelöst (Phlegmone, Aktinomykose).

Therapie: siehe primäre Parotitis

Mundbodenphlegmone

Futter- und Tränkeaufnahme reduziert oder sistiert. Kopf und Hals gestreckt, Kehlgang ödematös-phlegmonös entzündet, regionale Lymphdrüsen geschwollen, vermehrtes Speicheln infolge Schluckbeschwerden.

Therapie:

Lachesis D8 (tgl. 3mal)	Allgemeinbefinden beträchtlich gestört. Mundboden bläulich ödematös, Kehlgang geschwollen, äußerst berührungsempfindlich. Kalter Umschlag tut gut.
Pyrogenium D6 (tgl. 3mal)	Allgemeinbefinden schwer gestört, vermehrtes Speicheln, Diskrepanz Puls – Temperatur. Örtliche Wärmeanwendung tut gut.
Lachesis D8 Pyrogenium D15 Echinacea D2 } āā (tgl. 3mal)	als bewährte Indikation
Kreosotum D6 (tgl. 3mal)	Gangrän ist im Verzug
Anthracinum D200 (als Einzelgabe)	unterstützt bei schweren Fällen den Heilungsprozeß
Tarantula cubensis D6 (tgl. 3mal)	verhindert Nekrose, beschleunigt Sequesterbildung
Lachesis compositum-Heel	als Injektion
Echinacea compositum-Heel	als Injektion

Zusätzlich heiße, feuchte Heublumenumschläge.

Schlundkopflähmung, selbständige

kommt beim Rind selten vor.

Therapie:

Causticum D6 (tgl. 3mal) oder
Gelsemium D4 (tgl. 3mal)

Schlundkopflähmung, unselbständige

im Gefolge von Bleivergiftung, Tollwut, Botulismus.

Prognose: meist schlecht bis aussichtslos

Bei Botulismus nicht aussichtslos, wenn die Menge des aufgenommenen Toxins nur bis an die Grenze des Letalen geht.

Schlundverstopfung durch Fremdkörper (Apfel, Kartoffel, Rübe)

Asa fötida Nux vom. } āā LM12 (Borschel) Nux vom. Asa fötida } āā D12 eben- (falls bewährt)	nur wenn ohne Tympanie einhergehend oder der Tierarzt anwesend bleibt.

Neugeborenes Kalb kann nicht schlucken

Therapie:

(soweit der Schluckreflex infolge angeborener Fehler nicht unterbunden ist)

Calcium carbonicum D12 (tgl. 3mal)
Calcium phosphoricum D12 (tgl. 3mal)

Calcium carbonicum D12 }
Calcium phosphoricum D12 } $\overline{aa}$ (tgl. 3mal)

Conium D4 (tgl. 3mal)
Gelsemium D4 (tgl. 3mal)

Krankheiten der Vormägen

1. Krankheiten der Haube und des Pansens, die von der Vormagenwand und ihren Nervenversorgungen ausgehen und dadurch die Motorik der Vormägen sowie die Passage des Futters stören.
2. Krankheiten der Haube und des Pansens, die von ihrem Inhalt ausgehen, also biochemisch-alimentäre Störungen sind.
   Störungen der Motorik ziehen nach längerer Zeit auch eine Störung der Zusammensetzung des Inhalts nach sich.
   Pathologischer Vormageninhalt bewirkt nach einiger Zeit auch Störung der Motorik.

ad 1. Fremdkörpererkrankung

Diese Erkrankung hat durch den prophylaktischen Einsatz von Korbmagneten und die fallenden Rinderpreise ihre wirtschaftliche Bedeutung eingebüßt.

Die Symptome sind je nach Form und Umfang, Stadium und Lokalisation der Bauchfellentzündung sehr verschieden. Bei einem akuten Fall stehen plötzlich Futterverweigerung, leichtes bis mäßiges Aufblähen des Pansens, Kotverhalten, Stöhnen, starker Milchleistungsabfall, ängstlicher Blick, gestreckter Kopf, hochgezogener Bauch, betonte oberflächliche, frequente Brustatmung, Fieber bis 40 Grad im Vordergrund. Fieber über 40 Grad deutet auf einen ausgebreiteten peritonitischen Entzündungsprozeß hin.

Therapie:

Dauer-Korbmagnet, 2 Tage totaler Futterentzug, eventuell das Tier vorne hochstellen

Lachesis D8 }
Bryonia D4 } $\overline{aa}$ (als Injektion und tgl. 3mal p.o.)
Echinacea D2 }

Ist nach spätestens 3 Tagen nicht Heilung oder erhebliche Besserung des Zustandes eingetreten, muß zwischen Operation oder Schlachtung entschieden werden.

Zur Schlachtung gelangen in der Regel auch chronische, zu Durchfall neigende, rezidivierende Fremdkörpererkrankungen sowie solche mit Komplikationen (traumatischer Leberabszeß, traumatische Herzbeutel- und Lungenentzündung sowie ausgedehnte Bauchfellentzündung).

Diagnose und Entscheidung, ob aus medizinischer Sicht Behandlung möglich bzw. aussichtsreich ist, liegt im Ermessen des Tierarztes; die wirtschaftliche Entscheidung beim Besitzer.

ad 2. Indigestion

Eine vom Inhalt der Haube und des Pansens ausgehende Störung der mikrobiell gesteuerten Vormagenverdauung, bei der einzelne oder sämtliche biochemische Zerlegung- und Synthesevorgänge vermindert oder aufgehoben sind, ohne gleichzeitige Fehlgärung.
Indigestion tritt auf, wenn wenig Eiweiß und leicht verdauliche Kohlehydrate im Futter enthalten sind (ausschließlich Stroh- und Altheufütterung); nach mehreren Hungertagen; nach peroraler Verabreichung größerer Mengen Antibiotika, Sulfonamiden, Desinfizientien an ruminierende Tiere.

Symptome:
Absinken des Milchfettes, Milchmenge und Nährzustand reduziert, selten sind
Einzeltiere betroffen, meist handelt es sich um Bestandsprobleme.

Therapie:

Futterumstellung, in schweren Fällen Pansensaftübertragung von gesunden oder gesund geschlachteten Rindern.

Homöotherapie (komplementär):

Lachesis D12 (tgl. 3mal)	Milch versiegt vor der Freßlust
Nux vomica D4, D6 (tgl. 3mal)	wirkt am besten bei Stallhaltung, bei Indigestionen im Winter oder Vorfrühling
Nux vomica Homaccord-Heel	
Rumenis succus (Pansensaft) D2oo (tgl. 1mal bis >) (Borschel)	

Durch Futterwechsel bedingte Pansen-Hauben-Störungen

Plötzliches Angebot hoher Eiweiß- und leichtverdaulicher Kohlehydratmengen ist dafür verantwortlich. Milchfett, Nährzustand, Freßlust gehen zurück.

Therapie:

Ausgleich der Futterzusammensetzung

Homöotherapie:

Nux vomica D4, D6 (tgl. 3mal)	besonders bei Stallhaltung, im Winter bei beginnender Grünfütterung
Lachesis D12 (tgl. 3mal)	Milchrückgang vor Verlust der Freßlust
Arsenicum album D12 (tgl. 3mal)	wenn Durst, Durchfall, große Schwäche eintreten

Pansenazidose

Übersäuerung des Panseninhalts tritt bei zu kohlehydratreicher Nahrung auf. Meist erkrankt ein Einzeltier, welches den Schrot- oder Kraftfuttervorrat geplündert hat.

Symptome: Futter- und Tränkeverweigerung, leichte bis mäßige Tympanie, Pansenstillstand, schlagartiges Milchversiegen, Durchfall (grauer Mist), bei Exsikkose auch Harnverhalten; fallweise auch Festliegen.

Therapie:

Neutralisierende Stoffe; Natrium bicarbonat i.v. und p.o.

Homöotherapie (ergänzend):

Nux vomica D4, D6 (tgl. 3mal)	Stuhl hat noch normale Konsistenz und Farbe
Soja D30 (tgl. 2mal bis >) (Borschel)	
Arsenicum album D12 (tgl. 3mal)	stinkender Durchfall, Durst, Schwäche bis Festliegen
Veratrum album D4, D12 (tgl. 3mal)	Nahezu geruchloser, wäßriger Durchfall, das Tier fühlt sich kalt an, ist sehr schwach.
Okoubaka D3 (tgl. 3mal)	als Entgiftungsmittel
Carbonylgruppen comp.	iv. als Radikalfänger

Verdauungsstörung infolge unzureichender physikalischer Struktur des Futters

Bei ausschließlicher Fütterung von Biertrebern, Maischen, gemextem Jungmais oder Heumehl.

Futterstruktur regt die Vormägenmuskulatur zu Aktivität an. Futterstruktur ist auch dann notwendig, wenn die chemische Zusammensetzung des Futters stimmt, sonst kommt es zu Atonie der Vormägen.

Therapie:

Futterumstellung (Heu, Stroh)

Homoötherapie (unterstützend):

Nux vomica D4, D6 (tgl. 3mal)	zur Anregung der Pansentätigkeit
Opium D8 (tgl. 3mal)	absoluter Pansenstillstand, wenn Nux vomica nicht hilft
Soja D30 (tgl. 2mal bis >) (Borschel)	

Alkalose

Tritt bei einseitig hohem Eiweißangebot bei gleichzeitigem Kohlehydratdefizit auf.

Symptome: Ähnlich der Azidose aber typischer Vorbericht

Therapie: Eingeben von Natriumpropionat oder Essigsäure, Pansensaft von gesunden oder gesund geschlachteten Tieren, die mit Rauhfutter gefüttert sind.

Homöotherapie (unterstützend): siehe Azidose

Pansenfäulnis

Tritt infolge fehlender oder zu später Behandlung der Alkalose auf. Symptome wie bei dieser aber intensiver.

Therapie:

siehe Alkalose, manchmal werden Pansenschnitt, Ausräumen desselben und Spülungen mit leicht sauren Lösungen notwendig.

Homöotherapie (unterstützend):
Nux vomica D4, D6 (tgl. 3mal) oder
Carbo vegetabilis D12 (tgl. 2mal) oder
Antimonium crudum D12 (tgl. 2mal)

Okoubaka D3 (tgl. 3mal)	zur Entgiftung

Futterintoxikation

durch Aufnahme verdorbenen, schimmeligen, fehlgegorenen Futters

Therapie:

Nux vomica D4, D6 (tgl. 3–6mal)	Stillstand und Anschoppung des Pansens (fühlt sich hart an), Tier frißt und trinkt nichts
Arsenicum album D12 (tgl. 3mal)	Durchfall, Durst, Unruhe, Schwäche, Freßunlust
Carbo vegetabilis D12 (tgl. 3mal)	aashaft stinkender Durchfall, Schwäche, Unruhe, Tier fühlt sich kalt und feucht an
Okoubaka D3 (tgl. 3mal)	
Soja D30 (tgl. 2mal bis >) (Borschel)	

Akute Tympanie

a) dorsale Luftblase

Therapie:

Einführen der Kreissonde

Homöotherapie:

Nux vomica D4, D6 (tgl. 3mal)	zur Anregung der Pansentätigkeit
Plumbum aceticum D6 (tgl. 3mal)	zur Hintanhaltung neuerlicher Gasbildung
Nux vomica D6 Plumbum aceticum D6	} āā (tgl. 3mal) als bewährte Indikation

b) schaumige Gärung
nach überhasteter Aufnahme jungen Klees oder Luzerne

Therapie:

Einführen der Kreissonde, Einpumpen von Blähmitteln durch diese

Homöotherapie:

Plumbum aceticum D6 (stündlich)	zur Verhinderung eines Rückfalls
Nux vomica D6 (stündlich)	zur Anregung der Pansenmotorik
Nux vomica D6 Plumbum aceticum D6 Carbo vegetabilis D12 } āā (tgl. 1-2 mal)	als Vorbeugung bei Tieren, die einer blähungsgefährdeten Fütterung ausgesetzt sind
Brassica D6 Brassica D30	in häufigen Gaben bei akuten Herbstblähungen bei chron. rezidivierenden Fällen

Indigestion der Saug- und Absetzkälber

In der Entwicklungszeit der Vormägen kann eine plötzliche Tränkeumstellung das Nichtfunktionieren des Schlundrinnenreflexes zur Folge haben. Milch oder Milchaustauscher kommen direkt in Haube und Pansen bzw. zu wenig geronnene Milch fließt bei größeren aufgenommenen Mengen vom Labmagen in die Vormägen zurück. Das Milchkasein wird nicht vollständig zur Gerinnung gebracht. Mitaufgenommene Proteus- und Colikeime werden nicht durch die Salzsäure des Labmagens abgetötet. Es kommt zu bakterieller Kaseolyse, der pH-Wert des Vormageninhalts verschiebt sich ins Alkalische, Fäulniserreger treten in Wirksamkeit.

Symptome: Vorwiegend 4–6 Wochen alte Kälber magern ab, bekommen rauhes Haarkleid, anhaltenden Durchfall, Pansenerweiterung, rezidivierende Tympanie (nach jeder Tränke).

Therapie:

Umstellung der Tränke, daß das Kalb langsamer trinken muß.

Nux vomica D6 (tgl. 3mal)	zur Anregung der Pansentätigkeit
Carbo vegetabilis D12 (tgl. 3mal)	zur Verhinderung von Blähungen schon stark mitgenommener Tiere
Plumbum aceticum D6 (stündl.)	bis > bei Tympanie
Opium D30 (tgl. 1mal, 1 Woche)	bei Pansendilatation, wenn Nux vom. die Motorik nicht in Gang zu bringen vermag
Okoubaka D3 (tgl. 3mal)	versuchsweise
Carbo vegetabilis D12 China D4 } āā (tgl. 3-6mal)	bewährt bei chron. Blähung
Nux vomica D6 Carbo vegetabilis D12 Plumbum aceticum D6 } āā (tgl. 3mal)	als bewährte Indikation bei Pansenatonie, Blähungen bzw. vorbeugend dagegen
Phosphor D12 (tgl. 2mal)	ist bei derartigen Kälbern oft das Konstitutionsmittel
Silicea D12 (tgl. 2mal)	wenn mit Tympanie Abmagerung, hellgelber oder grauweißer Kot, Appetitmangel vergesellschaftet ist

Katarrhalischer Darmkrampf

Spastische Kontraktionen einzelner Darmabschnitte von meist kurzer Dauer, mit Rezidivneigung. Kann nach Nichtheilung in 12–24 Stunden in Darmatonie oder in Verstopfungsileus übergehen. Die Behandlung des katarrhalischen Darmkrampfes gelingt mit homöopathischen Arzneien besonders gut.

Therapie:

Aconitum D4, D30 (1/2stündl. bis Genesung)	Ursache ist kalter Wind, offene Tür, offenes Fenster, vor allem im Winter, die Kolik ist heftig, kontinuierlich.
Belladonna D4 oder Atropinum sulfuricum D6	Zugluft, Überhitzung kommen als Ursache in Frage, die Kolik ist diskontinuierlich, nimmt an Intensität von Anfall zu Anfall zu, die Pupillen sind erweitert, typisch ist die Sägebockstellung des Tieres.
Nux vomica D6 (stündlich bis Heilung)	Die Kolik ist fütterungsbedingt, geht mit häufigem, vergeblichem Kotdrang, mit Verstopfung einher, beginnt meist einige Stunden nach einer Mahlzeit.
Nux vomica Homaccord-Heel	siehe Nux vomica
Colocynthis D6 (1stündl. bis Genesung)	Kolik anfallsartig, mit Durchfall vergesellschaftet oder Folge von Durchfall, der Rücken ist nach oben gekrümmt, Wärme bessert, die Kolik beginnt unmittelbar nach oder schon während der Mahlzeit.
Chelidonium D4 (1stündl. bis Genesung)	Gallenwege sind an Kolik beteiligt, Stuhl ist von weicher Konsistenz, hat helle Farbe.
Nux vomica D6, Chelidonium D4, Colocynthis D6 } āā (1stündl. bis Genesung)	bewährte Indikation bei etwa 90% aller Koliken der Rinder
Chamomilla D4 (1/4–1/2stündl.)	sehr heftige Kolik, deren klinische Anzeichen dem geäußerten Schmerz nicht entsprechen, Kolik meist mit Blähung, nachts, häufiger bei jungen Kälbern
Magnesium phosphoricum D12 (1stündl.)	heftige Kolik bei ärgerlichen, eher schwächlichen Tieren, anfallsartig, Rücken nach oben gekrümmt, Wärme und Druck auf Bauch >
Nux vomica D6, Colocynthis D6, Magnesium phosphoricum D12 } āā (stündl. bis >)	
Opium D8 (tgl. 4mal) oder Opium D30 (einige Gaben)	Die akute Phase der Kolik ist vorbei, Heilung nicht eingetreten, Gefahr eines obturierenden oder paralytischen Ileus besteht. Tier ist ruhig, apathisch, nimmt am Geschehen seiner Umgebung kaum Anteil, die Pupillen sind eng.
Atropinum comp. Heel	
Spascupreel Heel	

After- und Mastdarmvorfall

Therapie:

Mercurius corrosivus D6 (tgl. 3–6mal)	Vorfall mit Enddarmentzündung und mit heftigem Preßreiz vergesell schaftet
Lilium tigrinum D30 (tgl. 1–2mal)	bei hochträchtigen Kühen mit Scheidenvorfall vergesellschaftet; beides gleitet beim Aufstehen in Normallage zurück
Ignatia D12 (tgl. 2mal)	
Ruta graveolens D4 (tgl. 3mal)	
Podophyllum D6 (tgl. 3mal)	wenn mit Durchfall verbunden

Enteritis

Umfaßt die entzündlichen Veränderungen der Darmschleimhaut, die Störungen der Sekretion, Resorption und der Darmmotorik.
Nach Art und Grad unterscheidet man: eine katarrhalische, hämorrhagische und kruppöse Enteritis.

Akute katarrhalische Enteritis

Darmausscheidung mit serös-wäßrigem bzw. mit serös-schleimigem Exsudat vermischt.

Ursache:

mechanisch (Sand)
chemisch
toxisch
thermisch
infektiös

Symptome: Je nach Schwere und Dauer der Entzündung sind der Appetit, das Allgemeinbefinden, die Milchleistung verschiedengradig gestört. Der Durst nimmt zu, die Hautelastizität ab. Der Kot ist dünnbreiig, schleimig, wäßrig, enthält oft Unverdautes. After und Schwanz sind verschmiert, manchmal wund.

Therapie: siehe Kälberdurchfall

Akute blutige Enteritis

Ursache: Quecksilber- oder Arsenvergiftung, spezifische Infektionen (Milzbrand), Mucosal disease, bösartiges Katarrhalfieber, Kokzidiose, Enterotoxämie.

Symptome: Infolge vergesellschafteter Intoxikation ist das Allgemeinbefinden stets schwer gestört. Liegt die Blutung im hinteren Darmabschnitt, ist das Blut hellrot, wenn es aus einer Arterie stammt, dunkelrot, wenn es aus einer Vene kommt, koaguliert bzw. hämolytisch an der Oberfläche des Faeces oder mit dem Mist vermischt.
Liegt der Ort der Blutung im vorderen Darmabschnitt, ist der Mist je nach Grad der Blutung dunkelbraun-schwarz, teerartig. Der Kreislauf ist geschwächt, der Appetit und die Milchleistung bei Kühen gleich Null.

Therapie:

Bei spezifischer bakterieller oder parasitärer Ursache wird man die entsprechenden Antibiotika bzw. Sulfonamide einsetzen, bei Exsikkose und schweren Allgemeinbefindensstörungen auch parenteral und oral Elektrolytlösungen unabhängig von der Ursache zuführen.

Zusätzlich können alle nachfolgenden homöopathischen AM den Krankheitsverlauf abkürzen oder erleichtern. Findet man aber das exakte Simile, wird auch bei spezifisch infektiöser, nicht aber bei parasitärer Ursache, dieses allein helfen.

Unspezifisch-infektiöser, toxisch, chemisch, thermisch oder mechanisch ausgelöster hämorrhagischer Durchfall ist in der Regel mit homöopathischen AM gut angehbar.

Pyrogenium D6 (tgl. 3–5mal)	Ursache ist Infektion oder Intoxikation, Stuhl stinkt aashaft, enthält angedautes Blut, das Tier verfällt rasch.
Arsenicum D12 (tgl. 3–6mal)	Verursacher ist ebenfalls infektiöser oder toxischer Natur. Das Tier ist unruhig, zeigt großen Durst, trinkt aber nur ein wenig, ist stark geschwächt, hat wäßrig-schleimig-blutigen Stuhl, die Umgebung des Afters ist gerötet.
Nux vomica D6 (tgl. 3mal) oder Nux vomica D30 (tgl. 2mal)	Ursache für Durchfall ist eine Intoxikation, das Tier ist durstlos, der Pansen fühlt sich weich und schwabbelig an, der Stuhl hat dunkle Farbe.
Sulfur D6 (tgl. 3–6mal) oder Sulfur D30 (tgl. 2mal)	Hämorrhagie ist auf vorausgehende Behandlung einer anderen Krankheit mit Antibiotika, Sulfonamiden oder Cortisonen zurückzuführen. Der Stuhl hat schwarze Farbe und teerartige Konsistenz.
Carbo vegetabilis D12 (tgl. 3mal)	Das Tier liegt darnieder, scheint ausgetrocknet, fühlt sich kalt an, der Kreislauf ist schwer geschädigt, die Augen liegen tief, die Schleim häute sind cyanotisch, der Stuhl wäßrig-blutig, das Tier scheint dem Tod nahe.
Dulcamara D12 (tgl. 3mal)	Der blutigen Enteritis ist eine Durchnässung vorausgegangen.
Cuprum arsenicosum D6 (tgl. 3mal)	Der blutige Durchfall ist mit heftigen Bauchschmerzen vergesellschaftet.
Colchicum autumnale D6 (tgl. 3mal)	Schleimig-wäßrige blutdurchsetzte Stühle. Auf dieses Mittel sprechen besonders Durchfälle im Herbst bei Weidegang, bei feucht-kaltem Wetter an.
Mercurius corrosivus D6 (tgl. 3mal)	Der Stuhl wird unter heftigem Drängen abgesetzt, Blut haftet nur an seiner Oberfläche.
Okoubaka D3 (tgl. 3mal)	hat sich selbst bei schwersten Fällen bewährt.

Kruppöse Enteritis

Tritt beim erwachsenen Rind selten, bei Kälbern sporadisch auf. Ist oft mit plötzlich auftretenden, wäßrig-stinkenden profusen Durchfällen vergesellschaftet. Es kommt zu mehr oder weniger großen Exsudatmengen ins Darmlumen, bis zu ganzen Darmrohrausgüssen. Das Allgemeinbefinden ist hochgradig gestört, Puls und Atemfrequenz beschleunigt, Fieber kann auftreten, aber auch Untertemperatur und alle Erscheinungen, die bei schwerer katarrhalischer oder hämorrhagischer Enteritis auftreten.

Therapie:

Orale und parenterale Elektrolytzufuhr, eventuell Calcium-borogluconicum-Infusion

Homöotherapie: siehe akute blutige Enteritis

Krankheiten des Harntraktes

Nur infektiöse Erkrankungen spielen beim Rind eine wirtschaftliche Rolle. Die Infektion erfolgt entweder auf dem Blutweg (hämatogen) oder aufstei-gend (aszendierend) von der äußeren Harnröhre bzw. von der Niere, absteigend (deszendierend), ausgehend von einer auf hämatogenem Weg infizierten Niere.

Aufsteigende Harnwegsinfektionen (Pyelonephritis)

Ist die weitaus häufigste Harnwegserkrankung des Rindes. Diese spezifische Nieren- und Harnwegsinfektion geht mit Fieber und Kolikanfällen einher, ist durch zunehmend blutigen oder eitrigen Harn gekennzeichnet.

Die Erkrankung ist progressiv mit fortschreitender Abmagerung und führt häufig (nach Wochen, Monaten, aber auch erst nach Jahren) durch Sepsis, Urämie zum Tod.

Nicht selten sind der Erkrankung ein Abort, eine Schwergeburt oder eine Nachgeburtsverhaltung vorausgegangen. Der Erreger – das Corynebacterium renale – ein fakultativ pathogener Keim, kommt in den äußeren Teilen des Urogenitaltraktes sehr häufig vor. Die Infektion erfolgt in der Regel aufsteigend im Harntrakt, kann aber auch auf hämatogenem Weg vonstatten gehen.

Hochgradige Pyelonephritis der linken Niere ist bei rektaler Untersuchung tastbar. Sulzig beschaffene Stellen wechseln mit derben oder fluktuierenden ab. Die Harnleiter können Daumendicke erreichen, mit Harnsand und kleinen Harnsteinen gefüllt sein, beim Betasten ein krepitierendes Geräusch erzeugen.

Therapie (wenn nicht schon im unheilbaren Stadium):

Nux vomica D6 Colocynthis D4 Chamomilla D4 Belladonna D4 etc.	je nach Symptomatik bei Nierenkolik
Lycopodium D12 oder D30 Berberis D3 und Solidago D3	erleichtern die Ausschwemmung von Nieren- und Harnleitersand und -steinen, schaffen ein Milieu, welches neuerliche Steinbildung hintanhält oder vermindert
Solidago compositum-Heel	als Injektion
Hepar sulfuris D30 (tgl. 1mal)	Leichter Druck auf die Nieren bei der rektalen Untersuchung oder auf die Nierengegend ist schmerzhaft, der Harn enthält Blut und Eiterflocken, das Allgemeinbefinden ist kaum gestört.

Lachesis D8 Pyrogenium D15 Echinacea D2	āā (tgl. 3mal)	Fieber, Inappetenz, schwere Störung des Allgemeinbefindens
Echinacea compositum-Heel		
Lachesis compositum-Heel		als Injektion

Metastatische, eitrige Nierenentzündung (auf hämatogenem Weg)

Kommt beim Kalb im Gefolge von Nabelentzündung und Leberabszessen, beim weiblichen Rind im Gefolge von Tragsack- und Euterentzündungen gelegentlich vor.

Verlauf, Symptome: Der durch das primäre Leiden schon gestörte Allgemeinzustand erfährt eine plötzliche Verschlimmerung. Wechselndes Fieber tritt auf, die Freßlust ist stark reduziert bis aufgehoben.

Therapie: falls nicht Notschlachtung oder intensive antibiotische Behandlung in Betracht gezogen oder notwendig wird.

Lachesis D8 Pyrogenium D15 Echinacea D2 } āā (tgl. 3mal)	Fieber, Inappetenz, schwere Störung des Allgemeinzustandes
Hepar sulfuris D30 (tgl. 1mal)	Die lokalen Symptome stehen imVordergrund, der Harn enthält Blut und Eiterflocken, das Allgemeinbefinden ist relativ gut.
Echinacea compositum-Heel	als Injektion
Lachesis compositum-Heel	als Injektion

Harnblasenentzündung

Tritt vorwiegend beim weiblichen Rind und aszendierend von einem Infekt des Genitaltrakts auf. Kann aber auch die Folge von Durchnässung in kalter Jahreszeit, die Folge von Quetschung nach Schwergeburten oder Folge von Harnstauung sein.

Therapie:

Cantharis D6 (tgl. 3–6mal)	Dauernder schmerzhafter, stechend brennender Harndrang mit jeweils nur tropfenweisem, oft blutigem Harn
Causticum D6 (tgl. 3–6mal)	Ursache für die Blasenentzündung ist Schließmuskelkrampf oder Blasenlähmung.
Cantharis compositum-Heel (tgl. 3mal)	
Causticum compositum-Heel (tgl. 3mal)	
Dulcamara D12 (tgl. 2mal)	Der Entzündung ist eine Durchnässung vorausgegangen, besonders in der warmen Jahreszeit angezeigt.
Rhus toxicodendron D6 (tgl. 3mal) oder Rhus toxicodendron D30 (tgl. 1mal)	Ursache ist auch hier eine Durchnässung, dieses Mittel kommt aber vorwiegend in der kalten Jahreszeit in Betracht.

Mercurius corrosivus D6 (tgl. 3mal)	Blutiger Harn wird häufig abgesetzt. Harndrang ist mit Stuhldrang vergesellschaftet.
Thuja D6 (tgl. 3mal)	Mittel für chronisch-proliferative Zystitis. Soll es Erfolg bringen, muß es lange angewendet werden.

Harnblasenlähmung

Kommt als Begleiterscheinung vom Festliegen sowie als Folge von Verletzungen im hinteren Wirbelsäulenbereich vor.

Therapie:

Arnica D4 (tgl. 3mal)	Ursache ist traumatischer Natur (Rückenmark durch Blutung funk tionsgestört).
Hypericum D4 (tgl. 3mal)	Nerven oder Rückenmark verletzt
Arnica D4, Hypericum D4 } āā (tgl. 3mal)	bewährt bei obiger Ursache
Traumeel-Heel (tgl. 3mal)	
Dulcamara D12 (tgl. 2mal)	Der Lähmung ist Durchnässung vorausgegangen.
Causticum D6 (tgl. 3mal)	Ursache der Lähmung nicht feststellbar oder obige Mittel haben nicht gewirkt.
Causticum compositum-Heel (tgl. 3mal)	

Urolithiasis, Nierensteine, Nierengrieß

Kommt beim Rind fast nur zusammen mit Pyelonephritis vor.

Therapie:

Die Therapie der Kolik ist analog der Darmkoliktherapie.

Berberis D3, Solidago D3 } āā (tgl. 3mal)	zur Umstimmung des Organismus, zur Anregung der Harnausscheidung
Lycopodium D30 (tgl. 1mal, 4 Tage) oder Lycopodium D200 (als Einzelgabe)	Als Umstimmungstherapie, damit der Organismus nicht mehr zur Steinbildung tendiert, egal ob es sich um Harn-, Gallen-, Milch- oder Speichelsteine handelt.
Acidum benzoicum D3 (tgl. 3mal)	Harn riecht scharf wie Pferdeharn.

Krankheiten der männlichen Geschlechtsorgane

Orchitis und Epididymitis (Hoden- und Nebenhodenentzündung)

Therapie:

Arnica D4 (tgl. 3mal) oder Arnica D30 (tgl. 1mal)	Entzündung meist einseitig, durch Schlag, Stoß, Tritt ausgelöst

Arnica D4 Hypericum D4 } āā (tgl. 3mal)	bewährte Indikation
Pulsatilla D4 (tgl. 3mal)	bei wechselndem Krankheitsbild oder wechselnden Beschwerden gutmütiger Tiere
Conium D4 (tgl. 3mal)	harte Knoten im Hoden als Folge von Stoß
Phytolacca D4 (tgl. 3mal)	Fokaltoxisches Geschehen hat sich von einem anderen Organ auf die Hoden geschlagen.
Pulsatilla compositum-Heel	als Injektion
Traumeel-Heel (tgl. 3mal)	als bewährtes Entzündungs- und Verletzungsmittel

Impotenz

Alle nachstehend angeführten Mittel haben zwar einen gewissen Einfluß auf die sexuelle Kraft, kaum aber auf die Spermaqualität.

Therapie:

Agnus castus D3 (tgl. 3mal) Caladium seguinum D3 (tgl. 3mal)	für beide Mittel gilt: Möchte und kann nicht bzw. kann, aber will nicht
Acidum phosphoricum D12 (tgl. 2mal)	überforderter junger Stier, große Schwäche
Ginseng D3 (tgl. 3mal)	ein modernes Potenzmittel
Lycopodium D30 (tgl. 1mal)	der Stier sieht älter aus als er ist
Conium D30 (tgl. 1mal)	ältere Stiere, die es zwar im Kopf, nicht aber in den Beinen haben
Selenium D30 (tgl. 1mal)	auch ein Mittel für den alternden Stier
Ginseng compositum-Heel (tgl. 3mal)	fördert die Lebensfunktionen
Selenium Homaccord-Heel (tgl. 3mal)	gegen Müdigkeit, Schlaffheit alternder Stiere

Krankheiten der weiblichen Geschlechtsorgane

Vaginalprolaps (Scheidenvorfall)

Eine alleinige homöopathische Behandlung ist nur zu empfehlen, wenn der Vorfall beim Aufstehen des Tieres von selbst zurückgleitet, nicht von heftigem Pressen begleitet ist und kein direkter Zusammenhang mit Eierstockszysten besteht. Als unterstützende Maßnahme sind manchmal vorübergehend eine Vorfallbandage bzw. ein nach hinten verlängerter und erhöht auslaufender Stand notwendig.

Therapie:

Fraxinus americanus D3 (tgl. 3mal) oder	nach Burnett „homöopath. Pessar"

Fraxinus americanus D30 (tgl. 1mal)	
Lilium tigrinum D30 (tgl. 1mal)	Vorfall ist von Pressen auf Harn begleitet, das Tier reibt sich Hinterteil an der Wand, wenn es die Möglichkeit hat
Sepia D6 (tgl. 2mal) Sepia D30 (tgl. 1mal)	Vorfall bei älteren, schlaffasrigen Tieren
Arnica D4	
Hypericum D4	
Rhus toxicodendron D6 (tgl. 3mal)	einzeln oder gemeinsam, wenn die Ursache für den Prolaps eine Schwergeburt war.

Urovagina

Ein vor allem bei Fleckvieh und Schwarzbuntkühen schweren Schlages und fortgeschrittenen Alters auftretendes Leiden. Tiere, die dazu neigen, sind schlaffasrig, haben oft ein Hängeeuter und neigen zu Klauenkrankheiten.

Die Scheide ist nach kranioventral gesenkt, Muttermund und Uterus sind im selben Winkel gestellt. Im vorderen Scheidenteil sammelt sich Harn an, der besonders während der Brunst in den Uterus eindringt, eine chronische Entzündung erzeugt und zu Sterilitätsproblemen führt. Das Leiden ist in den meisten Fällen dispositionell bedingt, vereinzelt auch Folge schwerer Geburten.

Therapie:

Causticum D6 (tgl. 3mal)	Harninkontinenz, Blasenschwäche, häufiger Harndrang
Arnica D30 (tgl. 1mal)	Ursache ist eine Geburtsverletzung
Lilium tigrinum D30 (tgl. 1mal)	siehe Scheidenvorfall
Sepia D6 (tgl. 3mal)	alte, schlaffasrige Tiere
Sepia D30 (tgl. 1mal)	konstitutionell
Ca. carbonicum D30 (tgl. 1mal)	konstitutionell

Puerperale Erkrankungen

Retentio secundinarum (Nachgeburtsverhalten)

Vorbeugung:

Arnica D30 (tgl. 1mal)	Etwa 1 Woche vor der Geburt für Kühe, die schon daran erkrankt waren.
Sabina D30 (tgl. 1mal)	wie Arnica anzuwenden
Arnica D30	(i.v. 1–2 Stunden nach der Geburt)
Sabina D30	(i.v. 1–2 Stunden nach der Geburt)

Therapie:
Sollte baldmöglichst nach Ablauf der Zeit, in der die Nachgeburt auch spontan abgeht, erfolgen.

Sabina D2 (stündlich bis tgl. 3mal)	Allgemeinbefinden ungestört, Freßlust erhalten, Nachgeburt stinkt nicht oder nur wenig, Sabina fördert die arterielle Durchblutung des Uterus, regt die Kontraktion der Uterusmuskulatur an. Lokale antibiotische Versorgung des Uterus ist empfehlenswert.

In allen folgenden Fällen ist die lokale Versorgung des Uterus mit Antibiotica unbedingt anzuraten.

Belladonna D4 (tgl. 3mal)	Fieber bis 41 Grad, Inappetenz, Puls und Atemfrequenz erhöht, Kreislauf noch intakt. Nachgeburt stinkt süßlich.
Lachesis D8 (tgl. 3mal)	stinkendes Sekret, gestörter Appetit, angeschlagener Kreislauf, Tier ist unruhig, beginnende Sekretion, Kühle >, Berührung <, Durst. Fieber kann, muß nicht sein.
Belladonna D4 Lachesis D8 } āā (tgl. 3mal)	bewährte Indikation
Pyrogenium D6 (tgl. 3mal)	Nachgeburt stinkt aasig, Diskrepanz Puls – Temperatur, > muß schon am folgenden Tag eintreten. Freßlust meist stark reduziert oder aufgehoben.
Lachesis D8 Pyrogenium D15 Echinacea D2 } āā (tgl. 3mal)	bewährt
Lachesis D30, D2oo (tgl. 1mal bis >)	
Echinacea compositum-Heel	als Injektion
Lachesis compositum-Heel	als Injektion
Kreosotum D6 (tgl. 3mal)	Nachgeburt stinkt ähnlich wie Kreosot
Arsenicum album D12 (tgl. 3mal)	meist subnormale Temperatur, das Tier fühlt sich kalt an, ist unruhig, dann wieder müde, benommen, das Uterussekret ist faulig stinkend, mitunter tritt wäßriger, stinkender, ätzender Durchfall mit großem Durst auf kleine Mengen auf. Wärme > das Befinden.
Chininum arsenicosum D6 (tgl. 3mal)	Das Tier ist moribund apathisch, hat Untertemperatur, Durst, trinkt aber wenig, Durchfall

Lokale antibiotische Versorgung des Uterus ist bei Patienten, die Arsenicum album oder Chininum arsenicosum brauchen, unerläßlich; symptomatische Infusionstherapie fallweise notwendig.

Postpartale Uterusatonie

Die Uterusinvolution ist aus verschiedenen Gründen (Retentio, Schwergeburt, postpartale Wehenschwäche) unvollständig.

Therapie:

Arnica D4 (tgl. 3mal)	Schwergeburt mit Verletzung oder folgender Erschöpfung ist vorausgegangen.

Sabina D2 (tgl. 3–6mal)	fördert Uterusdurchblutung, regt Kontraktion an
Caulophyllum D3 (tgl. 3–6mal)	reguliert den Uterustonus stets zur Norm (ein verkrampfter erschlafft, ein erschlaffter strafft sich)
Secale cornutum D4 (tgl. 3–4mal)	schlaffer puerperaler Uterus mit dunkel-blutigem Sekret gefüllt

Uterus-Prolaps (Gebärmuttervorfall)

Therapie vor der Reposition:

Arnica D30 (10 ml i. v.)	stillt Blutung, kontrahiert Uteruswand
Caulophyllum D3 (10 ml i. v.)	Uterus ist so verspannt, daß er schwer manipulierbar ist oder so schlaff dünnwandig, daß Perforationsgefahr bei der Reposition groß ist.
Caulophyllum D3	in die entsprechende Akupunktur-Punkte injizieren (Kothbauer, Westermaier)

Therapie nach Reposition:

Arnica D4 (tgl. 3–6mal) oder Sabina D2 (tgl. 3–6mal)	zur Förderung der Uterusinvolution
Lachesis D30, D200 (tgl. 1mal bis >)	

Fortpflanzungsorgane und ihre Funktionen

Die Untersuchung des Einzeltieres ist dem Tierarzt als zuständigem Fachmann vorbehalten und besteht aus:

- Feststellung oder Ausschluß von physiologischer oder pathologischer Trächtigkeit
- Bestimmung der momentanen Zyklusphase (besonders bei stillrindernden Tieren)
- Erkennen von Zyklusstörungen
- Diagnose krankhafter Zustände an den Geschlechtsorganen

Vom Landwirt durchführbar und für die Fruchtbarkeit seiner Tiere wichtig sind:

Die Brunstbeobachtung und Erkennung
Umweltbelastung, intensive, oft auch einseitige Fütterung, in manchen Gegenden auch ganzjährige Stallhaltung, genetisch verankerte Stillbrünstigkeit, Aufstallungen, die den Tieren kaum Gelegenheit bieten, Brunstsymptome erkennen zu lassen, erschweren das richtige Erkennen der Brunst.

Weiters ist das Brunstverhalten von einer leistungsgerechten Fütterung, von der Milchleistung, der Jahreszeit, vom Ernährungs- und Gesundheitszustand und von genetischen Eigenschaften (etwa labiler Hormonhaushalt) abhängig.

Wie äußert eine Kuh Brunst?
Das Brunstverhalten bestimmt Anfang und Ende der Brunst; es ist gekennzeichnet durch:

- die Lust, andere Tiere zu bespringen, sogenannter Voröstrus (Vorbrunst)
- die Östrusdauer, sie umfaßt etwa 18 Stunden, endet aber in der Regel 6–12 Stunden vor dem Eisprung und
- durch den Beginn des richtigen Östrus mit Dulden des Besprungenwerdens.

Weitere Östrussymptome sind: Kontaktsuche, wie Ablecken von Nachbartieren, sich selbst oder von Menschen, der positive Duldungsreflex, das Kruppsenken, seitliches Schwanzheben bei Druck auf die Lendengegend, der Kitzler-Reflex durch Massage an der unteren Schamkommissur, allgemeine Unruhe, Brüllen, Brummen, suchender Blick, spontanes Einbiegen der Lendenpartie, Abgang zügigen Brunstschleims. Bei Weidetieren frische Hautabschürfungen nahe dem Kreuzbein. Bei stillrindernden Tieren ist oft das einzige Zeichen Schleim an der Unterseite des Schwanzes und seitlich an den Backen. Täglich sind mehrmals Kontrollen auch im Liegen notwendig. Der Befruchtungserfolg ist zu einem hohen Prozentsatz von der Intensität und Sorgfalt der Brunstbeobachtung durch den Besitzer oder das Personal abhängig. Entsprechende Aufzeichnungen über Brunstverhalten und Intensität aller nach der Geburt auftretenden Brunsten eines Tieres sind ratsam (Brunstkalender). Auch der zeitliche Abstand zwischen den Brunsten sollte festgehalten werden. Von der Sorgfalt und Häufigkeit der Beobachtung während der zum Decken bestimmten Brunst ist der Befruchtungserfolg zu mehr als 50% abhängig.

Aus diesem Grunde ist der Autor auch ein entschiedener Gegner von Erst- und Nachbesamungstarif-Kopplung, die den nachlässigen Landwirt unterstützt, während der gute Beobachter, der in der Regel auch alle anderen vom Tierhalter beeinflußbaren Faktoren auszuschalten trachtet, bestraft wird.

Weitere Hilfsmittel zur Erkennung der Brunst:
Suchbullen, Suchkühe, Dedektoren, Milchprogesterontest am 20.–22. Tag nach einer Belegung. Die innere Untersuchung eines weiblichen Rindes auf Vorhandensein und Reifegrad eines Follikels bleibt dem Tierarzt vorbehalten.

Ovarielle Fehlfunktionen
Verzögerte Ovulation (Eisprung)

Diese findet erst 2–3 Tage nach Brunstende statt. Feststellbar ist dies nur durch mehrmalige Follikelkontrolle durch den Tierarzt und fallweise Nachbesamung nach 2–3 Tagen.

Therapie:

Pulsatilla D4 Kal. jodatum D12	} $\overline{aa}$ (tgl. 2mal)	bei eher strafffasrigenTieren
Pulsatilla D4 Kalium carbonium D6	} $\overline{aa}$ (tgl. 2mal, 14 Tage)	bei schlafffasrigen, gutmütigen Tieren
Ovarium compositum		als Injektion

Follikelatresie

Der Graafsche Follikel (Eihügel) bildet sich zurück, ohne daß das in ihm enthaltene Ei frei wird (anovulatorischer Zyklus).

Therapie:

Zu Beginn das entsprechende Konstitutionsmittel in Hochpotenz.

Apis D4 }
Borax } $\overline{aa}$ D4 (tgl. 2mal)

Apis D4 (tgl. 2mal) oder
Pulsatilla D4 (tgl. 2mal) oder
Sepia D6 (tgl. 2mal) oder
Hormeel-Heel (tgl. 2mal)

Ovarium compositum-Heel als Injektion

Alle Mittel bis zum Eintritt einer Brunst.

Unterfunktion des Gelbkörpers

Ist Ursache für einen verkürzten Zyklus oder für ein nichtinfektiös bedingtes Absterben des Embryos. Dies kann durch den Milchprogesterontest abgeklärt werden.

Therapie des verkürzten Zyklus:

Apis D4 (tgl. 2mal) bis zum Eintritt einer regelmäßigen Brunst

Konstitutionsmittel in Hochpotenz.

Vorbeugung für nichtinfektiös bedingten Abort:
Caulophyllum D30 oder
Caulophyllum D200 oder

Caulophyllum D200 }
Nosode-Bang D200 } $\overline{aa}$ 1mal pro Woche ab Belegen etwa 14 Wochen lang

oder
Kalium carbonium D30

Konstitutionsmittel in Hochpotenz

Ovarzysten

Symptome (die nie alle gleichzeitig bei einem Tier auftreten):

1. Brunstlosigkeit
2. unregelmäßige, meist verkürzte Brunstintervalle
3. Nymphomanie
4. Vulvaödem
5. Neigung zu Scheidenvorfall
6. eingebrochene Beckenbänder
7. Übersekretion der Uterusschleimhaut mit dauerndem oder wiederholtem schleimig-eitrigen Vaginalausfluß
8. Milchhochziehen
9. Milchfehler
10. Anbildung des Euters bei Kalbinnen wegen zu hohen Östrogenspiegels.

Die beste Aussicht auf Heilung haben Zysten, die mit Zyklusruhe einhergehen, einseitige, dünnwandige Zysten, solche, die mit ungestörtem Allgemeinverhalten einhergehen, sowie Zysten, die bei Tieren mit geringer Milchleistung auftreten.

Eine ungünstigere Prognose haben Zysten bei Tieren mit Dauerbrunst, mit unregelmäßigem Zyklus, bei unruhigen Tieren, bei Kühen mit hoher Milchleistung, Zysten, die von eingebrochenen Beckenbändern, Hohlschwanz, Urovagina, Scheidenvorfall begleitet sind. Mehrere Zysten an einem Ovar, Zysten an beiden Eierstöcken, dickwandige, wiederholt therapieresistente, rezidivierende Zysten, Diagnose und Therapie sind Sache des Tierarztes.

Bei Kalbinnen liegt die Annahme nahe, daß sie mit erblich bedingter hormoneller Labilität belastet sind bzw. die Aufzucht zu intensiv war. Solche Tiere sollte man aus der Zucht eliminieren. Ansonsten kann der Tierbesitzer, angefangen von der Düngung, über die Fütterung und Haltung bis hin zu einem homöopathisch-biologischen Prophylaxeprogramm großen Einfluß auf die Fruchtbarkeit seiner Tiere nehmen.

Therapie von Eierstockzysten

Oft ist es mehr als schwierig – vor allem in größeren Betrieben, in denen den Besitzern bzw. dem Personal jegliche persönliche Beziehung zum Einzeltier fehlen –, das Simile für eine Zystenkuh als Einzelmittel zu eruieren.

Die am häufigsten angezeigten Mittel:
die entsprechenden Konstitutionsmittel in Hochpotenz (D30 oder D200). Beim Fleckvieh sind dies am häufigsten Calcium carbonium, Calcium phosphoricum, Phosphor, Pulsatilla, Sepia; bei den Schwarzbunten, Holstein-Frisian und Braunvieh Phosphor, Pulsatilla, Sepia.

Ansonsten

Apis D4 (tgl. 2mal, 2–3 Wochen)	bei Tieren, mit dickwandigen, harten Zysten, Zysten nur am rechten Ovar mit Vulvaödem, tiefer Stimme, trockenem klebrigem Ausfluß, eventuell eingefallenen Beckenbändern
Pulsatilla D4 (tgl. 2mal, 2–3 Wochen)	bei jüngeren, schlaffasrigen, gutmütigen Tieren, die sich im Kühlen > fühlen, wetterfühlig sind, rahmartigen Scheidenausfluß haben, die Zysten weichwandig, solitär auftreten
Sepia D6 (tgl. 2mal, 2–3 Wochen)	bei eckigen, älteren Kühen mit ebenfalls schlaffer Faser, die zu Scheidensenkung, Scheidenvorfall, chronischer Endometritis, Hängeeuter, Krämpfigkeit tendieren, das Kalb nicht annehmen, wenig Deckbereitschaft zeigen, die letzte Geburt schon länger zurückliegt; deren Zysten eher weichwandig und groß sind.
Pulsatilla D4, Sepia D6 } āā (tgl. 2mal, 2–3 Wochen)	bewährte Indikation

Während der ersten, durch eine der beiden Mittel provozierten Brunst, ist vom Tierarzt eine Follikelkontrolle vorzunehmen bzw. ist 10–14 Tage danach eine rektale Untersuchung auf Vorhandensein eines Gelbkörpers an einem oder beiden Ovarien vorzunehmen.

Weitere bei Eierstockzysten indizierte Mittel:

Aurum metallicum D30 (tgl. 1mal, 2 Wochen) oder Aurum jodatum D4 (tgl. 2mal, 2–3 Wochen)	für kräftige, großrahmige Tiere, deren Wesen sich durch den geringsten äußeren Einfluß von ruhig-teilnahmslos auf aggressiv verändert, die häufig brüllen, sich vorne niederknien, mit den Hörnern im Boden wühlen
Bufo rana D30 (tgl. 1mal, 2–3 Wochen)	für Zystenkühe leichteren Schlages mit sonst Aurum-ähnlichen Zeichen. Bufo beseitigt die Nymphomanie, nicht aber die Zysten. Man muß noch ein anderes Mittel (Apis, Pulsatilla etc.) folgen lassen.
Abrotanum D3 (tgl. 2mal, 2–3 Wochen) Abrotanum D30 (tgl. 1mal, 2–3 Wochen)	fördert die Resorption von Exsudaten und Flüssigkeitsansammlungen, auch die Resorption der Ovarzysten.
Platinum D12 (tgl. 2mal 2–3 Wochen) oder Platinum D30 (tgl. 1mal, 2–3 Wochen)	bei sexuell übererregten Kühen, die trotz Brunst den Stier ablehnen, sich bei Besamung oder rektaler Untersuchung widerspenstig gebärden
Palladium D12 (tgl. 2mal, 2–3 Wochen) oder Palladium D30 (tgl. 1mal, 2–3 Wochen)	bei Tieren, die beim Betasten der oder Ovarien Schmerz äußern, entzündliche Zustände an diesen aufweisen sowie bei solchen, bei denen nur der rechte Eierstock befallen ist
Asa fötida D200 (tgl. 1mal, 1 Woche)	bei schweren, trägen, leicht reizbaren Kühen mit Nymphomanie, verbunden mit Milchfehlern bzw. Milchhochziehen
Moschus D200 (tgl. 1mal, 1 Woche)	für ängstliche, schreckhafte Kühe, die dennoch zu Zornausbrüchen, Aggressivität neigen
Lilium tigrinum D30	für kräftige, häufig am Scheidenvorfall leidende Tiere
Cantharis D30 (tgl. 1mal, 2–3 Wochen)	für Tiere, die neben sexueller Erregung andauernden Harndrang haben
Lachesis D30 (tgl. 1mal, 2–3 Wochen)	Zysten beginnen am linken Ovar
Lycopodium D30 (tgl. 1mal, 2–3 Wochen)	Zysten beginnen am rechten Ovar
Apis D30, Abrotanum D30, Aurum D30 } āā (tgl.1mal, 2–3 Wochen)	als bewährte Indikation, wenn Symptome von Apis und Aurum auftreten
Ovarium compositum-Heel als Injektion	ein bewährtes Mittel
Hormeel-Heel (tgl. 2mal, 2–3 Wochen), Metroadnex-Heel (tgl. 2mal, 2–3 Wochen), Gynäkoheel (tgl. 2mal, 2–3 Wochen)	zusätzlich zu Ovarium compositum oft hilfreich

Hypothalamus Injeel forte als Injektion Hypophysis-Injeel forte als Injektion Gladula suprarenales Injeel f. als Injektion	können mithelfen, die hormonelle Harmonie wiederherzustellen
Sulfur D200 (1 Gabe)	bei hormonell erfolglos behandelten Kühen vor Beginn der homöopathisch-biologischen Behandlung

Bleibt homöopathisch-biologische Therapie trotz allem erfolglos, ist vom Tierarzt abzuklären, ob nicht vielleicht ein Parenchymschaden der Leber oder Nieren von einer früheren, eventuell latenten Erkrankung dieser Organe, eine Schranke für den Therapieerfolg darstellt. Ist dieser behebbar, ist in der Regel auch Zystentherapie erfolgreich.

Außerdem kann eine homöopathisch-biologische Behandlung auch bewirken, daß eine vorher erfolglose Hormontherapie wieder anspricht.

Anöstrie (Brunstlosigkeit)

Man unterscheidet die Acyklie, die tatsächliche Brunstlosigkeit, und die Anaphrodisie, die sogenannte stille Brunst.

Wiederum ist nur der Tierarzt berufen, dies anhand eingehender Untersuchungen des Tieres abzuklären.

Acyklie

Physiologische Acyklie tritt bei Tieren vor der Pubertät, während der Gravidität, im Puerperium und in der Menopause auf.

Pathologisch ist die Acyklie bei allen geschlechtsreifen Tieren, die nicht trächtig sind und sich außerhalb des Puerperiums befinden.

Ursachen: unphysiologische, nicht leistungsgerechte Fütterung und Haltung, genetische Faktoren.

Vorkommen: Bei Hochleistungskühen kommen die Geschlechtsfunktionen zum Stillstand, bevor das Tier erkrankt. Die Erhaltung des Individuums hat Vorrang vor der Erhaltung der Art. Bei Kühen nach dem ersten Kalb tritt Acyklie besonders gehäuft auf. Ovaratrophie ist hier oft Folge von latenten Leber- und Nierenparenchymschäden, nach einer oft subklinisch verlaufenden Stoffwechselstörung in der peripartalen Zeit. Kleinzystische Degeneration der Ovarien kann eine weitere Ursache für Acyklie sein.

Voraussetzung für eine erfolgversprechende Behandlung der Acyklie ist eine ausgewogene Ernährung, eine ausreichende Versorgung mit Mineralstoffen und Spurenelementen.

Homöotherapie:

Pulsatilla D4 (tgl. 2mal, 2–3 Wochen) oder Pulsatilla D4, Kalium carb. D6 } āā (tgl. 2mal, 2–3 Wochen)	bei schlafffasrigen Tieren

Ovarium compositum-Heel
als Injektion

Hormeel-Heel
(tgl. 2mal, 2–3 Wochen)

Zusätzlich 1 Gabe des zutreffenden Konstitutionsmittels.

Anaphrodisie (stille Brunst)

Der Zyklus läuft zwar ab, ist vom Tierarzt auch an den Eierstöcken, an der Vaginalschleimhaut und am Uterus feststellbar, sichtbare äußere Brunstkennzeichen fehlen jedoch.
Physiologisch tritt Brunst in den ersten 40–60 Tagen nach der Geburt deutlich auf. Es kommt aber auch vor, daß die Brunstsymptome von Mal zu Mal verflachen.

Ursache: Einseitige, nicht leistungsgerechte Fütterung, Haltungsfehler (Aufstallung, Stallklima), labiler Gesundheitszustand, Klauenleiden, chronische Stoffwechselstörungen.

Prophylaxe: Verbesserung des Managements, häufige intensive Brunstbeobachtung bzw. -kontrolle. Behebung von Fütterungs- und Haltungsfehlern.

Therapie:

Pulsatilla D4 (tgl. 2mal, 2 Wochen)	für gutmütige, junge Tiere
Sepia D6 (tgl. 2mal, 2 Wochen)	für ältere, unzugängliche Tiere
Ovarium compositum-Heel als Injektion	
Gynäkoheel (tgl. 2mal, 2 Wochen)	
Hormeel (tgl. 2mal)	

Das entsprechende Konstitutionsmittel in Hochpotenz zusätzlich.

Verkürzter Zyklus (unter 18 Tage)

Die ersten Zyklen nach einer Geburt sind oft physiologisch verkürzt. Ursachen für einen pathologisch verkürzten Zyklus sind Follikelzysten, Follikelatresie, Gebärmutterbehandlung mit Lugol oder Lothagen die ersten 7 Tage nach der Brunst. Die Therapie besteht in der Beseitigung der Ursache.

Verlängerter Zyklus (über 24 Tage)

Ursache: Irritation des Endometriums, infektiöser und nichtinfektiöser embryonaler Frühtod

Therapie:

Pulsatilla D4 (tgl. 2mal, 2–3 Wochen) oder	bei Endometriumsirritation je nach Typ und Gemüt

Sepia D6 (tgl. 2mal, 2–3 Wochen)	
Caulophyllum D30 (tgl. 1mal, 2 Wochen) oder Kalium carb. D30 (tgl. 1mal,2 Wochen)	bei nichtinfektiösem embryonalem Frühtod

Embryonaler Frühtod

Angaben über den Prozentsatz schwanken sehr.

Ursachen:

Genetische Faktoren (Inzucht), Fehlfunktionen der Ovarien, der Eileiter, des Uterus. Unvollständige postpartale Involution des Uterus. Zu frühe Belegung nach der Geburt. Chronische Endometritis. Einfluß von Fütterung und Milchleistung.

Das Intervall zwischen Fruchttod und erneuter Brunst wird um so länger, je später der Embryo stirbt; ist dies innerhalb von 14 Tagen nach der Konzeption der Fall, läuft der Zyklus ganz normal weiter, ansonsten wird er verlängert. Mitunter werden die Eihäute nicht resorbiert, sondern mumifiziert. Der Organismus reagiert darauf, als wäre er trächtig.

Therapie gibt es keine, dafür aber präventive Maßnahmen, die mit den Prophylaxemaßnahmen des Frühaborts identisch sind.

Allgemeines Prophylaxeprogramm gegen Fertilitätsstörungen

Hygienische Geburtshilfe, Beachtung der Rastzeit, genaue Brunstbeobachtung, leistungsgerechte Fütterung und Haltung, Bewegungsmöglichkeit, Stallklima, Jahreszeit.

Trotzdem gibt es immer wieder Bestände, in denen nach Behebung dieser Mißstände Sterilität hartnäckig aufrecht bleibt. Nicht nur das Angebot von lebens- und fortpflanzungsnotwendigen Stoffen an den Organismus, sondern auch deren Aufnahme und korrekte Verwertung ist entscheidend.

Nichtinfektiöser drohender Abort

Als erstes sind folgende Fragen durch den Tierarzt abzuklären:

Lebt die Frucht?
Ist die Fruchtblase intakt?
Ist schon eine Infektion mit unspezifischen Keimen erfolgt?

Ursachen:

1. *Jede schwere Allgemeinerkrankung, besonders in fortgeschrittener Trächtigkeit*

Therapie:

Sabina D12 (tgl. 2mal, 5 Tage)	bei hellen Blutungen in der Frühträchtigkeit
Viburnum opulus D2 (tgl. 3–6mal)	in fortgeschrittener Gravidität mit Wehen, Unruhe

Sabina D12, Viburnum opulus D2 } āā (tgl. 3–6mal)	für jedes Trächtigkeitsstadium mit Blutung, Wehen, Unruhe
Caulophyllum D30 (1mal)	Gebärmutter ist stark kontrahiert
Kalium carbonium D30 (tgl. 1mal)	Abortdrohung bei schlaffen, zu Ödemen neigenden Kühen
Bang-Nosode D30/D200	für Bestände, in denen Bruzellose selbst vor langer Zeit endemisch war, immer wieder erhöhte Bluttiter auftreten.

2. *Zugeführte Schadstoffe*
(verpilztes, gefrorenes Futter, Nitrite, Harnstoff etc.)

Therapie:

siehe Pkt. 1, zusätzlich potenzierter Schadstoff und oder potenziertes Eigenblut

Coencyme compositum-Heel
Ubichinon compositum-Heel } āā als Injektion

3. *Physisches Trauma* (Stoß, Schlag, Fall)

Therapie:
Arnica D4 (tgl. 3mal) oder
Arnica D30 (tgl. 1mal) oder — bis Gefahr gebannt
Bellis perennis D3 (tgl. 3–6mal)

4. *Psychisches Trauma* (Schreck)

Therapie:

Aconitum D30 (tgl. 1mal)	bei direkten Schreckfolgen, Spätfolge von Schreck
Opium D200 (tgl. 1mal)	

Abnorme Brunstdauer

1. *Verkürzte Brunst*

Tritt in lichtarmen Wintermonaten und nach eisprungfördernder Therapie besonders gehäuft auf.

Therapie:

Borax, Pulsatilla } āā D4 (tgl. 2mal)	bei jüngeren Tieren

2. *Verlängerte Brunst*

Bei Doppelovulation, bei verzögertem Eisprung und Follikelpersistenz.

Therapie:

Pulsatilla D4 (tgl. 2mal, 2–3 Wochen)	bei verzögertem Eisprung junger gutmütiger Tiere
Sepia D6 (tgl. 2mal, 2–3 Wochen)	bei älteren abweisenden Tieren

Borax D4 } $\overline{aa}$ (tgl. 2mal) bei älteren Kühen
Sepia D6 }

Chronische Endometritis (chronische Gebärmutterschleimhautentzündung)

Es handelt sich um eine Entzündung, bei der die Entzündungszeichen *„Dolor, Calor"* ganz fehlen, *„Tumor, Rubor"* nur mikroskopisch nachweisbar sind, allein die *„Functio Laesa"*, die gestörte Funktion, übrigbleibt. Sie äußert sich entweder in einer vermehrten pathologisch veränderten Sekretion oder nur in der Form von Unfruchtbarkeit. Endometritis ist auch heute noch eine der Hauptursachen für Sterilität beim Rind. Beim überwiegenden Teil von chronischer Endometritiden handelt es sich um Folgezustände von Infektionen, die bei der Geburt oder im Purerperium erfolgt sind (unhygienische Geburtshilfe, Zuhilfenahme unsauberer Geräte, fehlende oder mangelhafte Desinfektion der Scham sowie der Hände des Geburtshelfers). Ein vollkommen abwehrintakter Körper kann die eingedrungenen Erreger und ihre Toxine mittels einer akuten Entzündung eliminieren. Ein nicht oder nur teilweise abwehrintakter Organismus bzw. besonders virulente Erreger lassen die Entzündung, die der Erreger bzw. seine Toxine ausgelöst haben, permanent werden.

Die im Puerperium in die Geburtswege eingewanderten Keime sind überwiegend der unspezifischen Art zuzurechnen.

Ganz anders ist die Lage bei den Deckinfektionen. Hier sind die Erreger spezifisch und werden beim natürlichen Deckakt oder auch bei der künstlichen Besamung übertragen.

Das Endometrium ist nämlich während der Brunst gegen unspezifische Keime besonders abwehrkräftig, nicht aber gegen die spezifischen Erreger (Campylobacter, Trichomonaden, IBR-IPV).

Die chronische Endometritis teilt man nach ihrem Grad ein:

a) In die subklinische; sie äußert sich einzig im Umrindern der Tiere. Genaue Diagnose ist nur durch Endometriumsabstrich bzw. durch Biopsie der Gebärmutterschleimhaut erstellbar.
b) Die Endometritis chronica 1. Grades: Intermittierender schleimiger Ausfluß, leicht getrübter Brunstschleim.
c) Endometritis 2. Grades: Brunstschleim ist stark getrübt, schleimig-eitriger Ausfluß, auch häufiger im Interöstrus.
d) Endometritis 3. Grades: Die Sekrete sind rein eitrig.
e) Endometritis 4. Grades: Die Pyometra, Eiterträchtigkeit, Ansammlung von Eiter in der Gebärmutterhöhle; der Muttermund ist fest verschlossen, Zyklus läuft keiner ab.

Die Therapie chronischer Endometritiden ist homöopathisch betrachtet eine ganzheitliche, auf den gesamten Organismus abgestimmte. Die wirksamste Behandlung ist also eine konstitutionelle, wenn das Konstitutionsmittel eindeutig eruierbar ist.

Unterstützen kann man jede homöopathische Endometritisbehandlung mit einer Infusion einer 1/2%igen Lösung von

Echinacea 0 } $\overline{aa}$
Bellis perennis 0 }

Nach Grad der Entzündung und Typ des Tieres kommen organotrop folgende Mittel zum peroralen Einsatz:

Pulsatilla D4 (tgl. 2mal, 2–3 Wochen)	
Sepia D6 (tgl. 2mal, 2–3 Wochen)	
Pulsatilla D4, Sepia D6 } āā (tgl. 2mal, 2–3 Wochen)	
Sabina D2 (tgl. 3mal)	zur Entleerung pathologischen Uterus-Inhalts; verläßlicher wirkt allerdings eine Injektion Prostaglandin
Hepar sulfuris D30 (tgl. 1mal, 1 Woche)	zur Ausheilung chronischer Endometritis 3. und 4. Grades.
Medorrhinum D30, D200 (tgl. 1mal bis >)	chron. Endometritis, Ausfluß mit Fischgeruch

Besteht Verdacht auf seuchenhaften Genitalkatarrh, sind rechtzeitig seuchenpolizeiliche Maßnahmen zu ergreifen.

Therapie von anzeigepflichtigen Infektionskrankheiten ist nur dann statthaft, wenn man dadurch nicht gegen die entsprechenden seuchenpolizeilichen Vorschriften verstößt.

Campylobacteriose

Eine charakteristische Deck- und Besamungsinfektion mit gehäuftem Umrindern, Abortneigung, Tendenz zu embryonaler Frühsterblichkeit, verlängerten Brunstintervallen. Die Infektion erfolgt durch den Deckakt und durch die künstliche Besamung. Übertragungsfähig ist selbst Tiefgefriersperma. Von der Infektion sind Endometrium, Vagina und Zervix betroffen. Das Endometrium hat große Selbstheilungstendenz; in Zervix und Vagina hält sich der Erreger länger. Die Mukosen bilden lokale Immunität aus; der Erreger wird eliminiert. Klinisch ist die Diagnose nur als Verdacht infolge gehäuften Umrinderns bzw. embryonaler Frühsterblichkeit zu erstellen.

Therapie und Prophylaxe:
Nosode aus einer Kultur von Campylobacter genitalis D200 als Einzelgabe.

Alle Mittel und Mittelkombinationen, die bei nichtinfektiösem Abort prophylaktisch zur Anwendung gelangen.

Ansteckender Scheidenkatarrh

Ubiquitär vorkommende Erreger können, müssen aber nicht, beim Deckakt oder durch die Schmierinfektion von benachbarten Tieren übertragen werden. Beim weiblichen Rind äußert sich der Katarrh in einer follikulären Vorhof- und Scheidenentzündung, beim Stier in einer follikulären Vorhautentzündung. Durch Schmierinfektion können selbst Kälber, jungfräuliche Kalbinnen sowie gravide Tiere angesteckt werden.

Therapie:

meist nicht nötig (hohe Selbstheilungstendenz). In hartnäckigen Fällen oder Beständen kann eine Nosode aus Scheiden- oder Bläschensekret eingesetzt werden.

Prophylaxe:

Deckhygiene, Deckverbot, künstliche Besamung

Allgemeines Vorbeugungsprogramm (von Geburt zu Geburt)

Beginnend mit der Geburt:

Arnica D4 (tgl. 3mal) oder Arnica D30 (tgl. 1mal)	einige Tage vor bis einige Tage nach der Geburt; bewirkt einen verläßlicheren Abgang der Nachgeburt, eine raschere und vollständigere Involution des Uterus, vermindert die Gefahr einer chronischen Endometritis.
Pulsatilla D4 (tgl. 2mal, 2–3 Wochen)	anschließend an Arnica, vollendet die physiologische Uterusinvolution, regt den Zyklus an.
Borax D4 (tgl. 2mal, 1 Woche vor bis 1 Woche nach Belegung) oder Borax D30 (tgl. 1mal, 1 Woche vor bis 1 Woche nach Belegung)	steigert die Fruchtbarkeit
Borax Pulsatilla } āā D4 Agnus costus	als Injektion gleichzeitig mit Besamung (bewirkt bessere Befruchtungsrate)
Caulophyllum D200 Kalium carbonicum D200	als Injektion am Tag der Besamung oder pro Woche 1mal ab Tag der KB, in Beständen mit Abort- oder Resorptionsproblemen in den ersten 3–4 Trächtigkeitsmonaten.
Nos. Bang D200 (tgl. 1mal)	siehe unter verlängerter Zyklus (Seite 60)
Campylobacter-Nosode D200	in derselben Weise, wenn der Bestand mit Campylobacteriose verseucht ist.
Pulsatilla D4 (tgl. 2mal, 2–3 Wochen)	vor der Geburt senkt nicht nur die Schwergeburtsrate bei Erstgebärenden, sondern auch andere Geburtsprobleme erheblich.

Damit ist der Prophylaxekreislauf: Geburt – Puerperium – Trächtigkeit geschlossen. Dem Tierbesitzer bringt es bestimmt einige Arbeit. Entschließt er sich aber, das Programm regelmäßig und korrekt durchzuziehen, schützt es ihn nicht nur vor Schaden, sondern auch vor manchem Ärger.

Krankheiten der Milchdrüse

Akutes physiologisches Euterödem

Dazu tendieren ältere, schlaffasrige Kühe mit Hängeeuter. Auch genetische Anlagen spielen eine Rolle. Ist die Bewegungsfreiheit des Tieres nicht behindert, die Scham unmittelbar vor der Geburt nicht allzusehr vom Ödem betroffen, wird die Melkarbeit nicht zu sehr behindert und sind die Zitzen selbst nicht vom Ödem erfaßt, bedarf es keiner Therapie. Trifft aber nur einer der angeführten Punkte zu, ist mit folgender Behandlung zumindest beträchtliche Erleichterung zu erwarten: Bewegung der Kuh, Massage des Euters.

Homöotherapie:

Apis D4 (tgl. 3mal)	bei durstlosen Tieren

Apis D200 (tgl. 1mal >)	(Borschel: Nachgeburt ödematös geschwollen)
Acidum aceticum D4 (tgl. 3mal)	Durst ist nahezu unstillbar
Apis D4 Apocynium D3 Kalium carbonicum D4 āā (tgl. 3mal)	als bewährte Indikation
Apis Homaccord-Heel (tgl. 3mal)	
Lymphomyosot-Heel (tgl. 3mal)	als Toxinausleitungsmittel

Pathologisches und chronisches Euterödem

Therapie: siehe physiologisches Euterödem, zusätzlich

Serum anguillae D12 (tgl. 2mal) oder Serum anguillae D30 (tgl. 1mal)	Narben behindern Säftefluß
Calcium carbonicum D30 (tgl. 1mal, 1 Woche) oder Kalium carbonicum D30 (tgl. 1mal, 1 Woche) oder Pulsatilla D30 (tgl. 1mal, 1 Woche) oder Sepia D30 (tgl. 1mal, 1 Woche)	sofern eines dieser Mittel konstitutionsmittel sind
Phosphor D30 (tgl. 1mal >)	(Borschel, Typ!)
Lymphomyosot-Heel (tgl. 3mal)oder Coencyme compositum oder Ubichinon compositum als Injektion	zur Toxinausleitung, zur Normalisierung des Stoffwechsels

Milchfluß an allen Strichen

Therapie:

Borax D4 (tgl. 3mal) oder Borax D30 (tgl. 1mal)	Borax hat Milchfluß im AMB
Belladonna D4 (tgl. 3mal) oder Belladonna D30 (tgl. 1mal)	
Chamomilla D4 (tgl. 3mal) oder Chamomilla D30 (tgl. 1mal)	

Borax D30 Belladonna D30 Chamomilla D30	} $\bar{a}\bar{a}$ (tgl. 1mal)	als bewährte Indikation

Belladonna und Chamomilla gelten in der Homöopathie als krampflösende Mittel, bedingen eine Erschlaffung der Muskelfasern im Euter und verhindern dadurch ungewolltes Milchaustreiben aus dem Euter.

Eine weitere Therapiemöglichkeit:
Jodum D200 als Einzelgabe

Milchfluß einzelner Zitzen

Therapie:

Arnica D4 (tgl. 3mal) oder Arnica D30 (tgl. 1mal)	nach Verletzungen oder Operationen
Arnica D4 } $\bar{a}\bar{a}$ (tgl. 3mal) Hypericum D4 }	bewährte Kombination
Traumeel-Heel (tgl. 3mal)	

Milchhochziehen

Kommt vor allem bei Erstgebärenden ab dem 2., 3. Tag nach der Geburt vor.

Therapie:

Konstitutionsmittel in D200	falls eindeutig eruierbar
Asa fötida D200 (1 Gabe)	beim eher schlaffen Tier; hat Spasmen der Schließmuskel und intra-mammären Muskelfasern im Arzneimittelbild.
Argentum nitricum D200 (1 Gabe)	bei feingliedrigen, ängstlich zittrigen, schwachen Tieren
Moschus D200 (1 Gabe)	bei hysterischen Tieren
Ignatia D200 (1 Gabe)	bei stark erregten, widerspenstigen Tieren oder bei solchen, bei denen Heimweh nach Verkauf mit Aufstallung unter total geänderten Verhältnissen als Ursache vermutet wird. Tiere, die Ignatia brauchen, sind sehr feinfühlig und unstet.
Natrium muriaticum D200 (1 Gabe)	Ärgerliche, gereizte Tiere, bei denen sich Zureden negativ auswirkt.
Pulsatilla D200 (1 Gabe)	Bei gutmütigen, wetterfühligen, liebesbedürftigen Tieren, die auf Zureden gut ansprechen.
Phytolacca D30 (tgl. 1mal)	fördert Milchfluß, steigert Milchmenge

Anmerkung:
Alle Hochpotenzen (D200 und höher) sind erst zu wiederholen, sobald sich ein Nachlassen der Wirkung feststellen läßt. Tritt innerhalb von 12 Stunden keine Wirkung ein, war das Mittel

falsch, hält sie zu kurz an, war die Potenz zu tief (in diesem Fall ist eine D1000 oder D10000 zu empfehlen).

Milchmangel nach der Geburt

(gilt auch für Schweine)

Therapie:

Galega D1 (tgl. 3mal) oder Phytolacca D12 (tgl. 3mal) oder Urtica 0–D3 (tgl. 3mal) oder Asa fötida D6 (tgl. 3mal) oder	fördert die Milchsekretion, steigern die Milchproduktion, hebt die Milchproduktion, fördert den Milchfluß aus gespanntem Euter
Pulsatilla D4 (tgl. 3mal) oder	gegen unterdrückte Milchsekretion
Agnus castus D3 (tgl. 3mal) oder	vermehrt die Milchmenge nach klinischer Erfahrung
Lachesis D12 (tgl. 2mal)	bringt ins Stocken geratenen Milchfluß wieder in Gang
Galega D1 Phytolacca D6 Urtica urens D1 Asa fötida D6 Pulsatilla D4	bewährte Kombination gegen Milchmangel

Widersetzlichkeit beim Melken

(vorwiegend bei Erstgebärenden)

Therapie:

Belladonna D200 (1 Gabe)	vorher umgängliche Tiere sind äußerst heftig, schlagen wild um sich, sind dann wieder benommen, apathisch
Hyoscyamus D200, D1000 oder D10000 (1 Gabe)	Die Bösartigkeit ist etwas weniger ausgeprägt wie bei Belladonna aber anhaltender.
Stramonium D200 (1 Gabe)	wenn bei treffender Symptomatik Belladonna und Hyoscyamus erfolglos bleiben
Platinum D200 (1 Gabe)	bei sturen, eingebildeten Tieren
Argentum nitricum D200 (1 Gabe)	wirkt bei Tieren, die sich aus Angst nicht melken lassen
Phosphor D200 (1 Gabe)	auch ein Angstschläger
Natrium muriaticum D200 (1 Gabe)	für an sich abweisende, durch Zuspruch irritierte Tiere
Nux vomica D200 (1 Gabe)	für ärgerliche Tiere, die ganzjährig im Anbindestall gehalten werden
Ignatia D200 (1 Gabe)	hilft häufig bei widerspenstigen Tieren, die kürzlich einem Stall-, Personal- oder Standortwechsel ausgesetzt waren

Blutmelken an mehreren oder allen Zitzen nach der Geburt

Therapie:

Ipecacuanha D4 (tgl. 3mal) oder Ipecacuanha D30 (tgl. 1mal)	wenn das Blut eher hell ist
Phosphor D200 (3 Tage je 1 Gabe)	als vorzügliches Schleimhautmittel; auch eines der besten gegen Blutungen aus Körperöffnungen
Lachesis D30 (tgl. 1mal)	bei dunklen, hämolytischen Blutungen
Belladonna D4 (tgl. 3mal)	Euter heiß, prall gefüllt, Blut hell
Millefolium D4 (tgl. 3mal)	bewährtes Mittel gegen helle Blutungen
Hamamelis D3 (tgl. 3mal)	bewährt gegen dunkle Blutungen
Cinnamonum Homaccord-Heel (tgl. 3mal)	
Propolis LM90	(Borschel)

Blutmelken an einzelnen Zitzen nach Verletzungen

Therapie:

Arnica D4 (tgl. 3mal) oder
Arnica D30 (tgl. 1mal) oder
Bellis perennis D2 (tgl. 3mal)
oder
Traumeel-Heel (tgl. 3mal)

Propolis LM90	(Borschel)

Angesäugte Kalbin

Therapie:

Phytolacca D1 (tgl. 2mal)	Ein oder mehrere große, straff gespannte, empfindliche Euterviertel. Das Sekret ist fast reine Milch, nach Ausmelken ist das Viertel weich. Phytolacca D1 reduziert die Milchproduktion.
Urtica urens D30 (tgl. 1mal)	fördert in tiefen Potenzen die Milchmenge, hemmt die Milchproduktion in höheren Potenzen.
Conium D12 (tgl. 2mal)	

Chronische Galaktophoritis (Milchgangsentzündung)

Kommt relativ häufig nach der Geburt vor, wenn das Euter während der Trockenstehphase mangelhaft oder nicht kontrolliert worden ist. Mittel, die solche Gewebszubildungen bzw. Indurationen zur Resorption bringen können, müssen lange Zeit gegeben werden. Eine Normalisierung des Zustandes ist nicht vor der nachfolgenden Laktationsperiode zu erwarten.

Therapie:

Graphites D30 (tgl. 1mal)

Mercurius solubilis D30
(tgl. 1mal)
Mercurius auratus D30
(tgl. 1mal)
Silicea D30 (tgl. 1mal)
Thuja D30 (tgl. 1mal)
Carbonylgruppen comp. (SSR)
als Injektion
Glyoxal compositum-Heel
als Injektion

Theilitis acuta (akute Zitzenentzündung)

Ursachen sind traumatische Einwirkungen durch die Melkmaschine, durch eine andere Kuh bzw. eine Eigenverletzung beim Aufstehen. Prädisponierend wirken:
Hängeeuter, große Zitzen, Blähzitzen, ödematöse Zitzen, Kurzstand, scharfe Kanten am hinteren Standende, Probleme beim Aufstehen.

Therapie:

Arnica D4 (tgl. 3mal)
Hypericum D4 (tgl. 3mal)

Arnica D4 }
Hypericum D4 } āā (tgl. 3mal)

Traumeel-Heel (tgl. 3mal)

zusätzlich lokal: Calendula- oder Traumeel-Heel-Salbe.

Mammatumoren (Euterknoten)

Therapie:

Conicum D4 (tgl. 3mal)	Ursache ist ein Schlag oder Stoß
Mercurius auratus D12 (tgl. 2mal) oder Mercurius auratus D30 (tgl. 1mal)	der Knoten bleibt nach einer Mastitis bestehen
Phytolacca D6 (tgl. 3mal)	nur der drüsige Anteil ist betroffen
Kalium jodatum D3 (tgl. 3mal) oder Sulfur jodatum D6 (tgl. 3mal)	können im einen oder anderen Fall als Resorptionsmittel hilfreich sein
Carbonylgruppen comp. (SSR)	als Injektion
Glyoxal compositum-Heel	als Injektion
Acidum nitricum D200	einige Gaben (Borschel)

Euterpocken

Der Erreger, ein Herpes-Virus, ist dem menschlichen Pockenvirus nahe verwandt. Er verursacht vorerst Papeln, dann Bläschen, die sich in Pusteln verwandeln und später austrocknen.

Sie treten fast ausschließlich an den Zitzen, nur fallweise am Euter auf. Auf den Menschen ist die Krankheit in Form des Melkerknotens übertragbar, aber auch Septikämie mit schweren Allgemeinstörungen ist möglich. Für die Kuh stellen Pocken ein zwar lästiges, aber harmloses Leiden dar.

Therapie:

Apis D4 (tgl. 3mal)	im Anfangsstadium (Papeln mit hellrotem Hof)
Lachesis D12 (tgl. 2mal)	Papeln verfärben sich bläulich-violett, es bilden sich Bläschen, die sich verhärten und aufbrechen.
Crotalus horridus D12 (tgl. 2mal)	Geschwüre zerfallen, neigen zur Blutung
Tarantula cubensis D6 (tgl. 3mal) oder Tarantula cubensis D30 (tgl. 1mal)	für Bläschen, Pustel- und Ulcus-Stadium bei großer Unruhe des Tieres
Kalium bichromicum D6 (tgl. 3mal) Kalium bichromicum D30 (tgl. 1mal)	kraterförmiges Geschwür mit scharfem Rand
Variolinum D30 (tgl. 1mal) oder	(Mikrobenlysat aus serösem Inhalt von Pockenpusteln)
Vaccininum D30 (tgl. 1mal)	aus Pockenimpfstoff hergestelltes Homöopathikum

Sowohl Variolinum als auch Vaccininum, beide in Kombination, aber auch Malandrium D30 (D200) können in gefährdeten Beständen, bei bedrohten Tieren 1mal wöchentlich vorbeugend eingesetzt werden.

Mastitis (Euterentzündung)

Mastitis catarrhalis (katarrhalische Euterentzündung)

Erreger: Vorwiegend verschiedene Strepto- und Staphylokokken, coliforme Keime, Pseudomonas aeruginosa.

Erscheinungsbild: Erhöht temperiertes, mehr oder weniger gerötetes, geschwollenes, schmerzhaftes Euterviertel.

Die Drüsenlappen sind derb, aber palpierbar, eventuelles Ödem ist auf die distalen Teile beschränkt, das Sekret bleibt milchähnlich, ist aber erheblich vermindert.
Das Allgemeinbefinden ist nicht oder nur unbedeutend gestört, die Körpertemperatur meist normal oder nur geringgradig erhöht, die Freßlust bleibt in der Regel unbeeinträchtigt.

Mastitis parenchymatosa (parenchymatöse Euterentzündung)

Ursache ist eine massive Infektion mit stark toxinbildenden Kolibakterien, Strepto- und Staphylokokken bzw. aeroben und anaeroben Sporenbildnern.
Prädisponierende Umstände: Geburt, Nachgeburtsverhalten, sonstige puerperale Erkrankungen, Zitzenverletzungen, Zitzenoperationen, hohe Milchleistung, Fütterungsfehler, ungünstiges Stallklima, Schadfuttermittel, schlechtes Melkmanagement.

Die akute parenchymatöse Mastitis entwickelt sich außerordentlich rasch. Das erkrankte Viertel ist diffus vergrößert, zunächst von teigiger, später von derber bis harter Konsistenz, schmerzhaft und erhöht temperiert. Euterlymphknoten und Zitze sind häufig in die Entzündung miteinbezogen. Die Haut ist von der Unterhaut nicht abhebbar. Der Milchcharakter des Sekrets fehlt. Dieses ist zunächst wäßrig-serös, später blutig-serös, mit Fibrin oder Eiterflocken durchsetzt, wird fortschreitend dickbreiiger, weniger und schwerer ermelkbar.
Das Allgemeinbefinden ist meistens mittel- bis hochgradig gestört, mitunter mit schwerem Durchfall oder Festliegen einhergehend. Die Körpertemperatur kann bis zu 42 °C betragen, aber auch Untertemperatur kommt vor. Die Freßlust ist stark verringert bis aufgeboben. Die Gesamtmilchmenge einer an dieser Mastitisform erkrankten Kuh kann auf 1/4 l reduziert sein. Die Heilaussicht hängt ab vom Zeitpunkt des Therapiebeginns, von der Toxizität des Erregers, von der Konstitution und Disposition des Tieres, von der Bereitschaft des Personals, sich aktiv an der Behandlung zu beteiligen (Ausführung der tierärztlichen Anordnung wie wiederholtes nachhaltiges Ausmelken, Verabreichung von homöopathischen Tropfen, äußere Anwendung von Salben).

Pyogenesmastitis (Hohlsteinsche Euterseuche)

Tritt in der akuten Phase als parenchymatöse Euterentzündung vorwiegend bei Weidehaltung und nur bei trockenstehenden Kühen und hochträchtigen Kalbinnen auf. Häufig wird dieses akute Stadium übersehen bzw. die Euterentzündung beginnt subakut-chronisch. Dann kommt es zu grobknotiger oder diffuser Verhärtung des betroffenen Euterviertels. Die Haut eines so erkrankten Viertels ist nicht abhebbar, die Drüse derb. Manchmal erfolgt Durchbruch des eitrig-nekrotischen Prozesses nach außen. Das Sekret ist gelb, grün, dick, käsig, kaum ermelkbar oder von jauchigem Aussehen und Geruch bzw. serös mit Eiterflocken und nekrotischen Gewebsfetzen.

Für die homöopathische Behandlung sind auch bei Euterentzündungen primär nicht der Erreger und seine Empfindlichkeit auf ein Arzneimittel entscheidend, sondern die Lokal- und Allgemeinsymptome des Patienten und dessen Modalitäten.

Homöopathische Mastitistherapie:

Aconit D3 oder D4 (stündlich)	bis > Die Mastitis beginnt urplötzlich, womöglich am Abend, kalter Wind oder Zugluft können als Verursacher infrage kommen. Das Tier hat viel Durst, Angst vor Berührung, der Puls ist voll, pochend, hart und frequent, die Atmung hechelnd, das Fieber bis 42 Grad, die Haut trokken, das kranke Viertel hat die Konsistenz eines prallgefüllten, gesunden, seine Temperatur ist gegenüber gesunden Vierteln deutlich erhöht, das Sekret makroskopisch kaum verändert oder mitunter der Prozeß noch nicht einmal lokalisierbar, die Erkrankung nur am Schüttelfrost und Zurückstehen vom Futtertrog erkennbar. Die Freßlust kann aber in diesem Stadium auch noch ungestört sein. Das Erscheinungsbild der Erkrankung ist derart, daß der Organismus eine Steigerung der Abwehrkräfte noch verträgt oder benötigt.
Aconitum D30 (stündlich)	bis > oder bis es nicht mehr angezeigt ist. Unter sonst gleicher Symptomatik, wenn aber der Allgemeinzustand

des Patienten eine Fiebersteigerung nicht mehr erfordert, wenn die Abwehrkräfte des Organismus voll ausgeschöpft sind oder eine weitere Fiebersteigerung Gefahr für das Leben des Tieres bedeuten könnte.

Belladonna D4 (tgl. 3–5mal)
Ist Folgemittel von Aconit, bzw. der Prozeß ist zu Behand-lungsbeginn schon weiter fortgeschritten. Das Gemüt der Tiere reicht von aggressiv bis apathisch, die Schleimhäute sind trocken, die Haut feucht und heiß, die Pupillen erweitert, Puls und Atmung sind dem Aconitum-Bild ähnlich, aber nicht ganz so heftig. Die örtlichen Erscheinungen: derbelastisches, meist stark vergrößertes, schmerzhaftes, heißes Euterviertel. Das Sekret ist kleinflockig, noch milchähnlich, der Durst auch bei diesen Tieren groß.

Apis D4 (tgl. 3–5mal)
Benötigen Kühe mit ödematös entzündeten Vierteln, denen kalte Umschläge oder Waschungen guttun, die Wärme allgemein oder lokal nicht wollen, bei denen das Viertel dessen Sekret serös bis flockig-topfig ist, eine helle Röte aufweist. Diese Tiere zeigen trotz Fieber eine auffallende Durstlosigkeit. Druck und Berührung empfinden sie als äußerst unangenehm. Apis überschneidet sich mit Belladonna auf der einen und mit Bryonia und Mercurius solubilis auf der anderen Seite der Entzündungsreihe.

Bryonia D4 (tgl. 3–5mal)
Für Tiere, die an einer Mastitis mit sehr hartem Viertel leiden, die Entzündung sich allmählich entwickelt oder verändert hat. Das erkrankte Viertel ist hochgradig berührungsempfindlich, fester Druck wird aber als angenehm empfunden. Diese Tiere meiden Bewegung, wo sie nur können. Der Durst nach viel kaltem Wasser auf einmal ist auffallend. Sie liegen mit Vorliebe auf der kranken Seite. Zwingt man erkrankte Tiere zur Bewegung, reagieren sie ärgerlich. Das Sekret ist serös, leicht flockig, klebrig und sehr spärlich.

Phytolacca D4 (tgl. 3–5mal)
Dieses Mittel hat eine besondere Beziehung zu allen Drüsen, drüsi-gen Organen und zu den Lymphknoten. Die Milch ist stark veränderlich. Das Viertel in der Regel sehr hart, äußerst schmerzhaft, Sekret kaum ermelkbar, wenig. Die Entzündung kann aber auch knoti-ger Natur sein. Regt den Milchfluß des kranken Viertels selbst dann noch an, wenn kaum noch Sekret ermelkbar ist. Phytolacca D4 ist auch zusätzlich zu Aconitum, Belladonna, Apis, Bryonia oder Mercurius solubilis angezeigt.

Phosphorus D6 (tgl. 3–5mal) oder Phosphorus D12 (tgl. 2mal)
Kommt sowohl als Konstitutionsmittel als auch als Simile mit seiner besonderen Beziehung zu großmaschigen Drüsen und Geweben bei Mastitis mit hämorrhagischem Sekret zum Einsatz.

Lachesis D8 (tgl. 3mal) oder
Wenn die Mastitis septische Tendenz zeigt bzw. Septi-

Lachesis D30 (tgl. 2mal)	kämie oder Toxämie bereits eingetreten sind. Das kranke Viertel ist sehr berührungs- und druckempfindlich, bläulich verfärbt, oft mit glänzender Haut. Das wenige Ermelkbare ist serös blutig, das Allgemeinbefinden hochgradig gestört. Die Körpertemperatur reicht von subfebril bis hochfieberhaft. Das Allgemeinbefinden > sich, wenn aus dem kranken Viertel mehr Sekret ermelkbar wird. Der Puls ist schwach, frequent, der Kreislauf geschädigt. Wärme und warme Anwendungen <, Bewegung > das Allgemeinbefinden.
Asa fötida D6 (tgl. 3–5mal)	Wenn der Appetit nicht oder kaum gestört ist, das Viertel sich nicht übermäßig hart anfühlt, zuwenig Sekret ermelkbar ist.
Conium D4 (tgl. 3mal)	Wenn eine Mastitis harte, gut abgegrenzte Knoten im Viertel hinterläßt.
Mercurius solubilis D12 (tgl. 2mal) oder Mercurius solubilis D30 (tgl. 1mal)	Bei verschleppter Euterentzündung, die chronisch zu werden droht, bzw. bei gegen die Umgebung unscharf abgrenzbaren Knoten. Das Sekret ist wenig, eitrig-blutig.
Kalium jodatum D4 (tgl. 2mal) oder Sulfur jodatum D6 (tgl. 2mal)	Zur Resorption, bei zu Chronizität neigenden Fällen. Bringen manchmal auch noch Heilung.
Phelandrium D4 (tgl. 3mal)	Ein hervorragendes Mittel bei akuter Galaktophoritis.
Pyrogenium D6 (tgl. 3mal) oder Pyrogenium D15 (tgl. 2mal) oder Pyrogenium D30 (tgl. 1mal)	Ist angezeigt bei Schmutzmastitis mit Allgemeinstörungen oder bei schweren Euterentzündungen mit konträr verlaufendem Puls/Temperatur. Das Sekret stinkt meist, Wärme > das Befinden.
Kreosotum D6 (tgl. 3mal)	Kann einer an Schmutzmastitis erkrankten Kuh das Leben retten, ja selbst bei einer gangräneszierenden Mastitis manchmal noch helfen.
*Hepar sulfuris D30 (tgl. 1mal)	Mastitis neigt zu eitriger Einschmelzung, das Viertel ist äußerst berührungsempfindlich, lokale Wärmeanwendung tut gut. Lokale Kälte und kaltes Wetter <.
*Phosphorus D30 (tgl. 1mal) oder *Phytolacca D30 (tgl. 1mal) oder *Silicea D30 (tgl. 1mal) oder *Sulfur D30 (tgl. 1mal) oder *Magnesium fluoricum D30 (tgl. 1mal)	beeinflussen manch chronische subklinische Strepto- oder Staphylokokkenmastitis – jedes für sich, oder in Kombination von 2 oder 3 von ihnen recht gut.
Streptokokkus-Nosoden D30 oder D200 (tgl. 1mal, 1 Woche)	kann eine chronische Streptokokkenmastitis, eine chronische Staphylokokkenmastitis zur Heilung bringen.

Staphylokokkus-Nosode D30
oder D200
(tgl. 1mal, 1 Woche)

Es ist aber zu empfehlen, bei subklinischer chronischer Mastitis spätestens vor dem Trockenstellen Viertelgemelksproben zur bakteriologischen Untersuchung einzusenden und bei Erregernachweis das nach Antibiogramm und Penicillinase-Test wirksamste Antibiotikum zum Trockenstellen lokal einzusetzen.

Lac caninum D30 (tgl. 1mal)	Mittel gegen Mastitis, die wiederholt die Seite wechselt.
Pulsatilla D30 (tgl. 1mal)	Euterentzündung, die zum Wandern neigt.
Tuberculinum bovinum D200 (tgl. 1mal, 1 Woche)	Für Kühe, die zu Rückfällen tendieren.
Bryonia D4, Phelandrium D4, Phytolacca D4 } āā (tgl. 3-5mal)	bewährte Indikation bei akuten Euterentzündungen ohne schwere Allgemeinbefindensstörung.
Lachesis D8, Pyrogenium D15, Echinacea D2 } āā (tgl. 3mal)	Bei Mastitis, die mit mehr oder weniger Allgemeinbefindensstörung einhergeht, eventuell in Kombination mit obiger Mittelkombination.
Mercurius solubilis D12, Phytolacca D12, Sulfur D12 } āā (tgl. 2mal)	Ist bei verschleppter bzw. verschlampter Mastitis einen Versuch wert.
Magnesium fluoricum D12, Phytolacca D12, Kalium muriaticum D6 } āā (tgl. 2mal)	bewährte Indikation für subakute Mastitis
Hepar sulfuris D200, Magnesium fluoricum D200, Streptokokkus D200, Staphylokokkus D200 } āā	bewährt bei chronischer latenter und subklinischer Mastitis
Silicea D30, Phosphor D30, Streptokokkus, Staphylokokkus } āā	eine weitere gute Kombination gegen chronische Mastitis
Traumeel-Heel (tgl. 3mal)	bewährt bei akuter Mastitis in verschiedenen Entzündungsstadien
Aconitum Homaccord	im Initialstadium akuter Entzündung
Belladonna Homaccord-Heel (tgl. 3–5mal)	wie Belladonna D4 anzuwenden
Echinacea comp. Heel Lachesis comp. Heel	

Psorino-Heel (tgl. 3mal) Lymphomyosot (tgl. 3mal) Coencyme compositum-Heel als Injektion Ubichinone compositum-Heel als Injektion Glyoxal compositum-Heel als Injektion	sind bei chronischer Mastitis zur Reaktivierung der Giftabwehr des Organismus angezeigt

Chronische Mastitis als Bestandsproblem

Wirtschaftlich gesehen sind die latente, subklinische und klinisch manifeste, chronische Mastitis viel bedeutender als die akute. Sie tritt bei bis 50% der Kühe und 25% der Euterviertel auf und führt zu erheblichen Verlusten durch Leistungsminderung und vorzeitigem Abgang leistungsschwacher und therapieresistenter Tiere. Außerdem wird die Milchqualität entscheidend beeinflußt.

Die meisten als Erreger chronischer Mastitis auftretenden Keime sind oder waren ursprünglich harmlose Saprophyten. Sie benötigen eine Disposition des Organismus, welche die Widerstandskraft herabsetzt. Die Hochleistungszucht hat das Euter zu einem besonders empfindlichen Organ gemacht.

Durch die jahrzehntelange Antibiotika- und Sulfonamidtherapie sind die Mastitiden nicht weniger oder harmloser, sondern zahlreicher und gefährlicher geworden. Antibiotika töten zwar die Bakterien, fördern jedoch den Heilvorgang im geschädigten Gewebe keinesfalls, ja sie reizen das Drüsengewebe sogar noch zusätzlich. Daher sind Antibiotika bei chronischer Mastitis keine Therapie der Wahl; selbst wenn man auch mit der homöopathischen Behandlung auf Schwierigkeiten stößt.

Vorbeugung gegen chronische Mastitiden
Gesunde Haltung in Form eines guten Stallklimas (15–18 °C), gute Belichtung, Vermeiden von Zugluft, Einstellen der Luftfeuchtigkeit auf unter 70%, angemessene Standlänge und -breite, angemessen große Liegeplätze in Laufställen, ausreichend gute Einstreu.
Vollwertige, vielseitige Ernährung, möglichst frisch geschrotetes Getreide, Kleie, ausreichend Wiesenheu bzw. Grünfutter, verschiedene Silagen, kein verdorbenes Futter, optimale Mineralstoff- und Vitaminversorgung.

Ausmustern und Eliminieren von Kühen mit Hänge- und Stufeneuter, mit überzähligen Zitzen, mit Neigung zu Euterödem, mit funktionellen Mängeln der Milchdrüse (Schwermelkigkeit, Milchfluß).

Hygieneprogramm
Schalm-Test, Einweg-Eutertuch oder entstaubte Holzwolle und Zitzentauchen unmittelbar nach dem Melken. Richtig eingestellte Melkanlage, Vermeiden von Leermelken (Verschleppung von Mastitiskeimen), intensive Reinigung und Desinfektion der Melkanlage. Infizierte Tiere absondern und als letzte melken.

Streptokokken-Nosode D30 oder D200 (1mal/Woche)	an alle Kühe in Streptokokken-gefährdeten oder infizierten Beständen

Staphylokokken-Nosode D30 oder D200 (1mal/Woche)	in Staphylokokken-gefährdeten oder infizierten Beständen

In Beständen, in denen sowohl Strepto- als auch Staphylokokkeninfektionen anzutreffen sind, gebe man eine Kombination beider Nosoden.

Durch diese Maßnahme sind die Erreger im Bestand zwar nicht getilgt, werden aber vermutlich zu apathogenen, harmlosen Saprophyten umfunktioniert, die möglicherweise eine positive Funktion im Organismus ausüben, indem sie die spezifischen und unspezifischen Abwehrkräfte mobil halten, was wiederum bewirken könnte, daß das Tier nicht mehr so leicht an Mastitis erkrankt.

Trockenstellen der Kühe

Therapie:

Phytolacca D1 (tgl. 2mal) oder Urtica urens D30 (tgl. 1mal) oder Conium D12 (tgl. 2mal)	Zur Reduzierung der Milchmenge bei gesunden Eutern. Sind in einem Bestand mehr als 20% der Kühe verseucht, sind Antibiogramme erforderlich und zum Trockenstellen gezielte Antibiotika intramammär bei allen Tieren einzu setzen. Sind nur einzelne Tiere betroffen, werden nur diese antibiotisch behandelt. Je häufiger nämlich Antibiotika eingesetzt werden müssen, desto schwieriger wird das Mastitisproblem des Bestandes. Die Erreger passen sich den gegebenen Verhältnissen an, entwickeln immer häufiger Resistenz, ändern ihre Toxizität oder sonstigen Eigenschaften. Wenn irgend möglich, wird es das beste sein, mit obigem Hygieneprogramm sowie mit homöopathischen Vorbeuge- und Therapiemaßnahmen das Auslangen zu finden. Unter diesen Umständen muß nicht dauernd mit neuen Varianten der Erkrankung gerechnet werden; außerdem gibt es nach homöopathischer Therapie keine Wartezeit für die Milch.

Stoffwechselerkrankungen

Stoffwechselerkrankungen sind spezifische, vom Organismus nur teilweise kompensierte Störungen im Austausch verschiedener Aufbau-, Nähr- und Zusatzstoffe einerseits sowie Abbauprodukte des Körpers andererseits zwischen Körpersäften, Geweben und Zellen. Teilweise kompensiert deshalb, da „nicht kompensiert" den Tod des Gewebes und – in weiterer Folge – den des gesamten Organismus bedeuten würde.

Die Ursache für eine Stoffwechselstörung liegt im neuroendokrinen Bereich. Details sind und werden wahrscheinlich bis in die letzte Konsequenz nie aufgeklärt, da alle stofflichen Vorgänge in einem Organismus schlußendlich in rein energetische münden; Anregungen und Hemmungen nur mehr als immaterielle Information gegeben werden können. In diese Stufe greift auch die homöopathische Hochpotenz – deren „spezifischer Code" Information weitergibt – ein.

Häufig gehen Stoffwechselstörungen Mangelkrankheiten voraus bzw. sind mit ihnen vergesellschaftet.

Absoluter Mangel an einem Stoff kann nur durch Zufuhr in entsprechender Menge behoben werden; relativer Mangel, bei welchem dem Organismus der entsprechende Stoff in ausreichender Menge und Form zur Verfügung steht, kann durch Zufuhr massiver Mengen nicht oder kaum verändert werden.

Dem Körper fehlt es ja nicht an diesem Stoff, ihm fehlt nur die Möglichkeit oder Fähigkeit, das Vorhandene auch entsprechend umzusetzen. Für die Behandlung derartiger Erkrankungen ist die Homöopathie „maßgeschneidert".

Störungen des Mineralstoffwechsels

Am anfälligsten sind heranwachsende, hochträchtige, frischmelkende Tiere. Bei nicht ausreichender Kalzium- und Phosphatversorgung greift der Organismus auf seine Reserven im Knochengerüst zurück. Dadurch können geringfügige und kurzfristige Versorgungsengpässe ausgeglichen werden. Dauert der Zustand aber zu lange an, oder ist er zu intensiv, kommt es zu Veränderungen am Skelett. Das Ca: P_2O5-Verhältnis spielt dabei eine große Rolle. Der Organismus ist bestrebt, diesen Blutspiegel auf Kosten der Reserven in den Knochen aufrechtzuerhalten, wenn ihm zuwenig von diesen Elementen zugeführt wird bzw. er die vorhandenen nicht verwerten kann. Die Verwertung von Ca: P_2O5 wird durch Speicherung und Ausscheidung, diese von Vitamin D und Parathormon gesteuert.

Rachitis (Knochenweiche)

Ursache ist meist Phosphormangel, Kalziumüberschuß, selten ausschließlicher Vitamin-D-Mangel.
Rachitis kommt fast ausschließlich bei Jungtieren vor.
Symptome: Die Extremitäten werden in den Gelenksregionen leicht aufgetrieben, die Tiere bekommen allmählich krumme Beine, Aufstehen und Stehen sind beschwerlich, Wachstum und Gewichtszunahme werden gestört.

Therapie:

Calcium carbonicum D12 (tgl. 2mal) oder	bei grobschlächtigen, ruhigen, eher dicken, pastösen Tieren mit schlaffer Faser

Calcium carbonium D30 (tgl. 1mal)	
Calcium phosphoricum D12 (tgl. 2mal)	bei feinknochigen, hochgeschossenen, straffasrigen Tieren
Calcium fluoricum D12 (tgl. 2mal)	bei grobknochigen, lebhaften, zu Gelenks- und Sehnenschwäche neigenden Tieren
Phosphorus D6 (tgl. 2mal) oder Phosphorus D30 (tgl. 1mal)	bei feinknochigen, leicht ermüdbaren, leicht erholbaren Tieren, die meist ein helles feines Fell, dünne, leicht abhebbare Haut haben
Calcium carbonicum D12, Calcium phosphoricum D12, Calcium fluoricum D12 } $\overline{aa}$ (tgl. 3mal)	eine bewährte Indikation wenn keines der drei Mittel als Konstitutionsmittel feststeht

Voraussetzung für den Erfolg dieser Therapie: Es darf kein absoluter Mangel vorliegen, es muß die Regulationsfähigkeit des Organismus erhalten sein.

Osteomalazie (Abnahme der Knochenhärte)

Ursache ist zu wenig P_2O5, zuviel Ca, Vitamin-D-Mangel, Resorptionsstörung des Darmes für diese Stoffe.

Symptome: In Grad und Lokalisation wechselnde Lahmheit, gehäuft auftretende Knochenbrüche, Sehnen- und Muskelrisse, Lecksucht, Fruchtbarkeitsstörungen, aufgekrümmter Rücken, hochgezogene Bauchdecke, eventuell gekreuzte Vorderbeine, weit nach vorn gestellte Hinterbeine, viel Liegen, zögerndes Aufstehen, Verharren in Karpalgelenksbeugehaltung bei Auftreiben, unwilliges Umsteigen, steifer, klammer Gang.

Therapie:
siehe Rachitis

Festliegen vor der Geburt

in der Regel mit erhaltenem Sensorium und erhaltener Freßlust einhergehend.

Therapie:

Geeignete Infusionen und Nux vomica D6 (tgl. 3mal)	bis sich das Tier erhebt; als Umkehr der von Wolter fest gestellten Tatsache, daß mit Nux vomica D6 bei hochträchtigen Rindern Festliegen provoziert werden kann.

Bei Besitzern, die absolutes Vertrauen zur Homöotherapie haben, kann auch ausschließlich mit Nux vomica D6 Festliegen vor der Geburt erfolgreich behandelt werden mit dem Vorteil, daß bei häufig labilem Leberstoffwechsel dieser nicht durch die Ca-Infusion zusätzlich belastet wird.

Gebärparese

Ein hypokalzämischer Zustand, der zeitlich mit dem Laktationsbeginn in ursächlichem Zusammenhang steht. Tritt perakut bis akut ein, führt in der Regel zu Festliegen, fortschreitender Lähmung der Skelett- und glatten Muskulatur, zu Kreislaufschwäche, Bewußtseinstrübung bis zum Koma.

Typisches Kalbefieber

Geht mit dem Koma und hohem Magnesiumblutspiegel einher. Das Tier liegt entweder in Bauchlage mit auf eine Schulter gelegtem Kopf, scheint geistig weggetreten, reagiert nicht oder nur schwach auf Fingerdruck auf den Augapfel oder liegt in Seitenlage mit Opisthotonus und schlaff gestreckten Beinen. Das Sensorium ist hochgradig gestört, Unterkiefer kann gelähmt sein, die Zunge vorfallen, Puls und Atemfrequenz sind erhöht, die Atmung röchelnd, der Pansen kann gebläht sein, die Temperatur ist normal oder subnormal.

Therapie:

Infusion von geeigneten Ca-Mg-P-Salz-Präparaten.

Zur Vermeidung oder Verminderung von Rückfällen sind folgende homöopathischen Mittel indiziert:

Nux vomica D6 (tgl. 3mal)	Bei Folge medikamenteller Überbelastung; Lähmung und Verstopfung sind spastisch, das Sensorium ist ungestört. Bei hochträchtigen, festliegenden Rindern auch als Alleintherapie.
Phosphor D30 oder D200 (tgl. mal >)	feingliedrige, dünnhäutige, sensible Hochleistungskühe
Opium D200 (tgl. 1mal)	Die Benommenheit ist groß, die Lähmung schlaff, die Pupillen eng, die Verstopfung atonisch.
Lathyrus sativus D4 (tgl. 3mal)	Spastische Lähmung, Opisthotonus, Sensorium ungestört.
Ignatia D4 (tgl. 3mal) oder Cuprum D30 (tgl. 1mal)	Die Lähmung geht mit tonisch-klonischen Krämpfen einher.
Aurum D30 (tgl. 1mal)	Sich warm anfühlende, kräftige Tiere, die zunächst immer wieder mit Gewalt aufstehen wollen, schließlich verzweifeln und es nicht mehr versuchen. Diese Tiere sind mit elektrischem Viehauftreiber oder mechanischer Aufstellhilfe oft zum Stehen zu bringen. Aurum in Hochpotenz gibt solchen Kühen den Glauben, daß sie wieder stehen können.
Veratrum album D4 (tgl. 3mal)	Die Kuh, besonders die Beine sind kalt, feucht; der Mist ist weich.
Naja D30, D200	der Infusion beifügen
Rhus toxicodendron D30 (tgl. 1mal) oder Dulcamara D12 (tgl. 2mal)	Festliegen als Folge einer Erkältung oder Durchnässung

Acidum phosphoricum D12 (tgl. 2mal) oder China D4 (tgl. 3mal)	Festliegen als Folge von Blut- und Flüssigkeitsverlusten (Geburt)
Conium D4 (tgl. 3mal) oder Plumbum aceticum D6	Die Lähmung hat aufsteigende Tendenz, das Sensorium ist ungestört. Meist handelt es sich um ältere Kühe.

Atypisches Kalbefieber (Festliegen nach der Geburt)

Das Sensorium ist ungestört, die Freßlust teilweise oder ganz erhalten.

Therapie:

Geeignete Infusionen, dazu unterstützend können bei zutreffender Symptomatik alle unter „Typischem Kalbefieber" angeführte Mittel angezeigt sein.

Vorbeugung gegen Festliegen:

Phosphorus D6 (tgl. 2mal) oder Phosphorus D30 (tgl. 1mal)	beginnend etwa 14 Tage vor der Geburt
Calcium carbonicum D30 (tgl. 1mal)	wie Phosphor, aber bei schweren ruhigen Tieren
Calcium phosphoricum D30, Magnesium phosphoricum } āā (tgl. 1mal)	etwa 14 Tage vor der Geburt, bewährte Indikation zum Einpendeln des Kalzium-Magnesium-Blutspiegels.
Glandulae Parathyreoideae Injeel-Heel als Injektion	Unterstützt und intensiviert alle Vorbeugungsmaßnahmen gegen Festliegen nach der Geburt.
Nosoden-Pool D30	aus Blut einer Anzahl Kühe aus verschiedenen Beständen, die unter verschiedener Symptomatik an Festliegen erkrankt waren.

Hypomagnesämische Tetanie

Kommt vorwiegend bei hochträchtigen und frischgekalbten Kühen vor. Aber auch nach der Weide oder nach längeren Transporten.

Ursachen: 1. Tag auf frischer Junggrasweide, Überanstrengung auf Transporten, Unruhe beim Entladen, Mangel an Futter und Wasser während des Transportes, unmäßiges Trinken nach Ankunft am Zielort. In manchen Fällen mit Kohlehydratstoffwechselstörung nach Transporten vergesellschaftet. Ein direkter zeitlicher Zusammenhang mit der Geburt besteht nicht.
Ältere, sowie Tiere 2–3 Monate nach der Geburt, werden am häufigsten befallen. Jahreszeitliche Höhepunkte im Mai bis Juni (rasch wachsendes Gras).

Symptome: Erregung, Zittern, Inappetenz, allmählich eintretende Krampfzustände, die zum Festliegen und zu Bewußtseinstrübung unter Krämpfen führen.

Therapie: Geeignete Infusionen.

Homöopathisch sind folgende Mittel unterstützend indiziert:

Magnesium phosphoricum D12 (tgl. 2mal)	veranlaßt die Mobilisierung und Aktivierung von körpereigenem Magnesium

Cuprum D12 (tgl. 2mal) oder Cuprum D30 (tgl. 1mal)	wirkt dämpfend auf die Spasmen
Cicuta virosa D6 (tgl. 3mal)	ähnlich wie Cuprum

Störungen des Kohlehydratstoffwechsels

Azetonämie (Auftreten von Azeton im Blut)

Vorkommen: Bei Hochleistungskühen in der Hochlaktation, seltener bei hochträchtigen Kühen und Kalbinnen nach längeren Transporten oder sonstigen Streßsituationen.

Symptome: In Atemluft, Blut, Harn, Milch häufen sich Ketone als Produkte fehlgesteuerten Soffwechsels an. Die Tiere verströmen einen süßlichen faden Geruch, der einer feinen Nase nicht entgeht; ihr Blutzuckerspiegel ist gesenkt, die Leber neigt zu fettiger Degeneration.
Die subklinische Azetonämie verläuft ohne Störung des Allgemeinbefindens und heilt nach entsprechendem Milchleistungsabfall spontan.

Klinisch manifester Azetonämie folgen Verdauungsstörungen (digestive Form) oder Störungen des Sensoriums und der Motorik (nervöse Form). Die Übergänge beider Erscheinungsformen sind fließend, die Entstehungsgeschichte haben sie aber gemeinsam. Die Freßlust wechselt, meist wird zuerst Silage, dann Kraftfutter und als letztes Heu abgelehnt. Die Pansentätigkeit ist gestört, Verstopfung mit schleimüberzogenen Kotballen herrscht vor. Seltener ist heller, weicher Mist feststellbar. Die Tiere magern ab, die wenige Milch ist dick und gerinnt beim Kochen.

Mit der digestiven Form der Azetonämie können auch geringgradige nervöse Erscheinungen einhergehen (Teilnahmslosigkeit, gesenkter Kopf, geschlossene Augen).

Die nervöse Form geht mit partiellen Lähmungen (Überköten, Stolpern, Schwanken, Schlingbeschwerden) und Erregungszuständen (Speicheln, Leerkauen, Belecken und Benagen von Gegenständen, Tobsuchtsanfällen, Brüllen, Niederstürzen und Festliegen unter Krämpfen) einher. Wiederkaubissen kann im Maul verbleiben, bzw. es sammeln sich eine Menge ausgespuckter Wiederkaubissen vor der Kuh an (bei jungen Kühen muß man dabei auch an einen lockeren Backenzahn denken).

Die Azetonämie tritt primär als eigenständige Erkrankung, sekundär als Begleiterscheiung anderer Systemerkrankungen (Nachgeburtsverhalten, Metritis, Mastitis, Indigestion, Fremdkörpererkrankung, Labmagenverlagerung) auf. Die sekundäre Form ist ohne Behandlung des Primärleidens medikamentell unbeeinflußbar.

Die primäre Ketose tritt am häufigsten am Höhepunkt der Laktation (1–6 Wochen nach der Geburt auf, seltener auch bei hochträchtigen Kalbinnen in Mastkondition, wenn sie entsprechenden Streßfaktoren ausgesetzt werden (Hunger, Durst, Futter-, Stall- und Personalwechsel, Transporte).

Azetonämie kommt bei ausschließlicher Stallhaltung und in der kalten Jahreszeit häufiger als bei Weidehaltung und im Sommer vor. Ihr Verlauf ist abgestuft, von chronisch mit wechselnder Freßlust, Milchrückgang, Abmagerung, Leberverfettung, über subakut bis hochakut und führt infolge verschiedener Stressoren zu Leberverfettung, Leberzelldegeneration, Nieren- und Muskelentartungen sowie Festliegen innerhalb 2–3 Tagen zum Tod. Azetonämie kommt heute fast nur noch in intensiv geführten Betrieben mit qualitativ unausgeglichener Fütterung vor. Ohne diese zu korrigieren, ist sie auch medikamentell schwer zu beeinflussen.

Ursachen: Umstände, die den Glukosebedarf des Organismus steigern, Faktoren, die die Glukoseproduktion bzw. die Energieversorgung des Organismus hemmen (Hunger, Rauhfuttermangel, Leberdegeneration), sowie solche, die die Ketonkörperbildung fördern (Leberverfettung, Mastkondition, fehlgegorene Silage, zu fettreiches Kraftfutter, zu viel Eiweiß bei zu geringem Rohfasergehalt in der Futterration).

Azetonämie kann mit Gebärparese oder Tetanie vergesellschaftet sein. Leichtere Fälle heilen in der Regel nach entsprechender homöopathischer Therapie in 2–5, schwerere in 7–10 Tagen.

Digestive Form der Azetonämie

Therapie:

Flor de Piedra D4 (tgl. 3mal)	Alle physiologischen Funktionen (Aufstehen, Fressen, Wiederkauen, Milchfluß, Niederlegen) sind verspätet oder verlangsamt.
Soja D30 (tgl. 1mal)	bei eiweiß- und kohlehydratreicher Fütterung
Nux vomica D6 (tgl. 3mal) oder Nux vomica D30 (tgl. 1mal)	Verstopfte, aufgeregte, grantige Tiere, die wenig Durst zeigen, den Stall nicht verlassen haben und auch nicht wollen.
Chelidonium D4 (tgl. 3mal)	Hat eine spezifische Leberwirkung, neigt zu Gelbsucht, der Mist ist hell (gelb oder grün), eher weich, die rechte Körperseite ist stärker betroffen.
Podophyllum D6 (tgl. 3mal)	Ein Lebermittel, bei dem sowohl Verstopfung als auch Durchfall auftreten können.
Lachesis D12 (tgl. 2mal)	Für Kühe, die innerhalb von 2 Wochen nach der Geburt erkranken und denen die Milch schon vor der Freßlust schwindet.
Carduus marianus D3 (tgl. 3mal)	ein weiteres Lebermittel mit festem dunklen Mist
Lycopodium D12 (tgl. 2mal) oder Lycopodium D30 (tgl. 1mal)	ein tiefgreifendes Konstitutionsmittel, das am besten bei chronischen Fällen, bei älteren oder älter aussehenden Kühen angewendet wird.
Phosphorus D6 (tgl. 3mal) oder Phosphorus D30 (tgl. 1mal)	Für Tiere, deren Leber schon verändert ist, die dem Phosphortyp entsprechen.

Intensiviert werden kann die Wirkung des homöopathischen Einzelmittels durch seine Injektion in einen Punkt (des 7. Interkostalraums von hinten) in der Höhe des Buggelenks sowie am linken Rippenbogenumschlag (von Kottbauer als Akupunkturpunkte beschrieben).
In der Regel kommt man mit homöopathischer Behandlung allein – nach Ausgleich der Fütterung – zurecht. In Ausnahmefällen müssen jedoch Infusionen zum Einsatz gebracht werden.

Nervöse Form der Azetonämie

Therapie:

Nux vomica D6 (tgl. 3mal) oder
Nux vomica D30 (tgl. 1mal)

Ignatia D4 (tgl. 3mal) nach Wolter

Bei der nervösen Form der Azetonämie muß man allerdings in den meisten Fällen zusätzlich auf Infusionen, manchmal sogar auf Kortisone zurückgreifen.

Für Azetonämiefälle, bei denen man sich nicht auf ein Simile einigen kann, sind folgende, das Krankheitsbild mit ihren Leitsymptomen abdeckende Mittelkombinationen bewährt:

Flor de piedra D4 Carduus marianus D3 Chelidonium D4 Nux vomica D4	āā (tgl. 3mal)	Flor de piedra D4 Chelidonium D4 Lycopodium D8 Nux vomica D4 Phosphorus D6	āā (tgl. 3mal)

fallweise ergänzt durch

Aceton D12
potenziertes Eigenblut (C5–C9)
Nosoden Pool D30 bzw. durch einen aus Blut verschiedener, unter verschiedenen Symptomen an Ketose gewesener Kühe aus mehreren Beständen.

Auch folgende Biokatalysatoren stehen zur Wahl:

Coencyme compositum-Heel als Injektion
Ubichinone compositum-Heel als Injektion
Glyoxal compositum-Heel als Injektion

regen Giftabwehrmechanismen der blockierten Fermentsysteme an, korrigieren Fermentfehlfunktionen

Prophylaxe:

Nux vomica D30 Chelidonium D30 Phosphorus D30 Lycopodium D30 Flor de piedra D30	āā (1mal pro Woche)

oder
Carduus compositum-Heel
Coencyme Compositum-Heel

Nosoden Pool D30 (1mal pro Woche)

Paralytische Myoglobinurie

(siehe Kap. Pferd, S. 154)

Bei Rind selten im Verlauf von Festliegen, Ketosen und Parenchymschäden

Eisenmangel

Mastkälber werden heute unter unnatürlichsten Verhältnissen, ausschließlich Tränke gefüttert, wobei sie keine Einstreu und nur wenig Licht zur Verfügung haben, damit die Entwicklung der Vormägen hintangehalten wird, die pathologische Weißfleischigkeit – vom Großteil der Konsumenten noch gewünscht – erhalten bleibt. Absoluter Eisenmangel muß substituiert werden, relativer ist homöopathischer Therapie zugänglich.

Therapie:

Ferrum metallicum D12
(tgl. 2mal) oder
Ferrum phosphoricum D12
(tgl. 2mal)

Entzündungen – Allgemeines

Eine Entzündung ist die programmierte Reaktion des Organismus auf einen Reiz, der von außen, aber auch von innen kommen kann. Alle Gewebe, die durch Blut oder Lymphe ver- oder entsorgt werden, sind zur Entzündung fähig. Die Homöopathie verfügt über viele, in den verschiedensten Stadien der Entzündung angezeigten Arzneimittel. Der Entzündungsprozeß verläuft unabhängig von der Art des Reizes. Auslöser von Entzündungen sind entweder

- physikalischer Natur (Druck, Stich, Schnitt, Schlag, Quetschung),
- thermischer Natur (Hitze, Kälte, Verbrennung, Erfrierung, Durchnässung, Überhitzung, Zugluft),
- chemischer Natur (ätzende Mittel wie Säuren und Basen und deren Salze und Verbindungen); oder
- strahlenbedingt (Sonnenbrand, Röntgenkater sowie alle anderen radioaktiven Stoffe).

Ziel jeder Entzündungsbehandlung ist es, diese möglichst früh zu stoppen und einer Heilung zuzuführen. Methoden und Arzneimittel, die dies schnell, vollständig, dauerhaft und schonend erreichen, ist der Vorrang einzuräumen.

Stadien der Entzündung

1. Das Stadium der Röte und der Hyperämie, als „*Rubor*" bezeichnet, ist für sich allein bei pigmentierten, stark behaarten Tieren, wo der Entzündungsherd sich im Innern des Organismus befindet, bzw. von einer festen Kapsel – wie Klaue oder Huf – umgeben ist, nicht oder schwer feststellbar.
2. Im Stadium des Schmerzes „*Dolor*" ist die Reizschwelle gesenkt, die Schmerzhaftigkeit erhöht.
3. Die lokale und allgemeine Temperatur ist erhöht, man spricht von „*Calor*".
4. Das Stadium des „*Tumors*" eine vermehrte Flüssigkeits- und Zellanschwemmung im Gewebe findet statt.
5. „*Functio Laesa*", die Funktionsstörung in Organen oder Geweben.

Die infrage kommenden homöopathischen Mittel sind entsprechend ihrem Arzneimittelbild mit den Entzündungsstadien zu vergleichen, und das Ähnlichste ist anzuwenden. Verändert sich das Krankheitsbild, ist eine der neuen Situation entsprechende homöopathische Arznei einzusetzen.

Keine andere Heilmethode weist eine derartige Fülle wirksamer Mittel für die einzelnen Stadien der Entzündung auf, wie die Homöopathie.

Der Humanmediziner kann den Patienten bzw. die Mutter des Kindes, der Klein- und Luxustierpraktiker den mit dem Tier in engem Kontakt lebenden Besitzer darauf hinweisen, daß bei

Änderung der subjektiven und objektiven Krankheitszeichen auch das homöopathische Mittel zu wechseln ist. Dem Großtierbesitzer ist dies zum Teil aus Zeitmangel, zum Teil wegen fehlendem oder schwer aufzunehmendem Kontakt mit seinen Tieren kaum möglich. Zunehmende Bestandsgröße ist Ursache dafür, daß dem Besitzer individuelle Eigenschaften der einzelnen Tiere immer mehr verborgen bleiben.

In der Massentierhaltung (Rinder- und Schweinemast) sowie in der Geflügelhaltung scheint das Individuum gänzlich unterzugehen. Um in einem solchen Bestand homöopathisch behandeln zu können, muß man eine ganze erkrankte oder gefährdete Tiergruppe als Einheit annehmen, die an allen Tieren gesammelten Symptome für die Wahl des Simile heranziehen.
Es gibt aber auch Entzündungsprozesse – wie Furunkel oder Dekubitus – bei denen mehrere Entzündungsstadien nebeneinander bestehen, die durch einzelne homöopathische Arzneien nicht abzudecken sind. Hier ist der Einsatz von Kombinationsmitteln vorzuziehen. Selbstverständlich ist die Heilung mit einem exakten Simile der schnellste und vollständigste Weg, die schonendste und dauerhafteste Methode. Einem schlechten Simile ist aber ein gut abgestimmtes Kombinationspräparat oder die Kombination von einigen in der Entzündungsreihe aufeinanderfolgenden und auf die Krankheit abgestimmten Mitteln vorzuziehen.

Für das Hyperämiestadium stehen homöopathische Mittel wie Aconitum, Belladonna, Ferrum phosphoricum, Glonoinum für die akute, aktive arterielle Phase; Arnica, Bellis perennis, Calendula, Opium, Sulfur für die passive venöse Phase zur Verfügung.

Für das 2. Stadium der Entzündung mit Schwellung, Blasen, Quaddeln sind Apis, Cantharis, Rhus toxicodendron, Urtica urens usw. angezeigt.

Im 3. Stadium, dem der serofibrinösen Ausschwitzung, kommt Bryonia zum Einsatz. Tiere mit entzündlichen Prozessen, die Bryonia brauchen, meiden jede Bewegung, sind extrem berührungsschmerzhaft, haben einen enormen Durst auf große Mengen Wasser und sind ärgerlich.

Im 4. Stadium werden die Kapillarwände für die roten Blutkörperchen durchlässig. Blutungen in Form von Petechien, Ekchymosen oder Hämorrhagien sind die Folge. Homöopathische Mittel in diesem Stadium: Lachesis, Crotalus horridus, Vipera berus (hämotoxische Schlangengifte), Phosphorus, Arsenicum album. Kommt es zum vollständigen Stillstand des Säfteflusses in den Kapillaren, tritt Nekrose ein. Folgende homöopathische Mittel können den Prozeß noch stoppen oder die Demarkierung nekrotischen Gewebes intensivieren: Acidum nitricum, Kreosotum, Secale cornutum, Pyrogenium und Tarantula cubensis.

Die 5. Phase der Inflammation leitet bei für Nekrose zu kurz dauernder Stase durch Austritt weißer Blutkörperchen aus den Haargefäßen zur Eiterung, zur Heilung über. Jetzt angezeigte homöopathische Arzneien sind: Mercurius solubilis, Hepar sulfuris, Calcium sulfuricum, Myristica sebifera. Stase in dieser Phase führt freilich auch zur Nekrose. Mit rückläufiger Entwicklung der Entzündung werden die Kapillarwände nur mehr für Plasma passierbar. Dieses Stadium wird als poststatisches bezeichnet. Jetzt sind vor allem die passiven Hyperämiemittel Arnica, Calendula, Bellis perennis, aber auch Mittel, die sich als Resorptionsmittel einen Namen gemacht haben, wie Kalium jodatum, Sulfur jodatum, angezeigt. Zurückbleibende Fisteln finden häufig in Calcium fluoricum, Calcium sulfuricum und Silicea ihre Bezwinger. Wildes Fleisch und Keloide werden sehr oft durch Silicea bzw. Graphites oder eine Kombination beider Mittel günstig beeinflußt. Kalus-Gewebe wird durch Hekla-Lava zur Rückbildung und zur Verknöcherung angeregt.

Örtliche entzündliche Prozesse (Abszeß, Phlegmone, Dekubitus, Schleimbeutelentzündung)

Für die Wahl der homöopathischen Arznei bei örtlichen Prozessen kann deren Lieblingssitz am Körper entscheidend sein. Für das Aufliegen, den Dekubitus, sind dies vor allem der Darmbein- und der Sitzbeinhöcker, die Außenseite des Knies, die des Sprunggelenks, die Außenseite des Bug- und Ellbogengelenks sowie die Vorderseite des Handwurzelgelenks (Vorderknie) mit dem dort situierten Schleimbeutel. Zu Phlegmone, Dekubitus, Schleimbeutelentzündung neigen besonders schwergewichtige Tiere, ferner sehr magere, bärentatzige und zu Krämpfigkeit neigende Tiere, zu spastischer Parese tendierende, solche mit schlaffem Bindegewebe sowie solche, die allgemein Probleme beim Aufstehen und Niederlegen haben. Auch die Form und Art der Aufstallung und Haltung können Einfluß haben (überwiegende Stallhaltung, Aufstallung mit zu kurzem, zu schmalem Stand, einstreuarme oder einstreulose Stände, Schwemmentmistung mit zu schmalen Gitterstäben, mangelhafte und zu seltene Klauenpflege).

Peritarsale Phlegmone

Mehr oder weniger starke, meist ödematöse, das Sprunggelenk umfassende, lokalisierte Schwellung, manchmal mit der Tendenz, sich körperwärts und zehenwärts auszudehnen. Sie ist, wenn außer der Unterhaut keine Gewebe oder Organe erfaßt sind, relativ schmerzarm. Die Belastung des Fußes ist gut, die Bewegung meist nur mechanisch (durch die Schwellung) eingeschränkt. Allgemeinbefinden, Milchleistung und Appetit sind in der Regel ungestört.

Therapie:

Hepar sulfuris D30 (tgl. 2mal, 1 Woche) oder Hepar sulfuris D200 (tgl. 1mal, 1 Woche)	zur Förderung des Abbaues der Phlegmone über den Blutweg
Hepar sulfuris D12 (tgl. 2mal) oder Myristica sebifera D4 (tgl. 3mal)	fördern die Reifung und den Eiterdurchbruch nach außen
Silicea D30 (tgl. 1mal)	wenn nach Durchbruch die Höhle nicht heilen will. Dazu unterstützende Maßnahmen: tgl. 1mal mit einem Finger durch die Wundöffnung greifen und die ganze Höhle zirkulär abtasten. Dies verhindert ein Zuheilen der Wunde vor vollendeter Granulation der Höhle. Man gelangt von Tag zu Tag weniger weit hinein, bis schließlich die Wundhöhle ausgranuliert ist.

In manchen Ställen tritt diese Form der Phlegmone derart häufig auf, daß es das beste ist, ein Fläschchen Hepar sulfuris schon in Bereitschaft zu haben. Überhaupt, es kann nie schaden, für kleinere, bescheidene Wehwehchen, ein kleines Sortiment homöopathischer Mittel im Haus zu haben, vorausgesetzt, man kann auch damit umgehen. Im Frühstadium richtig angewendet, kann so mancher Gang zum Tierarzt erspart werden.

Andererseits gibt es aber eine Menge Krankheiten (vor allem solche mit Allgemeinerscheinungen), bei denen man den Tierarzt nicht früh genug rufen kann. Phlegmonesalben, deren Handhabung bei weitem umständlicher ist als das Eingeben von Tropfen, sind erstens teurer und zweitens bei dieser Behandlung zu vergessen. Antibiotika bringen wenig oder nichts, außerdem ziehen sie eine Wartezeit für Milch nach sich. Schlußendlich ist jede andere subkutane Phlegmone an anderen Körperstellen genauso behandelbar.

Phlegmone mit Tendenz zu septisch-pyämischer Ausbreitung

Allgemeinbefinden und Appetit sind in der Regel gestört, das Tier hat Fieber und lahmt, wenn die Phlegmone an einer Extremität ihren Sitz hat. Auch die Milchleistung geht zurück.

Therapie:

Lachesis D8 (tgl. 3mal)	Phlegmone mit Tendenz zu Hämorrhagie, hochgradiger Schmerzhaftigkeit, Fieber, Freßunlust.
Pyrogenium D6, D30	wenn sich die Phlegmone im interstitiellen Raum, in den Lymphwegen abspielt, die Blutgefäße nicht erfaßt sind.
Lachesis D8 Pyrogenium D15 Echinacea D2 } āā (tgl. 3mal)	als bewährte Indikation

Bursitis (Schleimbeutelentzündung)

Akute seröse, nicht infizierte Schleimbeutelentzündung

Sie entsteht durch Druck oder Schlag auf einen gesunden oder chronischserös entzündeten, nicht infizierten Schleimbeutel, ist sehr schmerzhaft, gegen die Umgebung gut abgesetzt, höher temperiert, greift sich wie ein aufgepumpter Ball an.

Therapie:

Apis D4 (tgl. 3mal)	Im ödematösem Zustand Kälteanwendung >
Bryonia D4 (tgl. 3mal)	Der entzündete Schleimbeutel verhärtet sich. Bewegung und Berührung <, fester Druck >.
Arnica D4 (tgl. 3mal) oder Arnica D30 (tgl. 1mal)	Wenn ein Bluterguß dabei ist.
Kalium jodatum D3 (tgl. 3mal) oder Sulfur jodatum D6 (tgl. 3mal)	Wenn die Schwellung und Schmerzhaftigkeit nachgelassen haben, die Rückbildung des Hygroms nicht vorangehen will.
Mercurius solubilis D12 (tgl. 2mal)	Ist angezeigt, wenn die Schwellung zwar nachläßt, der Verdacht auf eitrige Infektion sich aber nicht widerlegen läßt.

Chronisch-seröse Schleimbeutelentzündung

Eine mehr oder weniger große Schwellung in der Gegend eines Schleimbeutels (meist an der Vorderseite des „Vorderknies", an der lateralen Seite des Sprunggelenks oder am Fersenhöcker), die deutlich gegen die Umgebung abgegrenzt, auf der Unterlage meist etwas beweglich, schmerzlos ist und die Bewegungsfreiheit der Gliedmaßen höchstens bei abnormer Größe mechanisch behindert.

Therapie:

Wird selten verlangt, da keine Beeinträchtigung, sondern nur ein Schönheitsfehler vorliegt.

Arnica D30 (tgl. 1mal) oder Kalium jodatum D3 (tgl. 3mal) Sulfur jodatum D6 (tgl. 2mal)	Können die Resorption der Flüssigkeit in Gang bringen oder beschleunigen.

Eitrige, infizierte Schleimbeutelentzündung

Diese Form der Schleimbeutelentzündung entsteht aus der akuten serösen oder aus der chronischen serösen, und zwar durch Eindringen von Eitererregern.

Symptome: Freßlust und Milchleistung sind meist deutlich gestört, das Tier reagiert auf Berührung und Druck mit Schmerzäußerung, die deutliche Abgrenzung gegen die Umgebung bleibt erhalten, sofern die Erreger nicht auch in das Unterhautbindegewebe eindringen. Die Lahmheit ist 3.–4. Grades; Fieber bis 40°C kann auftreten.

Therapie:

Belladonna D4 (tgl. 3mal)	Bei hochgradiger Schmerzhaftigkeit, allgemeiner Unruhe, Fieber, geweiteten Pupillen, Hyperämie und lokal erhöhter Temperatur, in den beiden ersten Tagen nach Ausbruch der Erkrankung.
Hepar sulfuris D30 (tgl. 2mal) oder Hepar sulfuris D200 (tgl. 1mal)	als Folgemittel von Belladonna oder wenn die Behandlung erst 3–4 Tage nach Krankheitsbeginn einsetzt.
Lachesis D8 Pyrogenium D15 Echinacea D2 } āā (tgl. 3mal)	wenn die Entzündung über den Schleimbeutel hinausgeht, das Allgemeinbefinden sich verschlechtert, das Fieber steigt.

Eitrig-nekrotische Schleimbeutelentzündung

Die Symptome sind ähnlich denen der eitrigen Bursitis, nur heftiger, der Verlauf langwieriger.

Therapie:

Hepar sulfuris D30 Tarantula cubensis D30) } āā (tgl. 2mal)	Wenn Hepar sulfuris zwar angezeigt ist, die Heilung aber nicht vorangehen will. Tarantula bewirkt einen beschleunigten Durchbruch wenn auch nekrotisches Gewebe vorhanden ist. Die Entzündung ist in diesen Fällen auf den Schleimbeutel beschränkt und gegen die Umgebung gut abgrenzt.
Acidum nitricum D6 (tgl. 3mal)	Die eitrig-nekrotische Entzündung ist spontan oder durch Inzision eröffnet, das Sekret stinkt ekelhaft, das dunkelblaue Geschwür neigt zur Blutung.
Kreosotum D6 (tgl. 3mal)	Das Geschwür ist grau-braun, stinkt nach Kreosotum, hat geringere Neigung zur Blutung als das von Acidum nitricum.
Pyrogenium D6 (tgl. 3mal)	Das Geschwür ist mißfarben, hat einen abscheulichen Geruch.

Lachesis D8 Pyrogenium D15 Echinacea D2 } āā (tgl. 3mal)	wenn sich die eitrig-nekrotische Entzündung über den Schleimbeutel hinaus ins Unterhautbindegewebe ausdehnt und Sepsisgefahr besteht.
Acidum nitricum D6 Pyrogenium D6 Tarantula cubensis D6 Hepar sulfuris D12 } āā (tgl. 3mal)	eine bewährte Indikation

Der Heilungsverlauf ist – unabhängig, ob sich die Bursitis auf das subkutane Bindegewebe ausdehnt oder die subkutane Phlegmone auf die Bursa übergreift – immer derselbe. Primär heilt die Entzündung des subkutanen Bindegewebes, dann folgt allmählich Abklingen der Entzündung in der Bursa (das subkutane Gewebe ist besser durchblutet, das homöopathische Arzneimittel gelangt rascher und besser an den Krankheitsherd, die Abbauprodukte können schneller weggeschafft werden).

Toxisch-allergische Arthritis und Periarthritis

Toxisch-allergische Entzündung von Gelenken und des sie umgebenden Gewebes. In den allermeisten Fällen sind die Sprunggelenke, und zwar stets beide, gleich betroffen.

Ursache: Schwere Endometritis mit oder ohne Nachgeburtsverhaltung, schwere Mastitis, schwere, eitrige Klauenlederhautentzündung etc.

Symptome: Im Verlauf oder im Anschluß an eine schwere Allgemeinerkrankung schwellen beide Tarsalgelenke symmetrisch an, verursacht von Toxinen der Grundkrankheit auf allergischer Basis. Dabei ist sowohl die Gelenksflüssigkeit vermehrt als auch die Gelenkskapsel und das umgebende Gewebe entzündet. Die Tiere können und wollen sich nicht bewegen; die Aktionsfähigkeit der Gelenke ist mechanisch, aber auch durch die Entzündung meist stark eingeschränkt. Milchrückgang, Freßunlust, Fieber sind mögliche, aber nicht obligatorische Anzeichen. Durch ihr symmetrisches Auftreten läßt sie sich leicht von Phlegmone, Bursitis oder einer metastasischen Gelenksentzündung differenzieren (Phlegmone und Bursitis tarsalis lateralis treten fast nur an einem Fuß auf; letztere betrifft vorwiegend oder ausschließlich die laterale Seite des Gelenks. Auch eine metastatische Arthritis tritt in der Regel nur einseitig auf, jedenfalls nicht so symmetrisch).

Therapie:

Bryonia D4 (tgl. 3mal) oder Bryonia D30 (tgl. 1mal)	Das Tier bewegt sich nicht, ist widerwärtig, wenn man es dazu zwingt, hat Fieber, Berührung ist sehr schmerzhaft, fester Druck dagegen >, es besteht viel Durst auf viel Wasser.
Acidum benzoicum D3 (tgl. 3mal)	Temperatur eher subnormal, betroffen sind mehr die gelenksumfassenden Gewebe als das Gelenk selbst. Der Harn ist dunkel, trüb, riecht nach Pferdeharn.
Apis D4 (tgl. 3mal)	wenn das Gelenk stark ödemisiert ist, örtliche Kälte guttut, das Tier durstlos ist.
Kalium jodatum D3 (tgl. 3mal) oder Sulfur jodatum D6 (tgl. 2mal)	bei chronischer, kaum schmerzhafter Arthritis und Periarthritis, wenn die Bewegung nur mechanisch, d.h. durch die Schwellung behindert ist.

Mercurius salicylatus Injeel forte-Heel (tgl. 2mal)	Über längere Zeit gegeben bringt sie chronische, schmerzlose, vermehrte Gelenksfüllung ohne Kapsel- und Umgebungsverdickung zur Heilung.
Guajacum D4 (tgl. 3mal)	rheumatisch-gichtische Arthritis und Periarthritis. Das Tier versucht immer wieder, die Glieder zu strecken. Die Gelenke sind heiß, geschwollen, schmerzhaft, Bewegung <
Acidum benzoicum D3, Lithium carbonicum D3, Berberis D3 } āā (tgl. 3mal)	bewährte Mittelkombination gegen nichtinfektiöse Arthritis

Zusätzliche Umschläge mit essigsaurer Tonerde als Lokaltherapie können die homöopathische Behandlung unterstützen.

Dekubitus (Wundliegen)

Tritt in erster Linie bei schweren, schwerfälligen, fußmaroden, aber auch bei sehr mageren Tieren auf, die überall Knochenvorsprünge zeigen. Ebenso bei länger als einen Tag festliegenden Tieren, sofern sie nicht mehrmals täglich gewendet werden; ferner bei Tieren, die ihren Stand an einer Mauer und beim Aufstehen und Hinlegen Probleme haben.
Dekubitus tritt hauptsächlich am Sitzbeinhöcker, Hüftbeinhöcker, an der lateralen Seite des Knies, des Sprunggelenks, an der Hinterextremität und an der lateralen Seite des Ellbogen- und Schultergelenks sowie an der dorsalen Seite des Handwurzelgelenks (Vorderknie) am Vorderfuß auf.

Symptome: Erste Anzeichen sind Haarlosigkeit und Verhärtung der Haut an der bezeichneten Stelle, gefolgt von Demarkierung, Loslösung vom Rand her sowie Absterben zusammen mit dem darunterliegenden Gewebe, in schwersten Fällen bis zum Knochen. Sind nur einzelne, nicht sehr tiefgreifende und ausgedehnte derartige Stellen befallen, an nicht jeder Bewegung ausgesetzten Körperteilen, wird das Allgemeinbefinden nicht beeinträchtigt. Finden sich die Dekubitalstellen zahlreich, tiefgreifend oder an der Bewegung stark ausgesetzten Stellen, kommt es zu Fieber, Milchrückgang, Abmagerung, bei Stieren zu Deckunlust bzw. Deckverweigerung.

Therapie:

Das Primärleiden – die eigentliche Ursache der Liegestellen – muß behandelt werden.

Therapie der Liegestellen:

Arnica D4 (tgl. 3mal)	in einem sehr frühen Stadium ohne Gewebsverlust
Calendula D2 (tgl. 3mal)	Nekrose ist schon eingetreten
Arnica D4, Calendula D2, Hypericum D4 } āā (tgl. 3mal)	in einem relativ frühen Stadium
Ruta D3, Symphytum D6 } āā (tgl. 3mal)	bei tiefgreifenden Veränderungen
Traumeel-Heel (tgl. 3mal)	

Taumeel-Heel-Salbe oder Calendula-Salbe	unterstützen örtlich die Allgemeintherapie
Acidum nitricum D6 (tgl. 3mal)	Die Ränder des schmierigen, mißfarbenen, zur Blutung neigenden Geschwürs sind unregelmäßig.
Lachesis D8 (tgl. 3mal)	Geschwürsränder sind zwar gut durchblutet, das Tier zeigt aber Fieber, Freßunlust, Milchleistungsabfall.
Pyrogenium D6 (tgl. 3mal)	Wundränder mißfarben, keine Allgemeinstörungen.
Kalium bichromicum D6 (tgl. 3mal)	Die Dekubitusränder sind scharf begrenzt (wie gestanzt), das Geschwür tief.
Tarantula cubensis D6 (tgl. 3mal)	Der abgestorbene Gewebsteil will sich nicht absondern.

Tendovaginitis (Sehnenscheidenentzündung)

Ursachen:

a) Äußere, perforierende oder nichtperforierende Verletzung durch Stich, Schnitt, Prellung, Quetschung mit oder ohne Infektion der Sehnenscheide.
b) Übergreifen eines benachbarten entzündlichen Prozesses.
c) Metastatische Verschleppung eines meist eitrigen Prozesses aus einem ganz anderen Körperteil auf Blut- oder Lymphweg.
d) Toxisch-allergische Entzündung einer Sehnenscheide.

Symptome: Bis daumendicke Stränge, meist an der Hinterseite der Vorder- oder Hinterextremität, am Metacarpus (Metatarsus) bzw. in der Gegend des Handwurzel- oder Sprunggelenks. Meist fluktuiert die vermehrte, oft auch pathologisch veränderte Scheidenflüssigkeit. Akute Sehnenscheidenentzündung ist sehr schmerzhaft, die Umgebung ödemisiert und höher temperiert. Die Beweglichkeit ist je nach Grad und Art der Entzündung mehr oder weniger eingeschränkt; Appetit, Milchleistung und Allgemeinbefinden sind nur bei schweren eitrigen oder eitrig-nekrotischen Fällen gestört.

Therapie:

ad a.

Arnica D4 (tgl. 3mal) oder Arnica D30 (tgl. 1mal)	frische stumpfe Verletzung mit Bluterguß
Arnica D4 / Hypericum D4 } āā (tgl. 3mal)	Nerven oder nervenreiche Gewebe sind betroffen.
Ledum D6 (tgl. 3mal) Staphisagria D6 (tgl. 3mal)	Frische perforierende Stichwunden, frische und auch etwas ältere Stich- oder Schnittwunden.
Mercurius solubilis D12 (tgl. 2mal)	Bei starker Schwellung mit beginnender eitriger Infektion, Allgemeinbefinden ungestört.
Hepar sulfuris D30 (tgl. 2mal)	Die Sehnenscheide enthält bereits Eiter, ist äußerst schmerzhaft, kälteund berührungsempfindlich. Allgemeinbefinden meist nur unbedeutend gestört.
Traumeel-Heel (tgl. 3mal)	Deckt dank seiner Zusammensetzung organotrop alle Stadien der traumatisch bedingten Sehnenscheidenentzündung ab.

Unterstützend wirkt neben allen obengenannten Behandlungen die örtliche Anwendung von Traumeel-Heel-Salbe.

ad b.
Bei der Ausbreitung eines entzündlichen Prozesses aus der Nachbarschaft sind die jeweiligen Entzündungsmittel gemäß dem Stadium der Entzündung und der Symptomatik einzusetzen. Meist ist jenes Mittel, das für den benachbarten Primärprozeß angezeigt ist, auch das Heilmittel für die sekundär infizierte Sehnenscheide.

ad c.
Ein metastatisch von einem entfernt liegenden Organ oder Gewebe über den Blutweg verschleppter, eitriger Prozeß erschöpft sich in der Behandlung des Grundleidens und der eitrigen Tendovaginitis.

ad d.
Die toxisch-allergische Sehnenscheidenentzündung ist sowohl in Symptomatik als auch in Therapie mit der toxisch-allergischen Arthritis und Periarthritis identisch.

Chronische Sehnenscheidenentzündung

Therapie:

Apis D4 (tgl. 3mal) Kalium jodatum D3 (tgl. 3mal) oder Sulfur jodatum D6 (tgl. 3mal) oder Serum anguillae D12 (tgl. 2mal) oder Mercurius salicylatus Injeel-Heel (tgl. 2mal)	Jedes Mittel für sich kann die Resorption der übermäßigen Sehnenscheidenfüllung fördern.

Krankheiten des Bewegungsapparates

Störungen im Bewegungsapparat treten in neuerer Zeit – bedingt durch die oft bewegungsbehindernde, einstreulose Aufstallung, durch harte diskontinuierliche Stallböden, durch deren Glätte, durch ganzjährige Stallhaltung, durch vernachlässigte Klauenpflege sowie durch zu intensive Fütterung – in vielen Betrieben gehäuft auf.

Stoffwechselstörungen, Mangelerkrankungen, Verletzungen bei und nach Schwergeburten haben einen nicht zu unterschätzenden Anteil an den Schädigungen des Bewegungsapparates. Genetisch werden durch die künstliche Besamung nicht nur die positiven Eigenschaften eines Stiers vervielfacht, sondern auch die negativen. Darüber sieht aber der Züchter allzugern hinweg, so der Fehler nicht direkt die Milch und Fleischleistung betrifft.

Verletzungen

Vor jeder Behandlung einer Verletzung beim Nutztier ist deren Rentabilität genau abzuwiegen. Mit welcher Wahrscheinlichkeit etwa läßt sich die volle Leistungskraft wiederherstellen?

Wie steht es um das Verhältnis Wert des Tieres – Behandlungskosten? In der Nutztierpraxis, hat nun einmal die Wirtschaftlichkeit vor dem medizinisch Machbaren Vorrang, ganz im Gegensatz zur Klein- und Luxustierpraxis, bei der es wie in der Humanmedizin primär um die Erhaltung des Lebens und erst sekundär um die Wiederherstellung eines lebenswerten Lebens geht. Heilaussichten und Heilkosten stehen vorerst nicht zur Debatte. Für die Nutztierbehandlung ist ferner entscheidend, ob diese eventuell die Verwertbarkeit beeinträchtigt. Eine homöopathische Behandlung zieht jedenfalls keine negativen Auswirkungen nach sich. Große, klaffende Wunden, gerissene Sehnen müssen natürlich auch neben Homöotherapie genäht werden, ebenso Wunden, deren Spontanheilung eine Funktionsbeschränkung nach sich ziehen würde (perforierende Zitzenverletzungen, Dammriß). Ruhigstellen von Gliedmaßen durch Bandagen, Schienen, Gips ist bei Knochenbrüchen, Sehnen- und Bänderverletzungen selbstverständlich. Auch hyperämisierende und kühlende Maßnahmen sind manchmal zu empfehlen. Die Wahl des homöopathischen Arzneimittels erfolgt nach verschiedenen Gesichtspunkten, und zwar:

a) nach der auslösenden Ursache (Stich, Schnitt, Quetschung, Prellung, Erschütterung, Druck, Distorsion etc.),
b) nach den Umständen (> oder < durch Bewegung, Ruhe, Wärme, Kälte, Berührung, Druck, zu einer bestimmten Tageszeit, bei bestimmtem Wetter etc.),
c) nach dem betroffenen Gewebe (Haut, Schleimhaut, Unterhaut, Muskel, Sehnen, Bänder, Knochen, Nerven etc.),
d) als bewährte Indikationen – von diesen gibt es in der Akutmedizin eine ganze Reihe.

Blutungen

Offene arterielle Blutungen müssen – wenn möglich – ligiert und vom Tierarzt versorgt werden. Lebensbedrohende Blutverluste bedürfen der Auffüllung des Gefäßsystems durch Infusionen. Blutungen in die Bauchhöhle lassen sich an der Blässe der Schleimhäute, der Kälte der Hautoberfläche, der Unruhe, der Tympanie erkennen. Auch hier ist raschest tierärztliche Hilfe nötig.

Die Wahl des homöopathischen Arzneimittels bei Blutungen hängt von der Lokalisation, der Ausbreitungstendenz der Blutung, der Farbe des Blutes sowie von dessen Gerinnbarkeit und Viskosität ab.

Helles Blut haben: Aconitum, Belladonna, Arnica, Millefolium, Sabina, Phosphorus u.a.

Dunkles Blut haben: Hamamelis, Secale cornutum, Lachesis, Crotalus horridus etc.

Phosphorus, Lachesis und Crotalus haben dünnflüssiges, schwergerinnbares; Chamomilla hat leichtgerinnbares Blut.

Bei Ipecacuanha und Sabina fließt es gußweise.

Die Therapie der verschiedenen Blutungen wird bei den jeweiligen Organen und Geweben erörtert.

Bluterguß (Hämatom)

Behindert ein Hämatom die Bewegungsfreiheit oder die Funktion eines lebenswichtigen Organs nicht hochgradig, soll es beim Rind weder punktiert (Infektionsgefahr) noch eröffnet werden (erneute Blutungsgefahr).

Therapie:

Arnica D4 (tgl. 3mal) oder Arnica D30 (tgl. 1mal)	Hämatome nach arterieller Blutung (stark gespannt)
Traumeel-Heel (tgl. 3mal) Hamamelis D3 (tgl. 3mal)	Bewährt bei Hämatomen; das Hämatom ist mit dunklem venösem Blut gefüllt.
Cinnamonum Homaccord-Heel (tgl. 3mal)	Hämatom verschiedener Genese

Die Behandlung eines Hämatoms ist in der Regel erfolgreich, hängt aber von der Größe, vom Innendruck, von der Anzahl und Stärke der verletzten Gefäße, von der Durchblutungsstärke der betroffenen Stelle sowie vom Gesundheitszustand des Tieres ab.

Beim Rind kommt es meist am Sitzbeinhöcker zu Hämatomen. Die betroffenen Tiere stehen oft mit der kranken Seite an der Mauer und haben fast immer Probleme beim Aufstehen und Niederlegen. Als flankierende Maßnahmen sind das Wegstellen von der Mauer und das Feststellen und Beseitigen des Grundes für die Fußmarodität notwendig.

Muskel- und Sehnenverletzungen

Adduktorenverletzung

Betrifft jene Muskulatur, die am Innenschenkel die muskuläre Verbindung zwischen Oberschenkelknochen und Becken aufrechterhalten. Kommt bei hochträchtigen und frischgekalbten Rindern, durch Fehlaufstehversuche, bei an Krämpfigkeit leidenden Kühen sowie bei Tieren vor, die auf glattem, rutschigem Boden stehen müssen. Der Adduktorenriß ist an der Grätschstellung der Hinterbeine nach vorne mit gestreckten Sprunggelenken erkennbar.

Flankierende Maßnahmen:
Zusammenbinden der Hinterbeine (Vergrittungsgeschirr); maschinelles Aufstellen, Verbringen in Tiefstall.

Therapie:

Arnica D4 (tgl. 3mal) oder
Arnica D30 (tgl. 1mal)

Arnica D4 } $\overline{aa}$ (tgl. 3mal)
Hypericum D4 }

Traumeel-Heel (tgl. 3mal)

Paravaginale Geburtsverletzungen

Therapie:

Arnica D4 (tgl. 3mal) oder Arnica D30 (tgl. 1mal)	Wenn die Verletzung frisch ist, blutet oder ein Hämatom sich gebildet hat.
Arnica D4 Hypericum D4 } $\overline{aa}$ (tgl. 3mal)	Nervengewebe ist beschädigt, das Tier kann nicht oder nur schwer aufstehen bzw. der Nervus obturatorius ist verletzt. Das Tier liegt wie beim Adduktorenriß in Grätschstellung, die Sprunggelenke sind aber abgewinkelt.

Calendula D2 (tgl. 3mal)	Größere Weichteilflächen sind gequetscht, Nekrosefolgen sind nicht auszuschließen.
Traumeel-Heel (tgl. 3mal)	bewährt
Apis D4 (tgl. 3mal)	Wenn Scham stark ödemisiert, Fingereindrücke bleiben.
Lachesis D8 Echinacea D2 Pyrogenium D15 } āā (tgl. 3mal)	Bei Gefahr der Ausdehnung der Entzündung in Richtung Bauchhöhle
Cantharis D6 (tgl. 3mal)	Wenn die Harnröhre betroffen ist und das Tier andauernd schmerzhaften Harndrang äußert.
Pyrogenium D6 (tgl. 3mal) oder Tarantula cub. D6	Wenn Beckenfettgewebe abstirbt, zu nekrotisieren beginnt, aashaft stinkt, das Tier richtig krank ist.

Gelenksluxation

Die beim Rind häufigste und wirtschaftlich bedeutendste Luxation ist die des Kreuzdarmbeingelenks (Iliosakralgelenk).

Dieses fast nur bei Kühen festzustellende Leiden tritt in erster Linie in der Zeit um die Geburt, viel seltener während der Brunst auf. Zu diesen Zeiten ist das straffe Bindegewebe im Becken mehr oder weniger aufgelockert.

Auslöser sind: Schwergeburten, Fehlaufstehversuche beim Festliegen, das Bespringen anderer Tiere während der Brunst.

Therapie:

Arnica D4 Hypericum D4 Symphytum D6 } āā (tgl. 3mal)	bewährte Mittelkombination
Taumeel-Heel (tgl. 3mal)	

Einzelne Tiere mit ein- oder beidseitiger Verrenkung des Kreuzdarmbeingelenks können mehr oder weniger leicht spontan aufstehen. Andere wieder brauchen Hilfsmaßnahmen, wie sie unter Adduktorenriß angeführt sind.

Tiere, die nach spätestens einer Woche vergeblicher Aufstellversuche und homöopathischer Therapie nicht selbständig aufstehen, oder solche, die von Haus aus ein schlechtes Allgemeinbefinden haben, sind der Verwertung zuzuführen. Wenn das Kreuzbein stark abgesenkt ist, das Tier aber dennoch aufstehen kann, gut frißt und normal Milch gibt, wird für die folgende Geburt nur ein Kaiserschnitt die Lösung sein. Es ist jedoch zu überlegen, ob das Tier nochmals belegt wird.

Gelenksdistorsion und Kontusion (Verdrehung und Schlag auf Gelenk)

Am häufigsten betroffen sind komplizierte, wenig geschützte Gelenke und solche, die gegen das distale Ende der Gliedmaßen lokalisiert sind. Sowohl feinknochige nervöse Tiere, als auch grobschlächtige, schwerfällige, schlafffasrige Tiere neigen dazu.

Ursachen: Glatte, unebene, abschüssige, unterbrochene Böden und Stände, Kälte, Nässe, Zugluft. Von den Geweben können Bänder, Sehnen, Gelenkskapseln, Muskeln, Gefäße und Nerven in Mitleidenschaft gezogen werden. Der Grad der Verletzung entscheidet darüber, ob Homöopathie allein als Therapie angezeigt ist oder ob ergänzende oder primäre Maßnahmen getroffen werden müssen, z.B. Fixieren des Gelenks, kühlende, hyperämisierende oder chirurgische Maßnahmen.

Gleichgültig, ob Homöotherapie allein oder von flankierenden Maßnahmen unterstützt zum Einsatz kommt, für die Wahl der Arznei sind folgende Fragen entscheidend:

Welche Gewebe sind betroffen?
Ist der Zustand allmählich oder plötzlich eingetreten?
Wird durch Ruhe oder Bewegung der Zustand < oder > ?
Tut Wärme oder Kälte gut oder schlecht?
Wie reagiert das Tier auf Berührung, auf Druck?

Therapie:

Rhus toxicodendron D6 (tgl. 3mal) oder Rhus toxicodendron D30 (tgl. 2mal)	Das Gelenk ist kaum geschwollen, schmerzt sehr, das Tier ist trotzdem unruhig, anfängliche Bewegung <, fortgesetzte Bewegung >. Örtliche Wärme wird angenehm empfunden.
Arnica D4 (tgl. 3mal) oder Arnica D30 (tgl. 1mal)	Schwellung, Bluterguß, Ruhebedürfnis, Berührungsangst herrschen vor.
Symphytum D6 (tgl. 3mal)	Knochen, Periost, Sehnen, Bänder sind betroffen, sonstige Symptome sind Arnica-ähnlich.
Ruta D3 (tgl. 3mal)	Primär sind das Periost und die Ansatzstellen von Bändern und Sehnen betroffen. Ursache der Verletzung ist häufig ein Schlag.
Arnica D4, Ruta D3, Symphytum D6 } āā (tgl. 3mal)	bewährte Indikation
Traumeel-Heel (tgl. 3mal)	

Knochenfrakturen

Ausschließlich homöopathisch heilbare Knochenbrüche würden auch allein, allerdings beträchtlich langsamer heilen. Solche Frakturen dürfen entweder nicht an tragender Stelle des Skeletts sitzen, nur als Fissur in Erscheinung treten oder an einem kleinen Knochen am Hand- oder Sprunggelenk sitzen, der rundherum mit anderen Knochen verpackt ist. Gute Aussichten auf Heilung mit Schienung bzw. Gipsverband, neben Homöotherapie, haben alle einfachen Brüche distal vom Handwurzel- und Sprunggelenk; weniger gute an diesen Gelenken gelegene lokalisierte, komplizierte oder offene Brüche sowie solche bei unruhigen, sehr schwergewichtigen, schwerfälligen Tieren.

Keine Aussicht auf wirtschaftliche Heilung haben alle Brüche vom Karpalgelenk bis zum Ellbogengelenk und bei schweren Tieren – bis einschließlich des Schulterblatts sowie an der Hinterextremität vom Sprunggelenk bis einschließlich Becken, soweit es sich dabei um tragende Teile handelt.

Eine Fraktur des Oberarms oder Schulterblatts bei Kälbern oder Jungrindern kann unter Einsatz von Homöotherapie in einer Tiefstallbox spontan heilen.

Therapie:

Symphytum D6 (tgl. 3mal)	Ein Mittel der Homöopathie, das die Kallusbildung anregt und beschleunigt.
Arnica D4 (tgl. 3mal) oder Arnica D30 (tgl. 1mal)	Mit der Fraktur steht ein Hämatom in Verbindung.
Arnica D4 Symphytum D6 } āā (tgl. 3mal)	bewährte Indikation
Hekla Lava D12 (tgl. 2mal)	beschleunigt die Rückbildung des Kallusgewebes, fördert die Ossifikation
Traumeel-Heel (tgl. 3mal)	bewährt wie bei jeder Verletzung

Kettenhang

Strangulationswunde durch Verfangen in der Anbindekette am distalen Teil der Vorderextremität. Je nach Grad und Dauer kann die Haut aufgescheuert, drucknekrotisch, teilweise oder ganz durchgetrennt sein. Das Tier ist der Notschlachtung zuzuführen, wenn die Haut zirkulär durchtrennt ist bzw. so weit durchtrennt ist, daß sie distal der Verletzung abstirbt, das Tier den Fuß nicht belastet und nichts frißt. Alle übrigen Fälle können mit Verletzungs- und Entzündungsmitteln behandelt werden. Bei offenen Wunden ist zusätzlich eine örtliche Behandlung mit Calendula-, oder Traumeel-Heel-Salbe angebracht.

Therapie:

Arnica D4 (tgl. 3mal)	bei ganz frischen Fällen
Arnica D4 Calendula D2 Hypericum D4 } āā (tgl. 3mal)	bei starken schmerzhaften Quetschungen
Apis D4 (tgl. 3mal)	bei starkem Ödem
Lachesis D15 Pyrogenium D6 Echinacea D2 } āā (tgl. 3mal)	bei Infektion und Ausbreitungsgefahr
Hepar sulfuris D30 (tgl. 2mal)	Eiterung ist im Verzug, Wärme >, Berührung ist unangenehm.
Traumeel-Heel (tgl. 3mal)	in jedem Stadium angezeigt

Gabelstich

Vorwiegend gefährdet sind die Fesselbeuge, der Ballen und die Sohle der Hinterextremität. Es ist stets gut, mit den Tieren zu reden, wenn man hinter ihnen mit einer Gabel hantiert, um sie nicht zu erschrecken. Aber auch Übermut oder Bosheit können Anlaß zum Ausschlagen sein.

Therapie:

Ledum D6 (tgl. 3–6mal)	Das erste Mittel. Man benötigt selten ein anderes, wenn man dieses sofort nach dem Stich zur Hand hat. Aber

	auch wenn der Stich schon Tage zurückliegt, die Entzündung örtlich begrenzt ist, die Haut in der Umgebung blau ist, wenn örtliche Kälte guttut.
Apis D4 (tgl. 3–6mal)	Ist eines der Folgemittel von Ledum bei Stichverletzungen mit ausgebreitetem Ödem.
Ledum D6 Staphisagria D6 } āā (tgl. 3mal)	bewährte Kombination
Mercurius solubilis D12 (tgl. 2mal)	Eiterung beginnt
Hepar sulfuris D30 (tgl. 2mal)	wenn angezeigtes Mercurius nicht hilft
Pyrogenium D6 (tgl. 3mal)	Die Entzündung breitet sich aus, das Allgemeinbefinden ist nicht gestört.
Lachesis D8 Pyrogenium D15 Echinacea D2 } āā (tgl. 3mal)	bei ausgebreiteter Entzündung mit Störung des Allgemeinbefindens

Am Nacken eingewachsene Kette

Ursache: Drucknekrose durch zu enge oder zu schwere Kette.

Therapie:

Calendula D2 (tgl. 3mal)	Gewebsverlust und Eiterung praktisch immer da
Pyrogenium D6 (tgl. 3mal)	Wunde oberflächlich erschlossen, stinkt bei Eröffnung ekelhaft
Hepar sulfuris D30 (tgl. 2mal) Silicea D30 (tgl. 1mal)	bei stark eiternder Wunde vollendet die Heilung nach Hepar sulfuris
Traumeel-Heel (tgl. 3mal)	bewährt bei allen Wunden
Calendula-Salbe oder Traumeel-Salbe	zur lokalen Versorgung

Prophylaxe: Meiden enger, schwerer Ketten, Verwendung von Gurten.

Entzündung des Widerrist-Schleimbeutels

Meist durch andauernden oder sich stets wiederholenden Druck an bestimmten Aufstallungsformen. In der Regel aseptisch, mitunter eitrig, nekrotisch, ulzerierend.

Therapie:
siehe Schleimbeutelentzündung

Hammelschwanz

Lähmung des Schwanzes, bei der dieser in eine abnorm schräge Lage gerät (wie beim Hammel). Sie entsteht durch Verletzung oder Entzündung der Cauda equina – des letzten, aufgefächerten Teiles des Rückenmarks. Ursachen sind meist gegenseitiges Bespringen auf der Weide, Deckakt, Schwergeburt, Infektion des Stichkanals nach extraduraler Injektion. Betrifft die Lähmung nur den Schwanz, stellt sie für das Rind nur einen Schönheitsfehler dar – abgesehen davon, daß durch die Verunreinigung der Scham Schmutzbakterien in die Scheide einwandern und Sterilitätsprobleme entstehen können. Je kranialer die Lähmung steigt, desto größer ist die Gefahr, daß Blase, After oder die ganze Nachhand betroffen werden.

Eine Lähmung der Nachhand ist absolut lebensbedrohend.

Außer Quetschung bzw. Irritation der Cauda equina durch Entzündung kann zusätzlich das Kreuzbein verletzt sein oder sich bei gleichzeitiger Luxation der Kreuzdarmbeingelenke ein Hämatom auch im Wirbelkanal ausbilden und durch Druck eine Lähmung verursachen.

Therapie:

Arnica D4 (tgl. 3mal) oder Arnica D30 (tgl. 1mal)	Akute Verletzung mit vermutlichem Bluterguß in den Wirbelkanal.
Hypericum D4 (tgl. 3mal)	als „das" Nervenverletzungsmittel
Arnica D4 Hypericum D4 } āā (tgl. 3mal)	bewährte Indikation
Traumeel-Heel (tgl. 3mal)	als allgemeines Verletzungsmittel
Causticum D6 (tgl. 3mal)	Blase und/oder Mastdarm sind mitbetroffen oder obige Behandlung bleibt erfolglos.
Causticum compositum-Heel (tgl. 3mal)	Anwendung siehe Causticum
Conium D4 (tgl. 3mal)	falls die Lähmung trotz Behandlung aufsteigende Tendenz zeigt
Mercurius solobilis D12 (tgl. 2mal)	Schmerzhafte Entzündung im Wirbelkanal kommt dazu.
Hepar sulfuris D30 (tgl. 2mal)	Eitrige Entzündung hat sich gebildet, der ganze Schwanz ist extrem berührungsempfindlich.

Sterzwurm

Eitrige Entzündung der ganzen Schwanzrübe (Haut, Unterhaut) mit totalem Ausfall des Langhaares. Erreger sind meist Staphylokokken und Pyogenesbakterien.

Therapie:

Staphylokokkus-Nosode D30 oder D200 (3 Tage tgl. 1mal) Pyogenes-Nosode D200 (3 Tage tgl. 1mal zusätzlich)	
Mercurius solubilis D12 (tgl. 2mal) oder Hepar sulfuris D30 (tgl. 1mal)	je nach Grad und Stadium der Eiterung
Naja tripudians D12 (Klapperschlange) (tgl. 2mal)	wenn das Leiden periodisch (Frühling) wiederkehrt

Krämpfigkeit (Stallkrampf, Paramyoclonia posterior)

Ein anfallsweise periodisch auftretender tonisch-klonischer Krampfzustand der Nachhand, fallweise auch des Rückens und der Vordergliedmaßen. Ältere schwere Hochleistungskühe neigen besonders im fortgeschrittenen Trächtigkeitsstadium dazu. Der Spätwinter ist die ungünstigste Jahreszeit.

Ursache: Erbmängel, Skelett- und Nervenerkrankungen, Überanstrengung, Erkältung, Durchnässung, Stoffwechselstörungen, Lochiometra, zu eiweißreiche Fütterung, paarige Klauensohlengeschwüre.

Symptome: Die Tiere stehen schwer auf, stellen die Hintergliedmaßen unter Krämpfen weit nach hinten. Die allmählich abklingenden Krämpfe kehren spätestens beim nächsten Aufstehen wieder. Das Sensorium ist ungestört, die Freßlust, die Milchleistung und der Nährzustand leiden erst im fortgeschrittenen Stadium.

Therapie:

Nux vomica D4 (tgl. 3mal) oder Nux vomica D30 (tgl. 1mal)	Heftige Krämpfe beim und nach dem Aufstehen, die Rückenmuskulatur ist mitbetroffen, das Tier will nicht aus dem Stall, trinkt kaum.
Bryonia D4 (tgl. 3mal) oder Bryonia D30 (tgl. 1mal)	Symptome ähnlich denen von Nux vom. Der Rücken ist weniger steif, das Tier ist sehr durstig, der Zustand > sich auf der Weide.
Arnica D4 (tgl. 3mal) oder Arnica D30 (tgl. 1mal)	Überanstrengung oder Verletzung sind Ursachen.
Hypericum D4 (tgl. 3mal) Hypericum D30 (tgl 1mal)	Rückenmarksverletzung oder beiderseitige traumatische Klauensohlenlederhautentzündung
Arnica D4 Hypericum D4 } $\overline{aa}$ (tgl. 3mal)	bewährt bei verletzungsbedingter Krämpfigkeit
Traumeel-Heel (tgl. 3mal)	siehe Arnica und Hypericum
Ginkgo biloba (tgl. 3mal)	Bei älteren Tieren und wenn Intoxikation oder Stoffwechselstörung als Ursache für die Krämpfigkeit in Frage kommt.
Phosphorus D12 (tgl. 2mal) Phosphorus D30	Bei zu eiweißreicher Fütterung und wenn das Tier dem Phosphor-Konstitutions-Typ entspricht.
Rhus toxicodendron D6 (tgl. 3mal) oder Rhus tox. D30 (tgl. 1mal)	Erkältung, Durchnässung, Überanstrengung sind vorausgegangen, Bewegung > nach einiger Zeit.
Rhus tox. D200 (tgl. 1mal)	einige Tage bei Ruhelosigkeit
Lachesis D12 (tgl. 2mal) Lachesis D30, D200 (tgl. 1mal bis >)	Ursache ist Lochial-Stauung nach der Geburt.
Zincum D30 (tgl. 1mal)	hat Krämpfe in der Muskulatur der Nachhand
Plumbum acet. D6 (tgl. 2–3mal)	
Sulfur D30 (tgl. 1mal)	Krämpfigkeit ist Folge der Unterdrückung einer anderen Erkrankung.

Spastische Parese

Ein- oder beidseitige, unvollständige, verschiedengradige, straffe Lähmung der Nachhand. Die Achillessehne und die ihre Spannung bewirkenden Muskeln sind entsprechend kontrahiert. *Symptome:* Das Sprunggelenk ist steilgestellt, im Extremfall überstreckt, Gelenksgallen treten hervor. Betroffen sind hauptsächlich Kälber ab 6 Wochen und Jungrinder bis 2 Jahren.

Die Anlage dazu dürfte vererblich sein. Bei schweren einseitigen Fällen wird nur die gesunde Extremität belastet, die kranke krampfhaft nach hinten gestreckt. Schwere beidseitige Fälle haben der Krämpfigkeit ähnliche Symptome.

Therapieversuch (bei nicht allzu schweren Fällen und relativ jungen Tieren):

Rhus tox. D30 (tgl. 1mal) Rhus tox. D200 (tgl. 1mal)	einige Tage bei Ruhelosigkeit
Causticum D30 (tgl. 1mal)	Dieses Mittel hat „Sehnenverkürzung" im Arzneimittelbild. Je jünger das Tier, je geringgradiger die Erkrankung, desto besser die Heilaussichten.
Guajacum D4 (tgl. 3mal)	hat ebenfalls das Gefühl der Sehnenverkürzung. Ist einen Versuch wert.

Zusätzlich leichte Bewegung und Verbringen in Tiefstall wirken sich günstig aus.

Krankheiten der Rinderklaue

Die Klaue ist der am meisten vernachlässigte Körperteil der Kuh, da aus ihr weder Milch noch Fleisch zu gewinnen sind. Ohne gesunde Klaue ist ein Rind jedoch nicht gesund. Es fühlt sich nicht wohl, erleidet mehr oder weniger hohe Gewichts- oder Leistungseinbußen, ja sogar Brunstqualität und Fruchtbarkeit können beeinflußt werden.

Prophylaxe: Der Landwirt muß darauf achten, jene Kühe aus der Zucht zu eliminieren, in deren Familien immer wieder Klauenabnormitäten, Klauenfehler und Klauenhorn-Qualitätsmängel auftreten. Von der Baulichkeit des Stalles her kann er Einfluß nehmen, indem er darauf achtet, daß zumindest Zuchtvieh nicht auf Spalten, auf zu harten, unebenen, zu rauhen oder zu glatten Böden gehalten wird; daß die Stände nicht zu kurz ausfallen, der Größe der einzelnen Kuh angepaßt sind, daß der Boden nicht zu feucht und nicht zu kalt ist, daß für Bewegung durch Weidegang gesorgt wird und daß die Klauen rechtzeitig (mindestens 2mal jährlich) fachgerecht beschnitten werden.

Es gibt allerdings Kühe, die ihr Leben lang keine Klauenpflege brauchen, aber auch solche, deren Klauen alle zwei Monate beschnitten werden müssen.

Klauenlederhautentzündung

Einteilung:

1. Nach ihrer Intensität und Dauer in
   a) akute
   b) chronische

2. nach ihrer Tiefenausdehnung in
   a) oberflächliche (superficiale)
   b) tiefe (profunde)
3. nach Vorhandensein bzw. Beschaffenheit des Sekrets in
   a) hyperämische
   b) seröse
   c) serofibrinöse
   d) hämorrhagische
   e) eitrige
4. nach ihrer Flächenausdehnung in
   a) umschriebene (circumscripte)
   b) ausgebreitete (diffuse)
5. nach ihrer Lokalisation in
   a) Sohlenlederhautentzündung
   b) Wandlederhautentzündung
   c) Ballenlederhautentzündung

Alle Klauenleiden treten zu einem hohen Prozentsatz wegen ihrer Exponiertheit an der Hinterextremität und wegen der normalen O-Beinigkeit in der Nachhand, an der Außenklaue, auf.

Viel seltener erkranken die Vorderklauen, dann aber überwiegend die Innenklaue, wegen der X-Beinigkeit als Normalstellung an der Vorhand.

Akute, nichteitrige und eitrige, umschriebene Klauenlederhautentzündung

Sie tritt am häufigsten bei hochträchtigen Kühen mit zu weichem oder zu sprödem und brüchigem Klauenhorn und bei Tieren mit mißgebildeten Klauen auf.

Auslösende Ursachen sind: Viehtrieb auf steinigem Boden, unebene Stände, Kurzstand mit Schwemmrost, mit zu großen Freiräumen oder Roststäben aus Rundeisen bzw. Torstahl.
Symptome:

Je nach Flächen- und Tiefenausdehnung ist eine variierende Lahmheit, eine Abduktion des betroffenen Beines, wenn die Entzündung an der Außenklaue sitzt, vorhanden. Die Kuh stellt diesen Fuß weit nach hinten, falls der Prozeß im Ballenbereich lokalisiert ist oder im hinteren Teil der Sohle sitzt; weit nach vorne, wenn sich der Prozeß eher im Zehenbereich abspielt.
Ist die Innenklaue der Hintergliedmaße betroffen, sitzt der Entzündungsherd im hinteren Teil der Sohle oder im Ballen, stellt die Kuh den Fuß nach innen und hinten. Sitzt sie aber in der Klauenspitze, überkreuzt sie die Hinterbeine und setzt jenes der kranken Klaue weit nach vorne.

Therapie:

Belladonna D4 (tgl. 3mal)	Im Anfangsstadium mit örtlicher Schmerzhaftigkeit, höherer lokaler Wärme, ohne Störung des Allgemeinbefindens.
Arnica D4 Hypericum D4 } $\overline{aa}$ (tgl. 3mal)	Eine Quetschung, eine Überbeanspruchung durch Transport ist auslösende Ursache, ein in die Sohle eingetretenes Steinchen, der lokale Schmerz ist hochgradig ohne Beeinträchtigung des Allgemeinbefindens.

Staphisagria D6 (tgl. 3mal)	Ursache ist eine Schnittverletzung.
Ledum D6 (tgl. 3mal)	„Das Mittel“ bei Stichverletzungen; Schmerz ist auf die sich kalt anfühlende Stichstelle beschränkt, örtliche Kälteanwendung tut gut.
Apis D4 (tgl. 3mal)	Kaltes >, Wärme und Berührung <, Ödem, Durstlosigkeit stellen sich ein.
Bryonia D4 (tgl. 3mal)	Abneigung vor und < durch Bewegung, großer Durst
Lachesis D8 (tgl. 3mal)	In der frischbeschnittenen Klauensohle dunkle, zur Ausdehnung neigende Blutungen. Die Tiere sind unruhig, örtliche Kälteanwendung lassen sie sich gefallen. Das Allgemeinbefinden ist gestört, es besteht Sepsisgefahr.
Hepar sulfuris D30 (tgl. 2mal)	Eitrige Einschmelzung hat stattgefunden, das Tier belastet den Fuß nicht mehr, läßt sich auch nicht hinfassen, örtliche Wärme >, Abbau des dicken, stinkenden Eiters erfolgt durch Durchbruch nach außen oder durch Resorption über den Blutweg.
Myristica sebifera D6 (tgl. 3mal)	(Homöopathisches Messer) der Verlauf ist weniger akut als bei Hepar sulfuris. Myristica bringt eine eitrige Einschmelzung rasch zum Durchbruch.
Silicea D30 (tgl. 1mal)	dient zur vollständigen Heilung und der Bildung eines qualitativ besseren Klauenhorns.
Traumeel-Heel (tgl. 3mal)	ist dank seiner Zusammensetzung für fast alle Stadien einsetzbar

Nichteitrige, diffuse Klauenlederhautentzündung (Klauenrehe) (Pododermatitis non purulenta diffusa)

Verlauf: Von hochakut bis chronisch-rezidivierend mit allen dazwischen liegenden graduellen Abstufungen.

Vorkommen: Tritt fast immer an mehreren Klauen – meist an einem Beinpaar – gleichzeitig auf; am häufigsten bei hochträchtigen und frischabgekalbten Erstgebärenden.

Die Ursachen können traumatischer, aber auch toxisch-allergischer Natur sein. Bei der toxisch-allergischen Rehe unterscheidet man zwischen der exogen-toxisch-allergischen (ausgelöst durch plötzliche Futterumstellung, kohlehydrat- und eiweißreiche, rohfaserarme Kost; Allergien gegen bestimmte Pflanzen oder Medikamente) und der endogen-toxisch-allergischen Form. Hier ist eine Autointoxikation der Auslöser, etwa eine primäre Verdauungsstörung, eine Intoxikation vom puerperalen Uterus oder einer Euterentzündung mit stark toxinbildenden Erregern.

Symptome:

Häufiges Liegen, leichtes Trippeln ohne besondere Störung des Allgemeinbefindens, aber auch kaum noch Aufstehen oder Stehen bis fast zum Umfallen oder Festliegen. Erhöhte Klauentemperatur, Rötung und Schwellung des Kronsaumes, erhöhte Puls- und Atemfrequenz, Milchrückgang, Freßunlust, Fieber bis 40,5°C.

Sind überwiegend oder ausschließlich die Vorderklauen betroffen, verharrt das Tier beim Aufstehen einige Zeit in Karpalgelenksbeugehaltung. Steht es endlich, stellt es die Hinterbeine möglichst weit unter den Rumpf, während es die Vorderbeine weit nach vorne streckt, um sie weniger belasten zu müssen.

Sind in erster Linie die Hinterklauen betroffen, steht das Tier zuerst vorne auf, verweilt in hundesitziger Stellung, bevor es sich ganz erhebt. Dabei stellt es die nicht erkrankten Vordergliedmaßen weit nach kaudal, um die Hinterklauen zu entlasten.

Ein an einem oder an zwei Extremitätenpaaren erkranktes Rind bleibt stehen, bis es fast umfällt, denn es hat auch vor dem Hinlegen Angst. Bei passender Aufstallung setzt es den Kopf auf diese auf oder hängt sich in die Anbindevorrichtung, um Last von den Beinen zu nehmen. Zwingt man es zum Gehen, so geschieht dies in trippelnden, spießigen, rasch folgenden Schritten; schon nach kurzer Strecke bleibt das Tier wieder stehen.

Ursache für die traumatische Form sind längere Transporte, Umstallung von Tiefstall auf Spaltenboden oder Kurzstand, Viehtrieb auf steinigem Gelände, zu knappes Beschneiden der Klauensohle.

Therapie der traumatisch verursachten Klauenrehe:

Arnica D4 Hypericum D4 } āā (tgl. 3mal)	als erstes Mittel
Apis D4 (tgl. 3mal)	Kronsaum ödematös verändert, örtliche Kälteanwendung >, das Tier ist durstlos, meidet Bewegung.
Bryonia D4 (tgl. 3mal)	Das Tier bewegt sich kaum, trinkt Unmengen von Wasser, Klauenkronen sind äußerst berührungsempfindlich, Druck und örtliche Wärme werden angenehm empfunden.
Rhus toxicodendron D6 (tgl. 3mal)	Anfangsbewegung <, Tier läuft sich nach einigen Schritten ein, kann sich trotz Bewegungsschmerz nicht ruhig verhalten. Örtliche Wärme >.
Sulfur jodatum D6 (tgl. 2mal)	Wenn die akuten Anzeichen einer Rehe abklingen, der Zustand sich aber nicht normalisiert, zur Resorption der Entzündungsreste.
Silicea D30 (tgl. 1mal)	Ist nach Abheilung jeder Rehe empfehlenswert. Es regt die Bildung eines qualitativ besseren Klauenhorns an.

Therapie der toxisch-allergischen Klauenrehe:

Nux vomica D6 (tgl. 3mal, 3 Tage)	Bei Tieren, die allopathisch vorbehandelt sind, um eine Entgiftung zu bewirken.
Okoubaka D3, D4 (tgl. 2–3mal)	Intoxikation
Sulfur D30 (tgl. 1mal, 3 Tage)	Wenn die Rehe die Folge einer Unterdrückung einer anderen Erkrankung ist. Hat sich die Symptomatik nach 3 Tagen nicht geändert, wendet man dann das angezeigte Mittel an; es wird helfen, auch wenn es vorher nichts gebracht hat.
Ginkgo biloba D2 (tgl. 3mal)	Wenn die Klauenlederhaut mit Blut unterversorgt ist, die Klaue sich eher kalt anfühlt, das Tier apathisch ist.

Ginkgo biloba D12 (tgl. 2mal)	Wenn die Klauenlederhaut hyperämisch ist, die Klaue sich heiß anfühlt, die Krone dunkelblau verfärbt ist.

Im übrigen können die Entzündungsmittel Belladonna, Apis, Bryonia, Rhus tox., Sulfur jodatum und Silicea nach Symptomatik im gleichen Sinn wie bei der traumatischen Rehe angezeigt sein.

Die toxisch-allergische Klauenrehe steht in enger Beziehung zur Intensivhaltung. Jahreszeitlich liegt ihr Schwerpunkt mit alimentärer Ursache in den Monaten Mai und Oktober (wegen abrupten Futterwechsels).

Die Hauptsaison toxisch-allergischer Rehe mit endogener Ursache fällt in den Spätwinter und Vorfrühling (da die Wiederstandskraft der Tiere in dieser Zeit am geringsten ist).
Die jahreszeitliche Spitze der traumatischen Rehe fällt mit Beginn und Ende der Weidezeit zusammen. Auch in den ersten Tagen nach längeren Bahn- oder LKW-Transporten kommt sie vermehrt zum Ausbruch.

Der Autor konnte festellen, daß toxisch-allergische Rehe, insbesondere exogener Natur, in manchen Jahren gehäuft auftritt, dann wieder jahrelang kaum.

Ausgebreitete, hämorrhagische Klauenlederhautentzündung

Entsteht durch Einwirkung besonders toxischer Erreger anderer Primärerkrankungen. Die Symptome verschlimmern sich rapide, es besteht Lebensgefahr. Die Prognose ist ungünstig, wenn die Entzündung an mehr als zwei Beinen bzw. an beiden Klauen eines Beines auftritt.

Therapie:

Lachesis D8 (tgl. 3mal)	Klauensaum ist dunkelrot-bläulich, sehr schmerzhaft, das Allgemeinbefinden meist hochgradig irritiert, Freßlust und Michleistung stark reduziert oder aufgehoben, Fieber bis 41°C.
Lachesis D30, D200 (tgl. 1mal bis >)	
Naja D12 (tgl. 3mal)	
Phosphorus D30 (tgl. 1mal)	Bei Tieren ähnlicher, nicht ganz so hochdramatische Symptomatik wie bei Lachesis und bei Tieren, die im Benehmen und Erscheinungstyp dem des Phosphors entsprechen.

Ausgebreitete, eitrige Klauenlederhautentzündung (Pododermatitis purulenta diffusa)

Sie geht entweder aus der nichteitrigen, ausgebreiteten, durch Infektion mit Eitererregern hervor, oder sie entsteht durch Ausbreitung der eitrigen umschriebenen Lederhautentzündung.

Auch für diese Form der Lederhautentzündung gilt: Tritt sie an mehr als zwei Beinen oder an zwei Klauen eines Beines gleichzeitig auf, führt sie zum Festliegen; eine Therapie wird aussichtslos.

Ansonsten sind folgende Eiterungsmittel indiziert:

Hepar sulfuris D30 (tgl. 2mal) Myristica sebifera D6 (tgl. 3mal)	
Myristica sebifera D3 (tgl. 3mal)	
Silicea D30 (tgl. 1mal)	nach Durchbruch oder Öffnung des Eiterherdes und zur Hornqualitätsverbesserung.

Hornsäule, Hornspalt, Hornkluft

Folgen von Verletzungen oder phlegmonösen Veränderungen an der Krone.

Therapie:

Arnica D4 (tgl. 3mal) oder Arnica D30 (tgl. 1mal) oder	bei frischen Verletzungen
Arnica D4, Hypericum D4 } āā (tgl. 3mal)	bei frischen Verletzungen
Calendula D2 (tgl. 3mal) oder	nach Kronenverletzungen mit Gewebsverlust
Belladonna D4 (tgl. 3mal)	
Apis D4 (tgl. 3mal) Bryonia D4 (tgl. 3mal) Mercurius solubilis D12 (tgl. 2mal) Hepar sulfuris D30 (tgl. 2mal)	Kommen nach den ihrem Arzneimittelbild entsprechenden Symptomen zum Einsatz.
Traumeel-Heel (tgl. 3mal)	ist sowohl bei frischen Verletzungen als auch in den meisten Stadien der Entzündung angezeigt.
Silicea D30 (tgl. 1mal)	bei eher feinknochigen, empfindlichen Tieren, wenn pathologische Hornbildung schon eingesetzt hat.
Graphites D30 (tgl. 1mal)	Wird wie Silicea eingesetzt bei eher dicken, behäbigen, wärmeliebenden Tieren, die viel fressen und unreine Haut haben.

Schnitt- und Stichverletzungen an Sohle und Ballen

Therapie:

Ledum D6 (tgl. 3mal)	„Das homöopathische Mittel" gegen Stichverletzung, soweit nicht schon eitrige Einschmelzung stattgefunden hat.
Staphisagria D6 (tgl. 3mal)	Primär das Mittel gegen Schnitt- aber auch bei Stichverletzungen.
Arnica D4, Hypericum D4 } āā (tgl. 3mal)	eine bewährte Mittelkombination nach frischen Verletzungen aller Art
Ledum D6, Hypericum D4 } āā (tgl. 3mal)	hat sich bei äußerst schmerzhaften Stichverletzungen gut bewährt

Belladonna D4 (tgl. 3mal) Apis D4 (tgl. 3mal) Bryonia D4 (tgl. 3mal) Mercurius solubilis D12 (tgl. 2mal) Hepar sulfuris D30 (tgl. 2mal)	Diese Entzündungsmittel kommen für das dem jeweiligen Mittel entsprechende Stadium der Entzündung in Frage.
Lachesis D8 (tgl. 3mal)	Wenn das Tier schwer krank ist, nichts frißt, örtliche Kälte >, Wärme und Berührung <, die Wunde jauchig infiziert ist, Sepsisgefahr besteht.
Plumbum acet. D6 (tgl. 2–3mal)	
Lachesis D8 Pyrogenium D15 Echinacea D2 } āā (tgl. 3mal)	Indikation siehe Lachesis

Zwischenklauenwulst (Limax)

Eine bis daumendicke Hautschwiele im Zwischenklauenspalt.

Ein paarig auftretender Limax ist meist vererbt; solche Tiere sollten aus der Zucht eliminiert werden. Unpaarig auftretender Limax hat meist eine Stellungsanomalie an Klauen oder Gliedmaßen, ein chronisches Sohlengeschwür oder eine chronische Lederhautentzündung als Ursache. Limax tritt vorwiegend an den Hintergliedmaßen auf. Je schwerer, je älter ein Tier, desto stärker ist die Anfälligkeit. Zunächst sind an der Haut zwischen den Zehen nur Rötung, Schwellung, Druckschmerzhaftigkeit feststellbar.

Therapie:

Belladonna D4 (tgl. 3mal)	Die Haut im Zwischenzehenraum ist dunkelrot, sehr schmerzhaft.
Apis D4 (tgl. 3mal)	helle Röte, Ödem, Durstlosigkeit
Belladonna D4 Apis D4 } āā (tgl. 3mal)	gute Mittelkombination

Diese beiden angeführten Mittel würden Limax in diesem Stadium bereits im Keime ersticken. Leider wird es viel zu selten wahrgenommen, da es fast ausschließlich symptomlos verläuft.

Im nächsten Stadium kommt es zu gewebsbildender Entzündung, die Wulstoberfläche wird rissig, verhornt.

Therapie:

Antimonium crudum D12 (tgl. 2mal) oder
Graphites D30 (tgl. 1mal) oder
Silicea D30 (tgl. 1mal)

Dringen durch die Risse Eitererreger ein, kommt es zu eitriger Entzündung. Klammer Gang, geringgradige Stützbeinlahmheit sind die Folge.

Therapie:

Hepar sulfuris D30 (tgl. 2mal)	fördert Eiterabbau über den Blutweg

Hepar sulfuris D12 (tgl. 2mal) oder Myristica sebifera D6 (tgl. 3mal)	bringen die Eiterung zur Reifung, fördern den Durchbruch nach außen.

Nekrotischer Limax

Dieses Stadium ist nicht mehr zu übersehen. Klammer Gang tritt auf, mittel bis hochgradige Stützbeinlahmheit, Milchrückgang, Gewichtsverlust, Nachlassen bis Erliegen der Freßlust.

Therapie:

Lachesis D8 (tgl. 3mal)	Wenn der Wulst blaurot gespannt erscheint, die Extremität bis über das Fesselgelenk geschwollen und hochschmerzhaft ist.
Lachesis D30, D200 (tgl. 1mal bis >)	
Lachesis D8, Pyrogenium D15, Echinacea D2 } āā (tgl. 3mal)	hat sich unter obiger Symptomatik bewährt
Tarantula cubensis D6 (tgl. 3mal)	bei dunkelblauem, glänzendem Wulst mit höchster Schmerzempfindlichkeit, Unruhe trotz < durch Bewegung.
Acidum nitricum D6 (tgl. 3mal)	Der Wulst ist geschwürig, neigt zur Blutung, der Rand ist unregelmäßig begrenzt.
Kalium bichromicum D6 (tgl. 3mal)	Der Geschwürsrand ist wie gestanzt; dicker, gelber Eiter klebt in der Tiefe.

Klauensohlengeschwür (Rusterholzsches)

Ursächlich liegt ihm eine aseptische, umschriebene Sohlenlederhautentzündung mit typischer Lokalisierung nahe dem hinteren Klauenspalt an der Klauensohle zugrunde. Das Sohlengeschwür kommt bei Milch- und Mastvieh – vor allem bei Stallhaltung und intensiver Fütterung – vor. Schwere, ältere, bärentatzige, säbelbeinige Tiere sind dazu ebenso disponiert wie solche mit spitzwinkeligen, deformierten Klauen. Eine zu dicke, unelastische aber auch eine zu knapp beschnittene Sohle begünstigen das Klauengeschwür ebenso, wie zu knappe, unebene, abschüssige Stände, Tiefstände mit andauernd großer Feuchtigkeit, Spaltenböden und Schwemmentmistungen mit zu großen Freiräumen. Das Geschwür tritt wie jede Lederhautentzündung in erster Linie an der Außenklaue der Hinterextremität auf. Sein erstes Stadium wird nur bei häufiger Klauenpflege entdeckt. Das Horn ist an der typischen Stelle etwas weicher, gummiartig und bläulich verfärbt.

Therapie in diesem Stadium:

Arnica D4, Hypericum D4 } āā (tgl. 3mal)	Entlastung der Klaue
Silicea D30 (tgl. 1mal, 2 Wochen)	zur Verbesserung der Hornqualität

Bricht das Sohlengeschwür durch, liegt die Sohlenlederhaut in diesem Bereich frei und wuchert proliferativ, da ihr zum gezielten Wachstum der Druck von außen fehlt. Jetzt treten auch schon Erscheinungen zutage, die man auch ohne Fußaufheben, ohne Ausschneiden der Sohle feststellen kann.

Der betroffene Fuß – fast immer ein Hinterbein und die laterale Klaue – wird nach außen und mit steilgestelltem Fessel weit nach hinten gestellt, um vorwiegend die Spitze der Innenklaue zu belasten. Ein an beiden Außenklauen der Nachhand erkranktes Tier steht zudem mit gekrümmtem Rücken und zeigt Symptome wie bei der Krämpfigkeit. Das Allgemeinbefinden ist beim einseitig auftretenden Sohlengeschwür in diesem Stadium ungestört, der Gang spießig, die Lahmheit geringgradig.

Breitet sich das Geschwür an der Sohle, auf den Ballen oder auf die Klauenwand aus, können Milchrückgang, Freßunlust, Gewichtsverlust, aber auch Zyklusstörungen bei Kühen oder Deckunlust bis Deckunvermögen bei Stieren hinzutreten.

Therapie im ulzerierten, eitrigen Stadium:

Acidum nitricum D6 (tgl. 3mal)	Das Geschwür ist blaurot, wuchert und blutet leicht, das Allgemeinbefinden ist gut.
Lachesis D8 (tgl. 3mal)	Sepsisgefahr, hochgradiger Schmerz, Ausdehnungstendenz über Ballen und Wand, das Geschwür und der Kronsaum ist von blauroter Farbe.
Lachesis D30, D200 (tgl. 1mal bis >)	
Lachesis D8 Pyrogenium D15 Echinacea D2 } āā (tgl. 3mal)	Indikation siehe Lachesis
Pyrogenium D6 (tgl. 3mal)	Das stinkende Geschwür ist mißfarben, Wärme >.
Kreosotum D6 (tgl. 3mal)	Das ebenfalls mißfarbene, schmierige, nach Kreosotum stinkende Geschwür geht in die Tiefe; tiefe Beugesehne, Sesambein, Sehnenscheide, Klauenbein und Klauengelenk können in Mitleidenschaft gezogen werden.
Acidum nitricum D6 Pyrogenium D6 Kreosotum D6 } āā (tgl. 3mal)	ist oft hilfreich in Fällen, bei denen man zwischen den drei Mitteln schwer differenzieren kann

Für die meisten Stadien läßt sich auch das bewährte Kombinationsmittel Traumeel-Heel (tgl. 3mal) einsetzen, in schweren Fällen von 1 bis 2 Injektionen Echinacea compositum-Heel unterstützt.

Nicht immer läßt sich eine Klauenoperation oder Amputation umgehen. Entscheiden kann dies nur der Tierarzt. Zusätzlich zur Operation läßt sich die Heilung mit verschiedenen Entzündungs- und Verletzungsmitteln beschleunigen und intensivieren. Nach Heilung der Wunde gibt man

Silicea D30 (tgl. 3mal, 2 Wochen)	als Anregungsmittel für die Bildung eines gesunden Klauenhorns.

Vorbeugende Maßnahmen gegen das Sohlengeschwür:

Tiere mit Bein- und Klauenfehlstellungen aus der Zucht ausschließen. Regelmäßige, sorgfältige Klauenpflege.

Ausschaltung negativer Umwelteinflüsse von seiten der Fütterung und Haltung.

Monatliche Gabe des Konstitutionsmittels in Hochpotenz. Dieses regt spezifisch die Produktion eines gesunden Klauenhorns an bzw. trägt dazu bei, dieses zu erhalten.

Monatliche Gabe von Silicea D200.

Zwischenklauennekrose (Interdigitalnekrose)

Eine infektiöse, eitrig-nekrotische Entzündung des Zwischenklauengewebes, die in der Intensiv-Rinderhaltung auch endemisch auftreten kann. Erreger ist der Bacillus necroforus; er benötigt aber, um Fuß fassen zu können, schwächende Umstände als Voraussetzung (oberflächliche Risse in der Haut, nasse Weide, unhygienischer Stall, modrige Streu, einseitige Fütterung mit Brauerei- und Brennereirückständen).

Oberflächliche Zwischenklauennekrose

Tritt mit vorsichtigem Gang, geringgradiger Lahmheit, mit Rötung, Wärme, Spannung im Zwischenklauenspalt auf. Wird die Haut rissig, kommt es zu eitrig-nekrotischen, gelbbraunen, süßlich riechenden Belägen; das Allgemeinbefinden ist ungestört.

Therapie:

Belladonna D4 (tgl. 3mal)	im Stadium der Rötung
Apis D4 (tgl. 3mal)	bei ödematösen Schwellungen im Zwischenklauenspalt
Antimonium crudum D12 (tgl. 3mal)	Die Haut im Zwischenklauenraum wird rissig, Infektion ist noch nicht erfolgt.
Hepar sulfuris D30 (tgl. 2mal)	Eitererreger sind ins subkutane Gewebe eingedrungen.
Pyrogenium D6 (tgl. 2mal)	wenn graue schmierige Beläge mit großen Schmerzen auftreten
Traumeel-Heel (tgl. 3mal)	

Tiefgreifende Zwischenklauennekrose

Die Tiere zeigen oft ein bis zwei Tage vor Auftreten äußerlich sichtbarer Erscheinungen ein fallweises Anheben eines Beines, sie trippeln und bleiben viel liegen. Nach zwei bis drei Tagen tritt eine hochgradige, schmerzhafte Entzündung im Zwischenklauenspalt, am Ballen und an der Krone auf. Oft ist der ganze Fuß über den Fessel phlegmonös. Die Lahmheit ist hochgradig, Fieber bis 41 °C, frequenter Puls und Atmung, Freßunlust, Milchrückgang. Das typisch süßlich riechende Sekret sickert aus Rissen im Zehenspalt. Auch Sehnen, Bänder, Knochen und das Klauengelenk können befallen sein. Im Verlauf der Erkrankung können pyämisch-septikämische Fieberanfälle, metastatische Polyarthritis, Polysinusitis, Nephritis und Endokarditis auftreten.

Therapie:

Lachesis D30, D200
(tgl. 1mal bis >)

Lachesis D8 Pyrogenium D15 Echinacea D2 } āā (tgl. 3mal)	Wenn Fieber, Inappetenz, große Schmerzen, Ausdehnungstendenz der Entzündung besteht.
Kreosotum D6 (tgl. 3mal)	Wenn der Prozeß in die Tiefe greift, der Kreosot-ähnliche Geruch sich einstellt.
Anthracinum D200 (tgl. 1mal, 3 Tage)	als zusätzliche Behandlung
Tarantula cubensis D6 (tgl. 3mal)	Bewegungszwang trotz größter Schmerzhaftigkeit, beschleunigt die Demarkierung abgestorbenen Gewebes.
Aesculus compositum-Heel (tgl. 3mal)	zur Regulierung der peripheren Durchblutung
Lymphomyosot.-Heel (tgl. 3mal)	zur Drainage
Echinacea compositum-Heel	jeden 2. Tag eine Injektion

Krankheiten des Zentralnervensystems (ZNS)

Commotio Contusio cerebri et medullae traumatica Compressio (Erschütterung, Druck, Quetschung des Hirns und Rückenmarks)

Selten beim Rind, häufiger beim Pferd, am meisten beim Kleintier.

Ursache: Stürze, Verkehrsunfälle, Schläge.

Symptome: Je nach Grad und Sitz der Verletzung verschieden (Krämpfe, Lähmungen, Ataxie, Inkoordination der Bewegungen, Koma).

Therapie:

Arnica D4 (tgl. 3–6mal) oder Arnica D30 (oft bis >)	Wenn ein Trauma vorliegt, das Hirnblutung vermuten läßt, das Tier benommen und berührungsempfindlich ist.
Hypericum D4 (tgl. 3–6mal)	immer bei Hirn- und Nerventraumen
Hypericum D30, D200 (tgl 1mal bis>)	
Arnica D4 Hypericum D4 } āā (tgl. 3–6mal)	als bewährte Indikation
Opium D200 (1 Gabe)	Folge von Traumen, wenn Arnica und Hypericum nicht mehr helfen, das Tier in Apathie und Koma verfällt, kaum Schmerz äußert, unregelmäßig atmet.

Krankheiten der Haut und Unterhaut

(s. Kap. „Hund")

Trichophytie (Glatzflechte)

Tritt vorwiegend bei Jungtieren auf, ist sehr ansteckend, selbst für den Menschen.
Symptome: Kreisrunde, sich am Rand erweiternde haarlose Stellen mit schuppigen Hautveränderungen, die vom Zentrum aus zu heilen beginnen.

Prophylaxe:

Bacillinum D200 (tgl. 1mal, 1 Woche) oder
Trichophytie-Nosode D200 (tgl. 1mal, 1 Woche)
Malandrium D200 (tgl. 1mal, 1 Woche)

Therapie:

Thallium aceticum (tgl. 2mal)
oder
Tellurium D12 (tgl. 2mal)
oder
Kalium arsenicosum D12 (tgl. 2mal)
oder
Psorino-Heel (tgl. 3mal)

Bacillinum D200 oder einige Gaben
Trichophytie-Nosode D200 einige Gaben
Malandrium D200 einige Gaben

Haarausfall (allgemein, diffus)

Therapie:

Thallium aceticum D6 oder D12
(tgl. 2mal) oder
Pel talpae D12 (tgl. 2mal)

Ekzem (siehe Kap. „Hund", S. 180)

Eine primäre, vorwiegend exsudative Entzündung der Haut. Ihre Entstehung ist durch das Zusammenwirken prädisponierender Faktoren, innerer Ursachen mit äußeren auslösenden Reizen gegeben.

Die Wahl des homöopathischen Arzneimittels ist davon abhängig, an welchen Körperstellen und in welcher Form die Effloreszenzen auftreten, wie sie sich ausbreiten oder verteilen, wie sie aussehen, ob sie einen Geruch verbreiten und wenn ja, welcher Art dieser ist. Ferner ist für die Wahl wichtig, ob die Veränderungen plötzlich oder allmählich aufgetreten sind, ob sich das Tier zu gewissen Tageszeiten besser oder schlechter fühlt; ob die Veränderungen zu gewissen Jahreszeiten, Zyklus- oder Trächtigkeitszeiten auftreten, sich < oder >; ob Verlangen oder Abneigung allgemein oder örtlich bzw. < oder > auf Wärme oder Kälte auftreten; ob das Wetter (trocken-kalt, feucht-kalt, warmtrocken, warm-feucht, Wetterwechsel) Einfluß hat; ob Verlangen oder ob Abneigung oder < oder > durch Ruhe bzw. Bewegung bestehen; ob Berührung und Druck Schmerzen verursachen; ob es sich um ein gutartiges Tier handelt, das Zuspruch braucht (Pulsatilla), um ein zaghaftes (Calcium carbonicum, Barium carbonicum), um ein nervöses, gereiztes Tier (Nux vomica, Bryonia) oder gar um ein bösartiges (Belladonna, Hyoscyamus, Stramonium) bzw. um ein empfindliches (Ignatia). Ob das Tier groß oder klein, dick oder dünn, kräftig oder schwach, ruhig oder unruhig, reinlich oder schmutzig ist, spielt ebenfalls eine Rolle. Oder ob der Prozeß ein lymphatisch-exsudativer oder ein lithämisch-proliferativer (Warzen, Polypen) ist.

Therapie:

Antimonium crudum (tgl. 2mal)	Wenn die Ausschläge blasen-, nessel- oder frieselartig und von heftigem Juckreiz begleitet sind, die Tiere wiederholt unter Verdauungsstörungen zu leiden haben.
Arsenicum album D12 (tgl. 2mal)	Bei trockenen Ekzemen, bei denen Wärme >, die Tiere unruhig sind, häufig Durst haben, aber auch bei nässendem Ekzem mit wundmachendem Sekret, das aashaft stinkt, solchen Tieren ekelt oft vor dem Fressen.
Calcium carbonicum D12 (tgl. 2mal) oder Calcium carbonicum D30 (tgl. 1mal)	Ist besonders bei Jungtieren aller Gattungen mit Haut problemen, die dem Calcium-carbonicum-Typ entsprechen (siehe Arzneimittelcharakteristik), angezeigt. Sie machen alle einen gutgenährten Eindruck, sind eher pastös, gedunsen, der Bauch ist häufig groß, die Haut zu groß.
Graphites D12 (tgl. 2mal) oder Graphites D30 (tgl. 1mal)	Bei eher frostigen, verstopften, gefräßigen, dicken Tieren, deren Haut zur Schrundenbildung, zu trockenem Ausschlag, besonders an den Körperöffnungen, neigt. Aber auch bei nässenden Ausschlägen mit honiggelbem, übelriechendem Sekret ist Graphites angezeigt. Der Geschlechtszyklus ist wie alle anderen Körperfunktionen (Stoffwechsel) verlangsamt.
Rhus toxicodendron D6 (tgl. 3mal) oder Rhus toxicodendron D30 (tgl. 1mal)	Bei Quaddeln, Bläschen, Blasen, Herpesbläschen, wenn die Tiere äußerst schmerzempfindlich sind, die Umgebung der Effloreszenzen gerötet und entzündet sind, Wärme das Befinden >, Kälte <.
Sulfur D6 (tgl. 3mal) oder Sulfur D12 (tgl. 2mal) oder Sulfur D30 (tgl. 1mal)	Benötigen schlechtgenährte Tiere mit gelblich-trockener Haut, die zu Brennen und Jucken neigt, welches sich in der Wärme auffallend <, im Kühlen oder im Kalten aber >. Der Charakter des Ekzems ist meist ein chronischer, die Ausschläge fast immer trocken, schuppend.
Psorino-Heel (tgl. 3mal) Schwefheel (tgl. 3mal) Cutis compositum-Heel und/oder pro Woche 1–2mal Coencyme compositum-Heel und/oder eine Ubichinone compositum-Heel-Injektion	zur Entschlackung des Körpers

Euter-Schenkelekzem

Ein spezifisches Ekzem der Kuh seiner Lokalisation und seinem Aussehen nach; an der Kontaktfläche des Innenschenkels mit der Außenfläche eines meist großen Euters. Prädestiniert sind hochträchtige und frischmelkende Hochleistungskühe mit meist ausgeprägtem Euterödem. Ausgelöst wird es durch den Druck, durch die mangelhafte Sauerstoffversorgung der Haut und Unterhaut. Die Folge sind großflächige Hautdefekte an Innenschenkel und am Euter mit stinkendem, schmierigem, honiggelbem Sekret.

Therapie:

Lokale Reinigung mit Käsepappeltee.

Einpudern mit neutralem Kinderstreupuder.

Graphites D30 (tgl. 1mal)	bei dicken, trägen Tieren
Calcium carbonicum D12 (tgl. 2mal)	bei großrahmigen, ruhigen, zu Ödem neigenden Tieren
Sulfur D30 (tgl. 1mal)	für Tiere, die gern und viel trinken, keine ausgesprochenen Fresser sind, sich lieber im Freien aufhalten.
Rhus toxicodendron D30 (tgl. 1mal)	Die Tiere zeigen große Unruhe, wehren sich bei der Untersuchung.
Silicea D30 (tgl. 1mal)	für eher magere Tiere
Graphites D30, Rhus toxicodendron D30, Silicea D30 } āā (tgl. 1mal)	Wenn sich mit einem Einzelmittel kein Erfolg einstellt.
Graphites Homaccord (tgl. 1mal) Psorino-Heel (tgl. 2mal) Cutis compositum-Heel als Injektion	

Schwanzwurzelekzem

basiert häufig auf Räudemilben oder auf Zinkmangel

Therapie:
Spezifische Räudemittel bzw. Zincum oxydatum in Substanz.

Zincum D12 (tgl. 2mal)	Zinkmangel ist kein absoluter; der Organismus kann das vorhandene Zink nicht ausnützen.
Mercurius solubilis D200 (tgl. 1mal)	Wenn das Schwanzwurzelekzem durch Räudemilben verursacht ist, auf Waschungen nicht oder schlecht anspricht, Injektion von Ivomec wegen der langen Wartezeit für Milch nicht infrage kommt.
Graphites D30 (tgl. 1mal)	Wie obiges Mittel bei trägen, dicken, ruhigen Tieren mit honiggelben Belägen.

Dermatitis (tiefe Hautentzündung)

Sie erfaßt alle Hautschichten und wird in der Regel durch äußere Einwirkungen ausgelöst. Es kommen alle Mittel gegen Entzündung je nach Stadium und Grad zur Anwendung.

Therapie:

Belladonna D4 (tgl. 3–6mal)	im Stadium der Hyperämie
Arnica D4 (tgl. 3mal)	Schlag, Stoß, Quetschung sind Verursacher der Entzündung.
Apis D4 (tgl. 3–6mal)	Wenn Ödem, Rötung, eventuell seröse Ausschwitzung, > bei Kälte Durstlosigkeit gegeben sind.
Cantharis D6 (tgl. 3–6mal)	Wenn Blasen, meist nach Verbrennungen, auftreten, die Tiere Harndrang haben.
Mercurius solubilis D12 (tgl. 2mal)	bei drohender Eiterung
Hepar sulfuris D30 (tgl. 2mal)	Dicker, stinkender Eiter wird abgesondert; Kälte und Berührung <.
Silicea D30 (tgl. 1mal)	Wenn Eiter dünnflüssiger wird oder Hepar sulf. erfolglos bleibt.
Traumeel-Heel (tgl. 3mal)	enthält Mittel für alle Stadien der Entzündung.
Belladonna D4 Apis D4 } āā (tgl. 3mal)	bewährte Kombination, wenn zwischen beiden Mitteln die Entscheidung schwerfällt.

Urticaria (Nesselsucht)

Man unterscheidet:

Alimentäre Urticaria – der Organismus ist gegen Futterbestandteile allergisch.

Medikamentelle Urticaria – Überempfindlichkeit gegen Medikamente (meist Antibiotika und Hormone)

Symptome: Meist ödematöse Schwellung um die Augen, am ganzen Kopf (Nilpferdschädel), am Euter, an der Scham. Juckend-brennender Ausschlag am gesamten Körper mit bis zu faustgroßen Beulen einhergehend.

Therapie:

Apis D4 (stündl.) oder Urtica D4 (stündl.)	bis Besserung
Dulcamara D12 (stündl.)	Ursache ist eine Durchnässung, Erkältung.
Apis D4 Urtica D4 Histamin D8 } āā (stündl.)	bis Besserung, bewährte Indikation nach klinischer Diagnose

Urticaria kann auch die Schleimhäute befallen; dann verursacht sie Atemnot, Durchfall, Harnverhaltung, je nachdem, ob der Atem-, der Verdauungsoder der Harntrakt befallen wird.

Unterhautbindegewebsentzündung (subkutane Phlegmone)

Sie ist eine zelluläre Infiltration des subkutanen Bindegewebes, die eine eitrige, jauchige oder nekrotische Entzündung als Ursache hat. Ihrem Charakter nach ist sie septisch-infektiös oder aseptisch (durch reizende Stoffe z.B. durch paravenöse Injektion) verursacht.

Prädilektionsstellen beim Rind sind Kehlgang, Sprunggelenksgegend, Klaue und Klauenkrone. Phlegmonen entstehen im allgemeinen rasch und haben oft Funktionsstörungen im lokalen Bereich zur Folge, können je nach Art, Sitz und Ausdehnung auch lebensbedrohend werden.

Therapie:

Hepar sulfuris D30 (tgl. 2mal)	Wenn keine oder kaum feststellbare Allgemeinerscheinungen, kein entscheidender Leistungsabfall vorhanden sind, keine eitrige Einschmelzung palpierbar und der Prozeß nicht nekrotisch oder jauchig ist. Ziel der Behandlung von Phlegmonen mit Hepar sulf. D30 ist die Resorption der Entzündungsprodukte aus dem infiltrierten Gewebe, deren Abbau über Blut- und Lymphweg. Die Schwellung geht dabei allmählich zurück und verschwindet schließlich ganz.
Hepar sulfuris D12 (tgl. 2mal)	Wenn bereits eitrige Einschmelzung erfolgt und der Durchbruch des Eiters nach außen Ziel der Behandlung ist.
Myristica sebifera D3 (tgl. 3mal)	Für eher subakute Eiterungsprozesse, die zur Reifung, zum Durchbruch gebracht werden sollen.
Silicea D30 (tgl. 1mal)	Wenn nach Durchbruch die Heilung nicht vorangehen will, zur Rückbildung überschießenden, indurierten Gewebes.
Pyrogenium D6 (tgl. 3mal)	Bei jauchig-phlegmonöser Entzündung. Meist ist dabei die Phlegmone bretthart.
Tarantula cubensis D6 (tgl. 3mal)	Bei nekrotisierender Phlegmone mit hochgradiger Schmerzhaftigkeit und großer Unruhe.
Acidum nitricum D6 (tgl. 3mal)	Der Prozeß ist ulzeriert, stinkt, neigt zu Blutung.
Lachesis D8 (tgl. 3mal)	Allgemeinerscheinungen, Ausdehnungsneigung, Sepsisgefahr
Lachesis D30, D200 (tgl. 1mal bis >)	
Acidum nitricum D6 Hepar sulfuris D12 Tarantula cubensis D6 Echinacea D2 } āā (tgl. 3mal)	als bewährte Indikation

Zu jeder Phlegmone, die mit Störung des Allgemeinbefindens, mit Leistungsabfall, Fieber, reduzierter Freßlust einhergeht, ist unbedingt der Tierarzt beizuziehen.

Abszesse

Man unterscheidet frische Abszesse – das sind undeutlich gegen die Umgebung abgegrenzte, die kollaterales Ödem und geringe oder fehlende Fluktuation aufweisen, aber hochgradige

Schmerzhaftigkeit und Rötung der Umgebung. Ältere Abszesse hingegen sind deutlich durch eine Kapsel abgegrenzt, meist prall wie ein Gummiball gefüllt, häufig schmerzlos ohne Ödem und Rötung der Umgebung.

Therapie frischer Abszesse:

Belladonna D4 (tgl. 3mal) Mercurius solubilis D12 (tgl. 2mal) Hepar sulfuris D12 (tgl. 2mal)	je nach Grad und Intensität des entzündlichen Prozesses
Silicea D30 (tgl. 1mal) Traumeel-Heel (tgl. 3mal)	nach Durchbruch zur Ausheilung

Ältere, gut abgegrenzte, abgekapselte Abszesse werden vom Tierarzt gespalten und anschließend mit

Silicea D30 (tgl. 1mal)	behandelt, damit die Abszeßhöhle rasch und vollständig abheilt.

Ist keine Spaltung möglich,

Hepar sulfuris D12 (tägl. 2mal) oder Myristica sebifera D6 (tgl. 3mal)	zwecks Förderung des Durchbruchs des Eiters nach außen.

Erkrankungen des Lymphapparates

(s. Kap. „Pferd")

Akute Lymphknotenentzündung

Meist teigig geschwollene, schmerzhafte Lymphknoten im Einzugsbereich eines akuten entzündlichen Zustandes.

Da die Lymphknoten in ihrem regionären Bereich die Resorptions- und Abwehrzentren gegen entzündliche Prozesse sind, werden sie in Mitleidenschaft gezogen, sobald dort entzündliche Prozesse ablaufen.

Therapie: entspricht der der Grundkrankheit

Chronische Lymphknotenentzündung

Die Lymphknoten sind vergrößert, verhärtet, meist schmerzlos oder schmerzarm.

Therapie:

Calcium fluoratum D12 (tgl. 2mal) oder
Graphites D30 (tgl. 1mal) oder
Silicea D30 (tgl. 1mal)

Kälberkrankheiten

Mangelkrankheiten

Darunter versteht man den absoluten Mangel an Vitaminen, Mineralstoffen, Spurenelementen oder lebenswichtigen Nährstoffen. In diesen Fällen ist eine Substitution, die Zufuhr der fehlenden Stoffe unentbehrlich.

Die meisten Mangelerscheinungen bei Kälbern und Jungtieren beruhen allerdings nicht auf zu geringer Zufuhr, sondern auf der fehlenden bzw. bereits verlorengegangenen Eigenschaft des Organismus, diese auch richtig zu verwerten. Dies ist der Punkt, wo das eingesetzte Homöopathikum seine Wirkung entfaltet, indem es die Regulationseigenschaften des Organismus anregt. In Grenzfällen kann es allerdings notwendig werden, Regulation und Substitution nebeneinander einzusetzen, so wie bei massiven Infektionen neben homöopathisch-biologischer Therapie manchmal auch eine antibiotisch-chemotherapeutische empfehlenswert ist. Hierbei sorgt das Antibiotikum oder Chemotherapeutikum dafür, daß der Organismus vorerst am Leben bleibt, während die homöopathische Arznei durch ihre feinen Regulationseigenschaften ihn wieder stärkt und ihn rascher gesunden läßt.
Therapie: siehe unter Stoffwechselerkrankungen

Kälberdurchfall

Er kann infektiöser (viraler, bakterieller, parasitärer) – oder diätetischer Natur sein. Durch entsprechende hygienisch-prophylaktische Maßnahmen können diätetische Durchfälle vermieden oder entschärft werden.

Infektiöse Durchfälle sind keineswegs immer primär infektiös, denn die meisten Erreger, die sich bei Durchfall feststellen lassen, leben auch im Darm gesunder Kälber. Es handelt sich bei ihnen um Saprophyten oder Symbionten, denen bei der Verdauung eine nützliche Funktion zukommt. Daß Coli-Bakterien im gesunden Darm bei der Spaltung komplexer Moleküle tätig sind, erklärt auch die Wirksamkeit der Coli-Bakterien-Nosode. Um nämlich die Wirksamkeit der Coli-Bakterien-Nosode verstehen zu können, muß man von der physiologischen Funktion des Coli-Bakteriums im gesunden Darm ausgehen; denn eine Coli-Bakterien-Nosode wird in höherer Potenz bei Coli-Infektionen in Verbindung mit dem homöopathischen Simile therapeutisch bzw. allein, prophylaktisch eingesetzt. Pathogen werden Bakterien und Viren im Darm vor allem dann, wenn eine Veränderung im Organismus eintritt, das biologische Gleichgewicht gestört wird.

Daß Bakterien und Viren dabei auch ihre biochemische Struktur ändern, ist am Beispiel „Coli" mit seinen vielen Stämmen verschiedener serologisch-toxikologischer Eigenschaften so gut wie bewiesen.

Der Pleomorphismus – die Vielgestaltigkeit von Bakterien und Viren, von Professor Enderlein nachgewiesen – findet in der Symbioselenkungstherapie seine Fortsetzung.

Neben der ursächlichen homöopathischen Behandlung mit dem Simile oder einer Mittelkombination, ist selbstverständlich dann, wenn der Kreislauf durch Flüssigkeitsverlust, durch Bluteindickung schon hochgradig gestört ist, die intravenöse und perorale Zufuhr von Ionenaustauschern am Platz.

Prädisponierende Faktoren von Coli-Bakterien- und Rota-Corona-VirenEnteritis neugeborener Kälber:

Fehlen oder verspätetes Verabreichen von Kollostralmilch.
Zukäufe aus manifest oder latent infzierten Beständen.
Mangelhafte Stall- und Tränkehygiene.
Feuchtes, kaltes Wetter.

Da homöopathische Mittel nicht nach Erregern oder sonstigen lehrmedizinischen Gesichtspunkten eingesetzt werden, sondern nach eigenen zeitlosen Kriterien, ist für die Wahl des Simile oder der angezeigten Mittelkombination die Unterteilung in infektiöse und nichtinfektiöse Durchfälle auch nicht von Bedeutung.

Therapie:

Arsenicum album D12 (tgl. 3–6mal) oder Arsenicum album D30 (tgl. 3mal)	wenn folgende Symptome auftreten: häufige, wäßrige oder schleimige, wundmachende, aashaft riechende Stühle, die unter heftigem Drang abgesetzt werden, die Haare um den After ausfallen, die Haut gerötet, das Fell glanzlos, rauh ist; wenn die Kälber unruhig werden, rasch verfallen, nie viel, aber oft trinken, die Hautelastizität sich vermindert.
Veratrum album D4 (1stündl., tgl. 3mal)	Ist angezeigt, wenn die Stühle wäßrig sind, gewaltsam entleert werden, aber nicht stinken, das Kalb sich kalt, feucht anfühlt (vor allem die Beine), die Schleimhäute bläulich verfärbt sind und der Kreislauf darniederliegt.
Pulsatilla D4 (tgl. 3–6mal)	Typisch für Pulsatilla: Konsistenz, Farbe und Zusammensetzung der Stühle sind stark veränderlich, die Tiere sind in der Regel durstlos, trinken lieber Kaltes und Schleimsuppe, haben Ekel vor Milch und Fett.
Carbo vegetabilis D12 (tgl. 3–6mal) oder Carbo vegetabilis D30 (tgl. 2–3mal)	Für scheinbar todgeweihte Tiere, die flach liegen, nur hin und wieder einen Atemzug machen. Sie sind häufig gebläht, vor stinkenden Stühlen geht oft Gas ab. Die Schleimhäute sind cyanotisch, das Tier fühlt sich kalt und trocken an, der Puls ist nicht fühlbar, der Herzschlag erhöht, das Schlagvolumen stark vermindert.
Pyrogenium D6 (tgl. 3mal)	Ist angezeigt, wenn eine schwere bakterielle Infektion im Gang ist, der Stuhl dünn und stinkend ist, Puls und Temperatur sich diskrepant verhalten.
China D4 (tgl. 3mal)	Wertvolles Stärkungsmittel nach Flüssigkeitsverlust jeder Art.
Podophyllum D6 (tgl. 3mal) oder Podophyllum D30 (tgl. 1–2mal)	Wegspritzende Stühle (Hydrantenstühle), die zwar schmerzlos aber schwächend sind.
Rheum D6 (tgl. 3mal) oder Rheum D30 (tgl. 1mal)	Sauer riechender, dünnbreiiger Stuhl, manchmal mit Kolik einhergehend.
Nux vomica D6 (tgl. 3mal) oder Nux vomica D30 (tgl. 2mal)	Bei Durchfällen infolge Intoxikation, bei weiß grauen, schleimigen Stühlen.

Natrium sulfuricum D12 (tgl. 2–3mal)	Ein Mittel, das wäßrig-gelbe Durchfälle infolge kalten, feuchten Wetters in kalten, feuchten Ställen heilt.
Aloe D4 (tgl. 3mal) oder Aloe D30 (tgl. 2mal)	Ein Dickdarmmittel mit Schließmuskelschwäche, unwillkürlichem Abgang gelber, schleimiger Stühle.
Acidum phosphoricum D12 (tgl. 2mal) oder Acidum phosphoricum D30 (tgl. 1mal)	Schmerzlose, nicht schwächende, oft mit Blähungen einhergehende Stühle. Ein Kalb, das schon eine Woche an Durchfall leidet und dennoch frisch erscheint, ist fast immer ein Fall für Acidum phos.
Magnesium sulfuricum D6 (tgl. 3mal) oder Mercurius dulcis D6 (tgl. 3mal)	Durchfall, der diese Mittel erfordert, ist stets mit Funktionsstörungen des Leber-Galle-Systems verbunden. Beide Mittel sind für sich oder gemeinsam bei weißgrauen, in großen schaumigen Haufen abgesetzten Stühlen angezeigt.
Coli-Rota-Corona-Impfstoff-nosode D30 (tgl. 1mal)	Wird neben dem homöopathischen Simile unterstützend bei Durchfällen eingesetzt, die von einem der drei Erreger verursacht werden bzw. in diesbezüglich gefährdeten Beständen.
Dulcamara D12 (tgl. 3mal)	Bei wäßrigen Durchfällen, denen eine Durchnässung vorausgegangen ist (Kälber, die auf feuchter, kühler Weide geboren werden, oder solche, die in feuchten Ställen in Tiefstallboxen auf feuchter Einstreu gehalten werden).
Colchicum D6 (tgl. 3mal)	bei wäßrigen, stinkenden, vor allem im Herbst auftretenden Durchfällen
Mercurius sublimatus corrosivus D6 (tgl. 3mal)	bei schleimig-blutigem Stuhl, der unter Zwang abgesetzt wird, Mastdarmvorfall kann die Folge sein.
Argentum nitricum D12 (tgl. 3mal) Argentum nitricum D30 (tgl. 1mal)	Bei Durchfällen, wenn die Tiere unruhig, nervös, ängstlich sind.
Cuprum arsenicosum D12 (tgl. 3mal)	schwächende Durchfälle mit Kolik und Blähung einhergehend
Ferrum phosphoricum D12 (tgl. 3mal)	feinknochige, anämische Kälber mit grünlich-flüssigen, vor allem im Sommer auftretenden Durchfällen.
Ipecacuanha D6 (tgl. 3mal)	grünlich-wäßrig-schaumig-blutige Durchfälle. Sie treten inbesondere im Sommer und als Folge fetter Milch auf.
Silicea D12 (tgl. 3mal) oder Silicea D30 (tgl. 2mal)	Kälber, die an Durchfall leiden und Silicea brauchen, sind matt, großbäuchig, liegen viel, springen aber bei Annährung auf. Der in Farbe und Konsistenz lehmartige Stuhl gleitet oft wieder durch den After zurück.
Calcium carbonicum D12 (tgl. 3mal)	bei weißgrauem, sauer riechendem, schlecht verdautem Stuhl. Meist handelt es sich um hellhaarige, grobknochige, schwerfällige Kälber, die Milch schlecht vertragen.
Croton tiglium D6 (tgl. 3mal)	bei wäßrigen, hellen Durchfällen, die unmittelbar nach der Mahlzeit auftreten

Okoubaka D3 (tgl. 3mal)		bei allen toxischen und infektiösen, weniger bei dätetischen Durchfällen.

Folgende Mittelkombinationen haben sich bei gegebenen Voraussetzungen bewährt:

Arsenicum album D6 Podophyllum D6 Aloe D6 Rheum D6	āā (tgl. 3–6mal)	bei wäßrigem, stinkendem, wegspritzendem oder unwillkürlich abgehendem Stuhl. Die Kälber verfallen rasch, geraten durch Bluteindickung in Lebensgefahr.
Arsenicum D30 Podophyllum D30 Rheum D30 Aloe D30	āā (tgl. 3mal)	bis >. Indikation wie oben
Nux vomica D30 Arsenicum alb. D30	āā (tgl. 3mal)	bis >, wenn eine Vergiftung Ursache ist.
Carbo vegetabilis D12 China D4	āā (tgl. 3mal)	bei schon länger bestehendem, mit Blähungen, Schwäche, Kälte und Frischluftverlangen einhergehendem Durchfall
Coffea D30 Bufo rana D30 Vincetoxicum D30 Echinacea D30 Arsenicum D30	āā (tgl. 3mal)	wenn Kälbergrippe im Spiel ist
Nux vomica D4 Magnesium sulfuricum D6 Mercurius ducis D12 Chelidonium D4	āā (tgl. 3mal)	wenn der Mist weiß-grau, in der Konsistenz wechselnd ist, Leber- und Gallenwege mitbeteiligt sind.
Veratrum Homaccord-Heel (tgl. 3–6mal)		schwere, schwächende, wäßrige Durchfälle, die nur wenig stinken und mitunter Blut enthalten
Nux vomica-Homaccord-Heel Veratrum Homaccord-Heel	āā (tgl. 3-6mal)	schwere, wäßrige Durchfälle toxischer und infektiöser Natur

Nabelentzündung

Folgende Formen sind zu unterscheiden:

- Subkutane Infektion und Entzündung (Omphalitis)
- Die subkutane Entzündung greift auf die Nabelvenen über (Omphalophlebitis)
- Die Nabelarterien sind entzündet (Omphaloarteriitis)
- Die harnableitenden Wege des embryonalen Stadiums sind betroffen (Urachitis)
- Die Kombination zweier oder mehrerer dieser Prozesse (die häufigste Form der Nabelerkrankung)
- Subkutaner Nabelabszeß
- Nabelfistel

Alle Formen der Nabelentzündung treten vorwiegend sporadisch auf, manchmal infolge ungünstiger Umweltbedingungen auch endemisch (mangelhafte Geburtshygiene, unhygienische Kälberboxen, Saugen am Nabel bei gemeinsam untergebrachten Kälbern, Auftreten bösartiger Erreger im Stall, wie Staphylo-, Streptokokken, Coli, Bacillus necrophorus etc.). Auch der Tetanus des Kalbes hat seine Haupteintrittspforte durch den Nabel.

Therapie der Omphalitis:

Hepar sulfuris D12 (tgl. 3mal) Myristica sebifera D3 (tgl. 3mal)	Wenn die Entzündung soweit fortgeschritten ist, daß der Eiterdurchbruch nach außen angestrebt werden muß.
Hepar sulfuris D30 (tgl. 2mal)	Wenn der Eiterabbau über Blut- und Lymphweg erwünscht ist.
Silicea D30 (tgl. 1mal)	Wenn nach Durchbruch des Eiters eine Fistel zurückbleibt.

Sind an der Entzündung die Nabelvenen und Arterien bzw. der Urachus mitbeteiligt, handelt es sich um ein schwerwiegendes Leiden, zu dessen Behandlung vorerst Antibiotika anzuraten sind.

Die homöopathische Therapie:

Lachesis D8 (tgl. 3mal) oder Lachesis D30, D200 (tgl. 1mal bis >)	
Lachesis D8 Echinacea D2 Pyrogenium D15 } āā (tgl. 3mal)	bei drohender Sepsis
Pyrogenium D6 (tgl. 2mal) Pyrogenium D30 (tgl. 1mal)	bei schwerer, tiefgreifender Entzündung, wenn der Nabel sich dick und sehr hart anfühlt, das Allgemeinbefinden gestört ist.
Arsenicum album D12 (tgl. 3mal)	Wenn die Tiere neben Schwäche, Unruhe, häufigen Durst, oft auch noch stinkenden Durchfall haben.
Anthracinum D200 (1 Gabe)	unterstützt sowohl die Wirkung von Pyrogenium als auch die von Arsenicum album.
Traumeel-Heel (tgl. 3mal) Echinacea compositum-Heel als Injektion	bei Omphalophlebitis angezeigte Heel-Mittel

Eitrig-nekrotische Nabelentzündung

Therapie:

Hepar sulfuris D30 Pyrogenium D30 Tarantula cubensis D30 } āā (tgl. 2mal)	eine bewährte Indikation

Alle Formen der Nabelentzündung können leicht zur akuten Septikämie oder zu schubweisen pyämischen Erkrankungen führen (Polyarthritis, Endokarditis, Lungen- und Nierenentzündungen, Leberabszeß). Zu ihrer Behandlung ist neben der homöopathisch-biologischen Therapie unbedingt zum Einsatz von Antibiotika zu raten.

Nabelabszeß

Meist eine birnenförmige Schwellung des Nabels mit der Engstelle gegen die Bauchwand.

Therapie:

Hepar sulfuris D12 (tgl. 3mal) oder Myristica sebifera D3 (tgl. 3mal)	beide Mittel beschleunigen den Eiterdurchbruch nach außen bei schlechter Heiltendenz der Abszeßhöhle bzw. einer Fistel
Silicea D30 (tgl. 1mal)	

Polyarthritis acuta (akute Gelenksentzündung)

Die am häufigsten befallenen Gelenke sind die Tarsal-, Karpal- und Kniegelenke. Die Kälber können von einer Mahlzeit zur anderen an einer schweren Septikämie mit Inappetenz, Fieber und schweren Störungen des Allgemeinbefindens erkranken. Die Erkrankung kann sich aber auch ohne Fieber und Störungen des Allgemeinbefindens auf ein oder einige Gelenke beschränken.

Therapie:

Eine intensive antibiotische Behandlung durch den Tierarzt ist absolut notwendig.

Homöopathische, unterstützende, rückfallvermindernde Therapie:

Lachesis D8 Bryonia D4 Echinacea D2	āā (tgl. 3mal)	bei fieberhafter, appetitmindernder Erkrankung.
Acid. bezoicum D4 Phytolacca D4 Guajacum D4	āā (tgl. 3mal)	bei lokalisierter Gelenksaffektion ohne Störung des Allgemeinbefindens
Mercurius salicylatus Injeel forte-Heel (tgl. 2mal)		Wenn nach Abklingen der akuten Phase das eine oder andere Gelenk vermehrt gefüllt bleibt, die Gelenkskapsel nicht mehr beteiligt ist, Bewegung und Appetit ungestört sind.

Kälberseptikämie

Meist schwer darniederliegende Kälber mit oder ohne Fieber, aber stets mit hochgradiger Störung des Allgemeinbefindens. Vorerst ist eine intensive antibiotische Behandlung durch den Tierarzt unumgänglich, da sonst viele Fälle tödlich enden. Da die Abwehrkräfte des Organismus bei Septikämie meist geschwächt oder aufgeboben sind, ist selbst der Erfolg des homöopathischen Simile fraglich. Hingegen lassen sich homöopathische Mittel zur vollständigen Ausheilung sowie zur Rückfallverhinderung gut einsetzen.

Homöopathische Ergänzungstherapie:

Lachesis D8 (tgl. 3mal) oder
Lachesis D30, D200 (tgl. 1mal bis >)

Echinacea D2 (tgl. 3mal) oder	
Lachesis D8 Pyrogenium D15 Echinacea D2 } āā (tgl. 3mal)	
Sulfur D30 (tgl. 1mal, 3–4 Tage)	zur Entgiftung, Toxinausleitung
Engystol-Heel als Injektion	
Echinacea compositum-Heel als Injektion	

Meningitis (Hirnhautentzündung)

Kann sowohl primär, als auch im Gefolge oder Verlauf anderer Kälberaufzuchtkrankheiten auftreten. Die Übertragung von anderen Organsystemen oder lokalisierten Krankheitsherden erfolgt meist auf dem Blutweg. Meningitis kann lokalisiert und diffus auftreten, dem Entzündungscharakter nach kann sie hyperämisch, ödematös, serös, serofibrinös, eitrig und/ oder hämorrhagisch sein. Sie tritt vorwiegend im Verlauf oder im Anschluß von Nabelentzündung, Polyarthritis, Septikämie, Ruhr und Lungenentzündung auf; nur selten als selbständige Erkrankung.

Symptome der lokalisierten Meningitis: Die Tiere stehen meist, sind apathisch, trinken aber, machen den Eindruck, als wüßten sie nicht was sie tun, setzen den Kopf an die Mauer, leiden zeitweilig unter Gleichgewichtsstörungen, haben kaum höheres Fieber.

Symptome der diffusen Meningitis: Die Tiere drängen mit dem Kopf gegen die Wand. Depressive und erregte Phasen wechseln einander ab.

Im fortgeschrittenen Stadium liegen sie in Seitenlage fest, die Extremitäten sind dabei spastisch gelähmt, der Kopf im Nacken gestreckt (Opisthotonus), Fieber bis 41°C, Speicheln, Zähneknirschen können hinzutreten.

Therapie: (neben der wenig erfolgversprechenden antibiotischen sind folgende homöopathischen Mittel angezeigt):

Belladonna D4 (tgl. 3–6mal)	Bei hohem Fieber, heißem Kopf; Benommenheit und Erregtheit wechseln ab.
Apis D4 (tgl. 3–6mal)	Bei Ödem der Hirnhäute, Durstlosigkeit im Fieber, wenn alles Kühle angenehm, alles Warme unangenehm erscheint.
Belladonna D4 Apis D4 } āā (tgl. 3–6mal)	Wenn Entscheidung für eines der beiden schwerfällt.
Gelsemium D4 (tgl. 3–6mal)	Die Erkrankung schreitet langsam fort, große Benommenheit herrscht vor.
Helleborus niger D4 (tgl. 3–6mal)	Krämpfe, Zähneknirschen, Opisthotonus
Helleborus D4 Apis D4 } āā (tgl. 3–6mal)	Indikation wie bei Helleborus

Zincum D30 (tgl. 2–3mal)	bei andauernder Bewegung der Beine in gestreckter Seitenlage.
Cuprum D30 (tgl. 1–2mal)	bei Dauerkrampf des Kalbes in Seitenlage
Glonoinum D30 (tgl. 1–2mal)	Wenn der Erkrankung intensive Sonnenbestrahlung vorausgegangen ist.
Cantharis D6 (tgl. 3–6mal)	Wenn die Meningitis mit heftigem Harndrang verbunden ist.
Belladonna Homaccord-Heel (tgl. 3–6mal)	Anwendung siehe Belladonna
Apis Homaccord-Heel (tgl. 3–6mal)	Anwendung siehe Apis
Gelsemium Homaccord-Heel (tgl. 3–6mal)	Anwendung siehe Gelsemium

Angeborener Stelzfuß

Angeborene Verkürzung der Beugesehnen. Relativ häufig an den Vorderbeinen, gering bis mittelgradig; selten an den Hinterbeinen, fast nie hochgradig.

Therapie: Geringgradiger Stelzfuß heilt in der Regel in 1–2 Wochen spontan. Beim mittelgradigen ist täglich öfteres Strecken der Beine angebracht.

Homöopathische Therapie:

Calcium fluoratum D12 (tgl. 2mal) oder
Causticum D6 (tgl. 3mal) oder
Causticum compositum-Heel (tgl. 3mal)
Guajacum D4 (tgl. 3mal)

Spezifische Infektionskrankheiten bei Rind und Kalb

Teigmaul

ist eine spezifische Ausdrucksform der Trichophytie beim Saugkalb.

Therapie:

siehe Trichophytie

Papillomatose

Virusinduzierte Geschwülste der Haut und Schleimhäute.

Eine Behandlung wird vor allem dann nötig sein, wenn sie in großer Anzahl oder Größe auftreten bzw. ihren Sitz an einer störenden Stelle haben (Penisspitze, Scheide, Augenlid, Zitze).

Therapie:

Causticum D6 (tgl. 3mal) oder Causticum D30 (tgl. 1mal)	Warzen sind hart, hornartig entzündet, eitrig
Antimonium crudum D12 (tgl. 2mal) oder Antimonium crudum D30 (tgl. 1mal)	Warzen sind glatt, flach
Thuja D6 (tgl. 3mal) oder Thuja D30 (tgl. 1mal)	Warzen glatt oder rissig, fleischig, sehr empfindlich, zu Blutungen neigend, gestielt, blumenkohlartig
Dulcamara D6 (tgl. 3mal)	Warzen sind fleischig, glatt, breit aufsitzend
Acidum nitricum D6 (tgl. 3mal)	Warzen gestielt, vor allem an Körperöffnungen, leicht blutend
Natrium sulfuricum D6 (tgl. 3mal)	Warzen sind weich, glatt, gestielt
Calcium carbonicum D30 (tgl. 1mal)	Viele kleine Warzen an den Zitzen

Gutartiges Gasödem und Gasphlegmone

Ursache: bakterielle Erreger (Clostridium sporogenes)

Stets nur im Anschluß an eine Verwundung, wenn eine Verschmutzung mit dem Erreger erfolgt.

Symptome: Meist nur geringgradige Störung des Allgemeinbefindens, Knistern beim Betasten der phlegmonösen Stellen.

Prädilektionsstellen: Mundboden, perivaginales Beckengewebe nach Schwergeburten mit Weichteilverletzungen.

Therapie:

Lachesis D30, D200 (tgl. 1mal bis >)	Einschnitte ins emphysematöse Gewebe durch den Tierarzt, um Sauerstoffzutritt zu gewährleisten
Lachesis D15, Pyrogenium D6, Echinacea D2 } āā (tgl. 3mal)	Wenn der Prozeß lokalisiert ist, Appetit, Leistung und Allgemeinbefinden nicht oder kaum gestört sind.
Lachesis D8, Pyrogenium D15, Echinacea D2 } āā (tgl. 3mal)	Bei mehr oder weniger ausgeprägter Freßlust, Milchleistungsrückgang und Störung des Allgemeinzustandes.
Crotalus horridus D12 (tgl. 2mal)	Wenn die Hämorrhagie besonders ausgeprägt ist.
Gasödem-Nosode D200 (1 Gabe)	Zusätzlich zur übrigen Therapie.

Bösartiges Gasödem

Erreger: Clostridium septicum, Clostridium perfringens
Auch nach Verletzungen (Schwergeburt, Kastration etc.)

Verlauf: 1–5 Tage nach der Verletzung entsteht ein derbes, erhöht temperiertes Ödem, das später weicher, zentral weniger empfindlich wird. Knistern infolge subkutaner oder submuköser Gasbildung.

Fieber, Freßlunlust, Kreislaufschwäche, hochgradige Störung des Allgemeinbefindens.

Therapie-(Versuch):

Clostridium perfringens-Nosode
D200 (1 Gabe)

Lachesis D30, D200
(tgl. 1mal bis >)

Lachesis D8
Pyrogenium D15
Echinacea D2
} āā (tgl. 3mal)

Lachesis compositum-Heel
(tgl. 1 Injektion)
Echinacea compositum-Heel
(tgl. 1 Injektion)

Selbstverständlich sind zusätzlich durch den Tierarzt, genau wie beim gutartigen Gasödem, alle Maßnahmen zu treffen, die den Sauerstoffzutritt zum veränderten Gewebe fördern.

Aktinobacillose

Ursache: Bakterieller Erreger (Actinobacillus Lignieri)

Chronisch verlaufende, nicht kontagiöse Infektionskrankheit, die mit eitriger Gewebseinschmelzung, spezifisch granulierender Bindegewebswucherung und Drusebildung im Eiter einhergeht.

Befällt praktisch nur die Weichteile (Lymphknoten, Zunge, Muskeln, Haut). Die häufigste Form ist die Holzzunge.

Therapie:

Kalium jodatum D3 (tgl. 3mal)
oder
Mercurius solubilis D12
(tgl. 2mal) oder
Hepar sulfuris D30 (tgl. 2mal)

Aktinomykose (Strahlpilzerkrankung)

Ursache: Bakterieller Erreger (Actinomyces bovis)

Auch Aktinomykose verläuft chronisch, ist nicht kontagiös.
Befällt vor allem die Knochen des Unter- und Oberkiefers, nur selten Weichteile.

Therapie:

Kalium jodatum D3 (tgl. 3mal)
oder
Kalium jodatum D30
(tgl. 1mal) oder

Hekla Lava D4 (tgl. 3mal) oder Hekla Lava D12 (tgl. 2mal) oder	wenn der Prozeß sehr tief im Knochen sitzt bzw. zur vollständigen Heilung nach Kalium jodatumTherapie.
Acidum fluoricum D12 (tgl. 2mal)	nach Ulzeration

Rinder- und Kälbergrippe

Primäre Erreger: Myxo-Adeno-Reo-Rhino-Viren und Miyogawanellen

Ob die Seuche vom stillen Durchseuchen bis zur ausgesprochenen Bösartigkeit verläuft, hängt von der Pathogenität der Sekundärerreger und der Widerstandskraft der Tiere ab. Vorwiegend erkranken Kälber ab etwa 6. Woche und Jungtiere bis zu 2 Jahren. Bei Intensivhaltung ist der Verlauf im allgemeinen bösartiger und protrahierter als bei Einzeltier- und Extensivhaltung.

Für die Therapie gilt das auf Seite 29ff unter „Bronchopneumonie“ Gesagte.

Koliruhr

wird mit dem homöopathischen Einzel- bzw. Kombinationsmittel behandelt, dessen Arzneimittelbild dem Krankheitsbild am ehesten entspricht (siehe „Kälberdurchfall“ Seite 119ff).

Koliseptikämie

siehe Kälberseptikämie (S. 124)

Mucosal disease

Symptome: Seröser Nasenausfluß, Konjunktivitis, Salivation, hochgradig dünnflüssiger, braungraugrüner Durchfall, der mit Schleim oder Blut durchmengt sein kann.

Therapie:

Propolis Potenzaccord (tgl. 2–3mal)		(Borschel)
Coffea tosta D2 Bufo rana D12 Vincetoxicum D2 Echinacea D2 Sulfur D8	} āā (tgl. 3mal)	kausal gegen die virale Phase
Engystol-Heel		als Injektion nach Bedarf

zusätzlich je nach Symptomatik alle unter „Kälberdurchfall“ angeführten Mittel.

IBR-IPV (infektiöse bovine Rhinitis – infektiöse pustulöse Vaginitis)

zählt in Österreich zu den anzeigepflichtigen Seuchen mit Keulungspflicht. Therapie kommt daher nicht infrage.

Vibrionenabort (Campylobacteriose)

Ursache: Bakterieller Erreger Campylobacter bovis (Vibrio fetus).
Infektion durch Deckakt oder durch Sperma bei der Besamung.

Symptome: Gehäuftes Umrindern bei unregelmäßig verlängerten Brunstintervallen. Frühembryonaler Fruchttod, Fruchtresorption, Abort zwischen 4. und 6. Monat der Trächtigkeit.

Therapie: Keine

Prophylaxe:
Campylobacter-Nosode D200 (wöchentl. 1mal)
Caulophyllum D200 (wöchentl. 1mal)
Kalium carbonicum D200 (wöchentl. 1mal)
Sabina D30 (wöchentl. 1mal)

Lyssa (Tollwut)

anzeigepflichtige Seuche

Therapie-Versuch: (soweit nicht seuchenpolizeilich untersagt):

Lyssinum-Nosode D200 (1 Gabe)	
Coffea tosta D2 Bufo rana D12 Vincetoxicom D2 Echinacea D2 Sulfur D6 } āā (tgl. 3mal)	als virusspezifische AM. Kombination
Engystol-Heel als Injektion	
Gelsemium D4 (tgl. 3mal) oder Causticum D6 (tgl. 3mal)	beim Auftreten von Schlingbeschwerden
Conium D4 (tgl. 3mal) oder Plumbum aceticum D6 (tgl. 3mal)	bei Lähmungen am Rumpf
Synthetic Survival Reagens (SSR) (Carbonylgruppen-compositum)	als Injektion (Molekulartherapie nach Koch)

Botulismus

Ursache: Clostridium botulinum. Ein ubiquitär vorkommender Sporenbildner, der sich in Kadavern vermehrt und das Botulismus-Toxin bildet. Gerät dieses Aas (meist Igel, Hase, Rehkitz) – auch im ausgedörrten Zustand – unter Heu oder Silage und die Rinder nehmen davon auf (auch das den Kadaver umgebende Futter ist meist mit dem Toxin kontaminiert), kommt es zu folgenden Erscheinungen:

Müder Blick, Speicheln, Tiere stehen mit einem Büschel Futter im Maul, setzen den Kopf auf den Selbsttränker, können weder trinken noch fressen. Im fortgeschrittenen Stadium kommt es zum Festliegen. In der Regel verenden solche Tiere innerhalb einer Woche.

Therapie-(Versuch):

Carbonylgruppen comp. (SSR) als Injektion	In Fällen, die frühzeitig zur Behandlung kommen, oder in Fällen, bei denen die Tiere eine relativ geringe Menge des Toxins zu sich genommen haben, mit guter Aussicht auf Heilung einsetzbar.
Botulismus-Toxin-Nosode D200 (1–2 Gaben)	
Causticum D6 (tgl. 3mal) oder Gelsemium D4 (tgl. 3mal)	bei Lähmung der Schlundmuskulatur

Tetanus (Starrkrampf)

Ursache: Bakterieller Erreger Clostridium tetani – ein sporenbildender Anaerobier (gedeiht am besten unter Luftabschluß); deshalb tritt Tetanus auch meist nach unscheinbaren, kleinen aber tiefen Verletzungen auf, die wenig oder nicht bluten.

Symptome: Das Tetanus-Toxin, das von den am Ort der Infektion sich vermehrenden Erregern produziert wird, verursacht Dauerkrämpfe, zuerst an einzelnen Muskeln und Muskelgruppen und erfaßt allmählich die ganze Skelettmuskulatur.

Die Inkubationszeit (Zeitraum zwischen Infektion und Auftreten der ersten Krankheitserscheinungen) beträgt bis zu drei Wochen. Je näher die Verletzung beim Hirn liegt, desto kürzer ist die Inkubationszeit.

Der Starrkrampf beginnt mit Steifigkeit, Trismus (Kaumuskelverspannung) und geht in Dauerkrämpfe über. Die Muskeln fühlen sich hart an, sind deutlich kontrahiert, das Tier nimmt Sägebockstellung ein, der dritte Augenwinkel bildet sich aus, Kopf und Hals sind gestreckt, Zähneknirschen tritt auf, die Ohren sind bretthart, die Bauchdecke hochgezogen. Festliegen unter tetanischen Krämpfen. Tetanus im fortgeschrittenem Stadium ist auch unter Ausschöpfung aller veterinärmedizinischen Möglichkeiten fast zu 100% tödlich.

Therapieversuch:

Carbonylgruppen comp. (SSR)	als Injektion
Tetanus Nosode D200 (2–3 Gaben)	
Strychninum nitricum D6 (tgl. 3–6mal) oder Nux vomica D6 (tgl. 3–6 mal) oder Cuprum D200 (2–3 Gaben)	gegen die Krämpfe.

Prophylaxe: Aktive Schutzimpfung in gefährdeten Beständen, obwohl Rinder relativ wenig gefährdet sind.

Prophylaxe nach Verletzung:

Tetanus Nosode D200 (2–3 Gaben)	
Ledum D6 (tgl. 3mal) oder Hypericum D4 (tgl. 3mal) oder	nach Stichverletzung, als Nervenverletzungsmittel

Ledum D6 Hypericum D4	āā (tgl. 3mal)	als bewährte Indikation

Parasitosen

Parasitäre Erkrankungen gewinnen durch Massentier- und Intensivhaltung laufend an Bedeutung.

Im Vordergrund der Bekämpfung von Ekto- und Endoparasiten stehen heute die immer wirksamer werdenden und mit immer weniger Nebenwirkung behafteten Antiparasitika. Trotzdem gibt es besonders bei Pferd und Hund in zunehmendem Maß auch bei Rind und Schwein immer öfter einzelne Tiere, die trotz intensiven Einsatzes von Antiparasitika nicht mehr parasitenfrei werden. Hier kann mit

Abrotanum D1 (tgl. 2mal, 3 Wochen) oder Tanacet-Heel (tgl. 2mal) Konstitutionsmittel	bei Endoparasiten
Sulfur D30 (tgl. 1mal) oder Mercurius solobilis D200 (tgl. 1mal) oder Graphites D30 (tgl. 1mal) oder Psorinum D30 (tgl. 1mal) oder Psorino-Heel (tgl. 2mal)	bei Ektoparasiten

ein parasitenfeindliches Milieu geschaffen bzw. die Parasiten in ihren Eigenschaften so verändert werden, daß sie den Organismus verlassen oder gegen Antiparasitika wieder empfindlich werden.

Okoubaka D3 (tgl. 3mal)	hilft dem Organismus, die Giftstoffe der Parasiten und der Antiparasitica leichter zu eliminieren.

Ergibt sich aus der Anamnese und der klinischen Untersuchung allerdings ein homöopathisches Simile, ist selbstverständlich diese angebracht. Der Einzelorganismus ist auf diese Weise parasitenfrei zu bekommen, unabhängig davon, ob es sich um Ekto- oder Endoparasiten handelt. Nicht anwendbar ist diese Methode für die Massentierhaltung.

Immer wenn ein Einzeltier durch spezifische Antiparasitika nicht frei von Parasiten wird, oder infolge von Parasiten produzierter Toxinansammlung sich nicht recht erholt, ist zumindest ein Versuch mit der Homöopathie zu empfehlen.

Die homöopathische Behandlung des Schweines

Beim Schwein bleiben nur einige Indikationen für homöopathische Einzelmittel oder Kombinationspräparate übrig, die nicht von einer anderen, hier behandelten Tierart abgeleitet werden können.

Schweinerotlauf

Therapie:

Lachesis D30, D200 oder
Naja D30, D200

Vorbeugung:

Silicea D12 (tgl. 1mal, 14 Tage lang) (Borschel)
Scarlatinum D200 (Becvar)

Bananenkrankheit

Ursache: Eine plötzlich auftretende toxisch bedingte, hyaline Entartung des langen Rückenmuskels (Longissimus dorsi)

Symptome: Die Muskelentartung tritt meist einseitig mit einer bananenförmigen Schwellung und Krümmung an Lende und Rücken neben der Wirbelsäule auf. Werden beide Muskel betroffen, bildet sich rechts und links der Wirbelsäule ein mehr oder weniger großer, äußerst schmerzhafter, bewegungshemmender Wulst. Bei beidseitiger oder auch bei einseitiger sehr intensiver Erkrankung sowie bei schweren Schweinen, Zuchtsauen oder Zuchtebern besteht kaum Heilaussicht. Ist aber das Tier bei Appetit und nicht zu gewichtig, ist die Erkrankung nur einseitig, nicht zu hochgradig, kann es sich – wenn auch unter Qualen – erheben, ist die Prognose gut.

Therapie:

Arnica D30 (tgl. 1mal)	Jede Bewegung bereitet Qualen, der betroffene Muskel ist bretthart, das Schwein schreit schon, wenn man sich ihm nur nähert.
Phosphor D30 (tgl. 1mal)	ein Mittel, welches gegen Muskeldegeneration gut einsetzbar ist.
Arnica D30 Lachesis D30 } āā (tgl. 1mal)	bewährte Indikation
Naja D12 (tgl. 2mal) oder Naja D200 (tgl. 1mal)	kann Herzmuskelentartung verhindern oder beheben, wirkt sich auch günstig auf die Blutgefäße des geschädigten Muskels aus.
Propolis D30 (tgl. 1mal)	hat Rückensteifigkeit, schwankenden Gang, Berührungs-

Propolis Homaccord (tgl. 2mal) Propolis LM18 (tgl. 1mal)	empfindlichkeit, Herzmuskelschwäche, Herzrhythmus-Herzmuskelschwäche, Herzrhythmusstörungen, schnap pende Atmung, cyanotische Akren (Ohrspitzen) – alles Symptome, die auch bei der Bananenkrankheit in Erscheinung treten können – im AMB (Borschel)

Heilungsvoraussetzung ist das Absondern des Tieres in eine Einzelbucht mit Einstreu.

Enterotoxämie – Ödemkrankheit der Ferkel

Ursache: Bedingt durch exo- und endogene Faktoren vermehren sich besonders toxische Coli-Stämme im Darm – auch in Abschnitten, in denen sie physiologischerweise nicht vorkommen – unkontrolliert. Ihre Toxine werden nicht nur im Darmlumen, sondern auch via Kreislauf im Gesamtorganismus wirksam.

Die Enterotoxämie tritt in drei Erscheinungsformen auf:

Kurativ hat sich

Propolis LM18

Propolis-Potenzaccord (Borschel) bei allen drei Formen;

Okoubaka D3 (Jedwillath) bei der Magen-Darm-Form bewährt.

Ich gehe davon aus, daß sowohl Propolis als auch Okoubaka Flavanoide enthalten, die als Radikalfänger fungieren. Diese Stoffe sind imstande, im Organismus körperfremde pathologische Eiweißkörper hochmolekularer Natur (Toxine, Viren, Bakterien) durch von ihnen initiierte Ketten„aufbruch"reaktionen in biologische Stoffe zu zerlegen, die der Organismus wieder als Bausteine verwenden oder ausscheiden kann.

Herz-Kreislauf-Lungenform

Symptome: Ohren, Rüssel, Beine cyanotisch und kalt. Hochgradige Atemnot, Tachykardie

Therapie:

Laurocerasus D4 (stündl.)	Rechtsherzinsuffizienz, Zyanose, Lungenödem, Reizhusten (Hüsteln)
Apis D4 (tgl. 3mal)	Lungenödem, quietschen, > in frischer Luft, Durstlosigkeit, Berührungsangst
Lachesis D12 (tgl. 2mal)	Endo-Myocarditis, Gefäßschäden
Lachesis D30, D200 (tgl. 1mal bis >)	
Naja D12 (tgl. 2mal)	Reizleitungsstörungen, Myocardschäden, Tachycardie, Cyanose
Carbo vegetabilis D12, D30 (tgl. 1–2mal)	große Angst, Unruhe, Eiseskälte
Apis D4 Lauroceasus D4 Lachesis D12 } āa (tgl. 3mal)	bewährte Indikation

Nux vomica D6 (tgl. 3mal)	Intoxikation nach Umstallung, Transporten
Nux vomica Homaccord-Heel (tgl. 3mal)	

Hirn-Rückenmarksform

Symptome: verschiedengradige Gleichgewichtsstörungen, Ataxie, Zwangsbewegungen, häufig Lidödeme, Lähmungen

Therapie:

Apis D4	Ödeme, Aufschreien, Schläfrigkeit, Ruhelosigkeit, Kopfrollen
Helleborus D4	nervöse Erregung, Muskelkrämpfe, aber auch Schlummersucht
Helleborus D4 Apis D4 Nux vomica D6 } $\overline{aa}$ (stündl.)	als bewährte Kombination
para- benzochinon D6 (Borschel)	

Magen-Darmform

Symptome: Heftiger Durchfall oder Brechdurchfall, Blässe, eingezogener Bauch, eingefallene Augen, Exsikkose

Therapie:

Veratrum D4, D12
Arsenicum D12, D30
Carbo vegetabilis D12, D30
Ipecacuanha D4
Nux vomica D6, D30
Okoubaka D3

Veratrum album D4
Arsenicum album D12
Carbo vegetabilis D12
Nux vomica D6
} $\overline{aa}$ (stündl.) bei > seltener

Nux vomica Homaccord-Heel
Veratrum album Homaccord-Heel
} $\overline{aa}$ (stündl.) bis >

In der Praxis kommt kaum eine der drei Formen rein vor. Wunder lassen sich bei schwerst erkrankten Tieren keine erwarten. In manchen Fällen ist die homöopathisch-biologische Behandlung auch neben der antibiotischen angebracht.

Prophylaxe: Die üblichen Hygiene- und Fütterungsmaßnahmen und vor allem gegen Streß vor Umstallung und Transporten:

Nux vomica D6 Chelidonium D4 Calcium carbonicum D12	āā	mit etwas Wasser gut vermischen, mit wenig Futter vermengt geben.
Nux vomica Homaccord-Heel (1–2 Gaben) oder Veratrum Homaccord-Heel (1–2 Gaben) oder		vor Futterumstellung, Umstallung
Nux vomica Homaccord-Heel Veratrum Homaccord-Heel	āā	vor Transporten
Propolis Homaccord oder Propolis LM18 (Borschel)		

Durchfall neugeborener Ferkel

Ursache: Rota-Corona-Viren, hochtoxische Colistämme

Therapie:

Nux vomica D6 Arsenicum D12 Veratrum album D4 Carbo vegetabilis D12	āā (ständl.) bei > seltener	Die Ferkel verfallen in den ersten Lebenstagen von Stunde zu Stunde.
Nux vomica Homaccord-Heel Veratrum Homaccord-Heel	āā (tgl. 3–4mal)	
Okoubaka D3 (tgl. 3mal)		gegen die toxische Komponente besonders bewährt.

Zitterkrank neugeborener Ferkel

Agaricus D30 (tgl. 1mal)	Zittern hört im Schlaf auf
Zincum D30 (tgl. 1mal)	Zittern auch im Schlaf

Rußartige Dermatose der Saugferkel

Symptome: Am Rüssel, um die Augen, hinter den Ohren, an den Füßen bilden sich schwärzliche Beläge. Von den Innenschenkeln und vom Unterbauch ausgehend kann sich ein gelbbrauner, schmieriger Belag über den ganzen Rumpf ausbreiten, der später schwärzliche Borken bildet.

Therapie:

Graphites D30 Sulfur D30 Rhus toxicodendron D30	āā (tgl. 1mal)	bewährte Indikation
Psorinoheel (tgl. 3mal)		

Rhinitis atrophicans (Schnüffelkrankheit)

Ursache: Obwohl Bakterien (Bordetella bronchiseptica, Pasteurella multocida) als Erreger gelten, ist wahrscheinlich, daß auch Viren an der Entstehung und enzootischen Verbreitung beteiligt sind.

Prophylaxe für Ferkel aus latent infizierten Zuchtbeständen:

Engystol-Heel Euphorbium compositum-Heel	āā	als Injektion
Viruvetsan		als Injektion
Coffea D30 Bufo rana D30 Vincetoxicum D30 Echinacea D30 Sulfur D30	āā	der klinische Ausbruch, die Weiterentwicklung der Erkrankung in ein Stadium mit beträchtlichen wirtschaftlichen Folgen ist oft zu verhindern.
Propolis Potenzaccord		

Therapie im viralen Stadium:

Engystol-Heel Euphorbium compositum-Heel Viruvetsan	
Coffea D2 Bufo rana D12 Vincetoxicum D2 Echinacea D2 Sulfur D6	āā
Propolis Potenzaccord	

Therapie im durch bakterielle Sekundärerreger bestimmten Stadium:

Ist Rhinitis atrophicans mit bakteriellen Sekundärerregern überlagert, kommt es zu Niesen, Schniefen, Nasenbluten, schleimig-eitrigem Nasenausfluß, zur Verformung des Rüssels, Beeinträchtigung der Freßlust und der Gewichtszunahme, sind folgende Mittel angezeigt:

Belladonna D4, D30	Fieber, Inappetenz, serös-schleimiger Nasenausfluß, gerötete Konjunktiven, häufiges Niesen
Mercurius sol. D12, D30	eitriger Nasenausfluß, oft verstopfte Nase
Cinnabaris D12	Beteiligung der Nasennebenhöhlen
Hepar sulfuris D30	dickeitriger, stinkender Nasenausfluß
Phosphor D200	bei gehäuftem Nasenbluten mit hellem Blut.
Silicea D30	bei fortgeschrittener Chronizität des Leidens
Mucosa compositum-Heel Tonsilla compositum-Heel Lymphomyosot	entfalten mildernde Wirkung im fortgeschrittenen Stadium

Coencyme compositum-Heel Ubichinon comp.	können fortschreitende Nasenmuschelverformung bremsen oder stoppen.

1–3 obiger Mittel können eine Schadensbegrenzung bewirken. Von Erfolg muß man allerdings schon sprechen, wenn ein Stillstand im Krankheitsver-lauf eintritt, die Mast ohne schwere wirtschaftliche Schäden beendet werden kann.

Sekundäre Wehenschwäche

Die von Wolter angegebene, im Blindversuch am Schwein erprobte Methode, hat vor allem für multipare Tiere (Schwein, Hund, Katze) Gültigkeit.

Therapie:

Caulophyllum D30 (1 Gabe)	nach Bedarf wiederholen; wirkt besser als Wehenmittel, sofern es sich nicht um eine erstgebärende Sau handelt und schon ein oder mehrere Ferkel geboren sind.

MMA(Metritis-Mastitis-Agalaktie)-Komplex (Milchfieber der Sau)

Die unter verschiedensten Symptomen auftretende Erkrankung läßt sich selbst nach Versagen von Antibiotika homöopathisch-biologisch gut beeinflussen.

Therapie:

Belladonna D4 Bryonia D4 Phytolacca D4	āā (stündl.)	Entzündete Milchkomplexe, Fieber bis 41°C, Benommenheit, Wechsel der Hautfarbe zwischen rot und weiß.
Lachesis D8 Pyrogenium D15 Echinacea D2	āā (stündl.)	Fieber bis 40,5°C, Kreislaufschwäche; das Tier ist nicht zum Aufstestehen zu bewegen, die Haut an den erkrankten Milchkomplexen ist blaurot verfärbt, weißer Scheidenausfluß kann auftreten; kommt Milch- oder Lochialfluß in Gang, bessert sich auch das Allgemeinbefinden.
Lachesis D30, D200 (tgl. 1mal bis >)		
Echinacea compositum-Heel		als Injektion oder nach Bedarf nach
Lachesis compositum-Heel		24 Stunden wiederholen

Ferkelfressen der Muttersau

Therapie:

Phosphor D200 (1–2 Gaben)	Die Sau stößt aus Angst vor der neuen Situation die Ferkel mit dem Rüssel von sich, beißt und frißt sie aber nicht

Argentum nitricum D200 (1–2 Gaben)	s. Phosphor
Hyoscyamus D200 (1–2 Gaben)	Die Sau wird plötzlich bösartig, zerfleischt und frißt die Ferkel
Platinum D200	

Alle Mittel, die unter „Schlagen beim Melken“ der Kühe angeführt sind.

Die homöopathische Behandlung des Pferdes

Krankheiten der Augen (s. Kap. „Hund“)

Periodische Augenentzündung (Mondblindheit)

Primäres Leiden ist eine Iridocyclochorioditis (Entzündung der mittleren Augenhäute). Vor allem werden männliche Tiere im Alter bis 7 Jahren befallen.

Ursache: Ungeklärt. Allergische, genetische, geographische und klimatische Einflüsse scheinen ebenso wie feuchte und warme Ställe eine Rolle zu spielen.

Symptome: Anfangs Tränenfluß, über Nacht ein Auge geschlossen, auch das zweite Auge wird bald befallen; hochgradige Bindehautentzündung und Lichtscheu, Hornhaut und Flüssigkeit in der vorderen Augenkammer trüben sich, Fieber tritt dazu.

Verlauf: Ab etwa dem 5. Tag klingen die Entzündungserscheinungen ab. In 14 Tagen bis 2 Monaten ist wieder alles gut. Bei jedem sich in unregelmäßigen Abständen wiederholenden Anfall wird die Sehkraft mehr geschwächt, bis schließlich Erblindung eintritt.

Therapie:

Dunkler Stall, warme Umschläge mit Euphrasia extern

Belladonna D4 Phytolacca D4 Euphrasia D4 } āā (tgl. 3-6mal)	in der hochakuten Phase der Bindehaut- und Regenbogenhautentzündung
Conium D4 (tgl. 3mal) oder Causticum D6 (tgl. 3mal)	gegen Hornhautentzündung und Trübung der Flüssigkeit in der Augenvorderkammer
Acidum nitricum Euphrasia } āā D200	(Borschel)

Coencyme comp.- Heel
Ubichinon comp.- Heel
Glyoxal comp.- Heel

Auto-Sanguis-Stufentherapie
Occulus totalis- Heel

Ohrenerkrankung

siehe Kap. „Hund“, Seite 165

Krankheiten des Atemapparates (s. Kap. „Rind“)

Empyem der Kieferhöhle

Ursache: Meist Folge von Druse oder Nasenschleimhautentzündung

Symptome: Tritt fast nur einseitig auf. Das Sekret kann serös, schleimig, eitrig, mißfarben, übelriechend sein. Der Nasenausfluß ist entweder permanent oder nur schub- und zeitweise, verstärkt bei gesenktem Kopf und bei Anstrengung vorhanden. Die Kehlgangslymphknoten schwellen an der kranken Seite an. Ist die Erkrankung hochgradig, kommt es zur Vorwölbung über der Kieferhöhle und Erweichung des Knochen, der Perkussionsschall ist gedämpft.

Therapie:

Hydrastis D4 (tgl. 3mal)	Das Sekret ist serös und schleimig.
Mercurius solubilis D12 (tgl. 2mal)	Die Nase ist trocken oder blutstreifiger Eiter tritt aus.
Hepar sulfuris D30 (tgl. 2mal)	Übelriechender, dicker Eiter entleert sich.
Kalium bichromicum D6 (tgl. 3mal)	Dicker, zitronen-orange-gelber Eiter entleert sich oder Krusten in der Nase treten auf.
Euphorbium compositum-Heel als Injektion Naso-Heel (tgl. 3mal)	für eher akute Fälle
Silicea D30 (tgl. 1mal)	dünnflüssiger, graugelber Eiter kommt zum Vorschein. Es ist ein Mittel für eher chronischen Zustand.
Sulfur jodatum D6 (tgl. 3mal)	Das Mittel für die endgültige Ausheilung, verhindert Hypertrophie der Nebenhöhlenschleimhäute.
Sinusitis Nosode D200 (1 Gabe)	Macht die Sinusschleimhäute für Simile besser ansprechbar.

Katarrhalische und eitrige Luftsackentzündung (Aerocystitis catarrhalis et purulenta)

Der Luftsack, eine Besonderheit bei Equiden – ist eine Ausstülpung der Eustachischen Röhre, eine Art Druckausgleichbehälter zwischen Mittelohr und Außenwelt.

Ursache: Tritt als Komplikation einer vernachlässigten Druse, durch Übergreifen des entzündlichen Prozesses eines angrenzenden Organes oder Gewebes auf.

Symptome: Gestreckte Kopfhaltung, besonders beim Schlucken. Häufig auftretendes Verschlucken löst Husten und Regurgitieren (Futter kommt durch die Nase heraus) aus. Die Ohrspeicheldrüse wird vorgewölbt, die Schwellung läßt sich nach der anderen Halsseite verschieben. Durch Senken des Kopfes, durch Schlucken und durch Druck auf die obere Halsgegend entleert sich Luftsacksekret durch die Nase. Im akuten Fall ist die obere Halsregion schmerzhaft, ödematös-phlegmonös, nicht durchtastbar.

Therapie:

Nux vomica D6 (tgl. 3mal)	Das Gefühl, „wie ein Knödel im Hals", legt Wolter auf die tatsächliche Schwellung des Luftsackes um.
Phytolacca D4 (tgl. 3mal)	Ein primärer Entzündungsherd sitzt in einem anderen Organ oder Gewebe.
Hydrastis D4 (tgl. 3mal)	Es entleert sich klares oder leicht getrübtes, schleimiges Sekret.

Hepar sulfuris D30 (tgl. 1mal)	Dicker, übelriechender Eiter, ohne Spülung nicht entleerbar, fördert den Eiterabbau über den Blutweg.
Hepar sulfuris D12 (tgl. 2mal)	fördert die Eiterausscheidung nach außen.
Silicea D30 (tgl. 1mal)	für eher chronische Fälle mit dünnflüssigem Eiter, mit Schwellung der regionalen Lymphdrüsen.
Traumeel-Heel (tgl. 3mal)	kann in allen Stadien eingesetzt werden.
Euphorbium compositum-Heel als Injektion Echinacea compositum-Heel als Injektion Tonsilla compositum-Heel (tgl. 3mal)	

Druse

Ursache: Spezifische Entzündung der oberen Luftwege durch den Streptococcus equi. Befallen werden in erster Linie Fohlen und junge Pferde. Je jünger das befallene Pferd, desto schwerer die Erkrankung.

Symptome: Fieber bis 41 °C, erst schleimiger, bald eitriger Nasenausfluß, Freßunlust, gestreckter Hals. Kehlgangs- und Rachenlymphknoten schwellen an, in ihrem Inneren bilden sich Abszesse, die zum Durchbruch nach außen neigen. Es entleert sich dicker, rahmiger Eiter, der Luftsack kann von der Entzündung erfaßt werden. Metastasen können sich in der Lunge und in Gelenken bilden.

Therapie:

Belladonna D4 (tgl. 3–6mal)	im hochakuten, fieberhaften Stadium mit serösem Nasenausfluß
Apis D4 (tgl. 3–6mal)	im ödematösen Stadium, wenn örtliche Kälteanwendung >.
Phytolacca D4 (tgl. 3–6mal)	Die Drüsen beginnen sich zu verhärten, wenig trübschleimiges Nasensekret tritt zutage.
Mercurius solubilis D12 (tgl. 2–4mal)	wenn sich die Drüsen verhärten und nur wenig oder kein Nasensekret (eitrig-blutig) zutage tritt.
Belladonna D4 Apis D4 Phytolacca D4 Mercurius solubilis D12 } āā (tgl. 3mal)	als bewährte Indikation im akuten Stadium
Hepar sulfuris D30 (tgl. 2mal)	fördert die Eiterresorption, ist bei beginnender Einschmelzung indiziert
Hepar sulfuris D12 (tgl. 2mal)	beschleunigt den Durchbruch des Eiters aus den schon eingeschmolzenen Lymphdrüsen.
Myristica sebifera D6 (tgl. 3–6mal)	Auch dieses Mittel fördert den Durchbruch des Eiters nach außen.

Silicea D30 (tgl. 1mal)	Zur endgültigen Ausheilung und zur Rückbildung fibrösen Gewebes in den Lymphknoten.
Lymphomyosot (tgl. 3mal)	als Ausleitungsmittel

Kehlkopfpfeifen

Ursache: Eine Lähmung des Nervus recurrens, die eine der Stimmbandmuskel nach sich zieht.

Symptome: Pfeifendes, röhrendes, schnarchendes Stenosegeräusch bei der Einatmung, das sich bei Anstrengung verstärkt. Ist die Lähmung hochgradig, kommt es zu Leistungsminderung und Atemnot.

Arnica D4 (tgl. 3–6mal)	Wenn eine Verletzung als Ursache in Frage kommt.
Hypericum D4 (tgl. 3–6mal)	Verletzung des Nervus recurrens
Arnica D4 Hypericum D4 } āā (tgl. 3–6mal)	bewährt bei obiger Ursache
Gelsemium D4 (tgl. 3mal) oder Causticum D6 (tgl. 3mal)	haben Beziehung zu Paresen einzelner Nerven, aber auch zum Kehlkopf
Plumbum aceticum D6 (tgl. 3mal)	Wenn es zur Atrophie der Kehlkopf- und Stimmbandmuskulatur gekommen ist.
Opium D30 (tgl. 1mal)	Wirkt nach Wolter regulierend auf Krampf und Lähmungszustände.
Carbonylgruppen comp. (SSR)	als i.v. Injektion

Dämpfigkeit (chronisches alveoläres Lungenemphysem)

Ursache: Vorhergehende, nicht abgeheilte chronische Bronchitis und Bronchiolitis
Symptome: Zunächst nur morgens bei Arbeitsbeginn; häufiger, anfangs noch kräftiger Husten, der mit zunehmender Lungenveränderung schwächer bis tonlos wird. Die Atemnot ist vorerst nur exspiratorischer, später auch inspiratorischer Natur. Die Lungengrenzen sind erweitert, Nebengeräusche verstärkt und vermehrt.

Therapie:

Acidum formicicum D6	als Injektion in den schmerzhaften Punkt am kaudodorsalen Winkel des Schulterblattknorpels (nur wirksam, wenn der Punkt beiderseits deutlich druckschmerzhaft ist). – Wolter –
Drosera D4 (tgl. 3mal)	Bei deutlicher < der Atemnot bei Nacht.
Ipecacuanha D4 (tgl. 3mal)	Atemnot geht mit großblasigem Rasseln einher.
Tartarus emeticus D4 (tgl. 3mal)	Feinblasiges Rasseln ist hörbar, das Pferd zeigt große Schwäche.
Kalium nitricum D3 (tgl. 3mal)	Neben der Atemnot besteht Herzschwäche, Stauungen kommen vor.
Kalium arsenicosum D6 (tgl. 3mal)	Anwendung wie Kalium nitricum, wenn zusätzlich Unruhe und Durst auftreten.

Dulcamara D12 (tgl. 2mal)	Wenn eine Durchnässung Ursache ist.
Galphimia D6 (tgl. 3mal)	Empirisch gegen emphysematöse Zustände, wenn sie allergisch bedingt sind.
Cuprum aceticum D4 (tgl. 3mal)	Wenn die Atemnot durch Spasmen der Atemwege ausgelöst wird.
Atropinum compositum-Heel Coencyme compositum-Heel Ubichinone compositum-Heel Carbonylgruppen comp. (SSR)	1–2 Injektionen pro Woche können den Zellstoffwechsel positiv beeinflussen
Tartehedreel-Heel (tgl. 3mal) und/oder Drosera Homaccord-Heel	bringen auch manchmal noch Hilfe
Silicea D30 (tgl. 1mal)	Hilft nach > des Zustandes, die elastischen Fasern der Bronchioli und Alveolen zu regenerieren (Rekonvaleszenzmittel).

Husten

Wird definiert als tönendes Ausstoßen von Luft aus der Luftröhre durch die krampfhaft verengte Stimmritze. Husten ist an sich keine Erkrankung, sondern ein Symptom. Da Pferde jedoch im Verlauf akuter und chronischer Erkrankungen der Atemwege, wie auch der Mensch, unter bestimmten Umständen verschiedene Hustenarten entwickeln, soll näher auf den Husten eingegangen werden.

Sieht man von den suppressiven Mitteln der Schulmedizin ab, so hat diese keine ursächliche Therapie gegen nichtinfektiösen Husten anzubieten.

Dem Homöopathen aber stehen eine Unzahl von Mitteln zur Verfügung. Er muß nur nach homöopathischer Symptomatik das entsprechende wählen. Es würde allerdings zu weit führen, hier auf alle unter gewissen Bedingungen angezeigten homöopathischen Arzneimittel einzugehen. Dazu gibt es verschiedene Symptomenverzeichnisse und Repertorien als Nachschlagewerke.

Zwecks besserer Analyse des „Hustens" und der höheren Wahrscheinlichkeit, das passendste homöopathische Arzneimittel zu finden, soll hier eine Art Fragebogen erstellt werden.

Die Fragen nach der Zeit des Hustens

Wie lange besteht der Husten schon (akut oder chronisch)?
Können Sie sich an ein Ereignis erinnern, seitdem der Husten besteht (Erkrankung, Stehen im Luftzug im erhitzten Zustand, kalter Wind, offene Stalltür, Durchnässung, Temperatursturz, Impfung etc.)?
Handelt es sich um einen Keuch-, Kitzel- oder Krampfhusten?
Hustet das Pferd vorwiegend tagsüber? nachts? Tag und Nacht? morgens? abends? vor Mitternacht? nach Mitternacht?
Folgen die Anfälle rasch aufeinander?
Sind die Hustenstöße kurz?
Sind die Hustenstöße lang?
Sind die Anfälle regelmäßig?

Treten sie vorwiegend oder nur bei Temperaturwechsel auf?
Wenn ja, vom Warmem ins Kalte?
Oder vom Kalten ins Warme?
Hustet das Pferd ununterbrochen?

Hustenmodalitäten

Tritt der Husten nach Anstrengung auf?
Wird er durch Anstrengung < ?
Hustet das Pferd beim Einatmen?
Hustet es beim Ausatmen?
Verschlimmert tiefes Einatmen den Husten?
Bessert ihn Auswurf?
Wird der Husten durch Fressen < ?
Oder wird cr > ?
Tritt der Husten bei Erregung auf?
Gibt es eine Jahreszeit, in der sich der Husten < ?
Gibt es eine Jahreszeit, in der sich der Husten > ?
Wird der Husten durch kaltes Trinken < oder ausgelöst?
Wird der Husten durch kaltes Trinken > ?
Ist der Husten im geschlossenen Raum < ?
Ist der Husten im geschlossenen Raum > ?
Ist er im Freien > ?
Ist er im Freien < ?
Hustet das Pferd bei feucht-kaltem Wetter besonders viel?
Oder bei feucht-warmem?
Tritt der Husten immer wieder nach Zugluft auf?
Hustet das Tier hauptsächlich in trockener Luft?
< sich der Husten durch Sonneneinstrahlung?
Hustet das Pferd nur im überhitzten Zustand?
< sich der Husten durch Nebel?
< sich der Husten bei Wetterwechsel?
< sich der Husten bei kaltem Wind?

Art des Hustens

Ist der Husten anhaltend?
Geht er mit Atemnot einher?
Ist er etwa erstickend?
Keuchend?
Macht er den Eindruck, es handle sich um einen Kitzelhusten?
Scheint Trockenheit in den Atemwegen die Ursache zu sein?
Ist er erschöpfend?
Erschütternd?
Hart?
Heftig?
Handelt es sich eher um Hüsteln?
Sitzt Ihrer Ansicht nach der Hustenreiz im Kehlkopf?
In der Luftröhre?
In den Bronchien?

Am Lungenfell?
Oder geht er eher vom Herz aus?
Ist der Husten eher bellend? klingend? krächzend? kratzend? pfeifend? rasselnd? tiefklingend? tonlos? zischend?
Ist er eher krampfhaft? quälend? rauh? schmerzhaft? tiefsitzend? trocken? locker?

Auswurf, beidseitiger Nasenausfluß

Da dieser neben völligem Fehlen bei extremem Reizhusten durch sein zeitliches Auftreten, Aussehen, Form, Farbe, Konsistenz, durch seine Menge und durch seine Löslichkeit stark variiert und meist mit dem Husten gemeinsam auftritt, muß er im Zusammenhang mit diesem abgehandelt werden.

Zu welcher Tageszeit tritt der Auswurf vorwiegend oder ausschließlich auf? Ist der Nasenausfluß blutig? flockig? glasig? granuliert? milchig? rostfarben? schaumig? eitrig? gelb? grau? grünlich? weiß? klumpig?
Ist seine Konsistenz dünn? fadenziehend? hart? klebrig? wäßrig? zäh?
Hat er einen Geruch?
Wenn ja, welchen?
Tritt der Ausfluß in großen Mengen auf?
Tritt er nur spärlich auf?
Tritt er dauernd auf?
Tritt er nur sporadisch auf?
Oft?
Selten?
Löst sich der Auswurf leicht?
Oder schwer?
Wird er geschluckt?

Das Simile wird mit Hilfe eines Repertoriums ermittelt bzw. die passendsten Hustenmittel als bewährte Indikation eingesetzt.

Herz-Kreislauf-Erkrankungen (s. Kap. „Rind“)

Perikarditis, Myokarditis, Endokarditis

Ursache: treten beim Pferd praktisch nur sekundär im Verlauf oder als Folge von Infektionskrankheiten durch toxische Schädigung des Herzmuskels bzw. durch entzündliche Veränderungen an Herzbeutel, Herzmuskel und Herzklappen auf.

Symptome der Perikarditis: kleiner drahtiger Puls, Reibegeräusch oder vergrößerte Herzdämpfung, eventuell abgeschwächte Herztöne.

Symptome der Myokarditis: Bewegungsabneigung, Puls frequent, schwach, Herzvergrößerung (Dämpfung), Ödeme.

Symptome der Endokarditis: Kleiner intermittierender Puls, Durchblutungsstörungen, Temperaturabfall, Stauung der Vena jugularis.

Therapie:

Propolis Potenzaccord (tgl. 2–3mal)	(Borschel)
Crataegus D1 (stündl., tgl. 3mal)	Besonders bei Herzmuskelschwäche; vermindert die Schlagzahl des Herzens, erhöht das Schlagvolumen; fördert die Durchblutung des Herzmuskels, schont den Herzmuskel.
Lachesis D12 (tgl. 3mal)	Wirkt den toxischen Schäden an Myo- und Endokard im Verlauf von Infektionen entgegen.
Naja D12 (tgl. 3mal)	bei Reizleitungsstörungen
Arnica D30 (tgl. 2mal)	nach Überanstrengung
Cralonin-Heel (tgl. 3–6mal) Cactus compositum-Heel (tgl. 3–6mal)	

Thrombose

Vollständiger oder partieller Verschluß eines Blutgefäßes durch ein Blutgerinnsel am Ort der Entstehung.

Symptome: Abhängig von der Lokalisation des Thrombus, von der Größe der geschädigten Gefäße, ob der Verschluß ein totaler oder partieller ist und ob eine Arterie oder Vene betroffen ist.

Arterieller Verschluß zieht Blutunterversorgung von Gewebsbezirken nach sich, der unterversorgte Bezirk wird kalt und blaß (ischämisch); der venöse Verschluß hat Stauung, Cyanose, Ödem zur Folge.

Therapie:

Lachesis D12 (tgl. 3mal)	setzt die Gerinnbarkeit des Blutes herab, kräftigt den Kreislauf
Naja D12	wirkt ähnlich wie Lachesis aber intensiver
Phosphorus D200 (2–3 Gaben) und Hirudo D200 (2–3 Gaben)	wirken beide blutverdünnend
Calcium fluoratum D12 (tgl. 2mal) oder Silicea D30 (tgl. 1mal)	können den organisierten Thrombus allmählich abbauen

Lymphangitis (Einschuß)

Entzündung der Lymphgefäße der Hinterextremität durch Infektion.

Symptome:
Fieber, erhöhte Puls- und Atemfrequenz, Anheben des kranken Beines, Umschauen danach; schmerzhafte, strickähnliche Verdickung der Lymphgefäße an der Innenseite von der Leiste bis maximal zum Fesselgelenk, anfangs ödemisiert, später hart, heiß.

Therapie:

Belladonna D4 (tgl. 3–6mal)	im Anfangsstadium, Schwellung kaum feststellbar, aber

	erhöhte lokale und allgemeine Temperatur und extreme Schmerzhaftigkeit
Apis D4 (tgl. 3–6mal)	Wenn die Extremität teigig geschwollen und sehr berührungsempfindlich ist.
Belladonna D4, Apis D4, Phytolacca D4, Echinacea D2 āā (tgl. 3–6mal)	als bewährte Indikation
Lachesis D8 (tgl. 3mal)	Wenn schwere Allgemeinsymptome (Fieber, Freßunlust, verwaschene Schleimhäute, Kreislaufstörungen) auftreten.
Lachesis D30, D200 (tgl. 1mal bis >)	
Echinacea compositum-Heel, Engystol-Heel āā als Injektion	
Lymphomyosot (tgl. 3mal)	als Ausleitungsmittel

Krankheiten des Verdauungsapparates (s. Kap. „Rind")

Lippenlähmung

Ursache: traumatische oder toxische Nervenschädigung.

Symptome: Herabhängen eines Lippenteiles, Speicheln, Freß- und Trinkschwierigkeiten, asymmetrisches Gesicht.

Therapie:

Arnica D4 (tgl. 3mal)	traumatische Ursache liegt vor
Hypericum D4 (tgl. 3mal)	ist als Nervenverletzungsmittel angezeigt
Arnica D4, Hypericum D4 āā (tgl. 3mal)	bewährt bei traumatischer Ursache der Lähmung
Gelsemium D4 (tgl. 3mal) oder Causticum D6 (tgl. 2–3mal)	bei Nervenlähmung mit toxischer Ursache
Opium D30 (tgl. 1mal)	bei unbekannter Ursache

Koliken

Nur Koliken, die ohne chirurgischen Eingriff heilbar sind, können auch mit homöopathischen Mitteln geheilt werden.

Von allen unseren Haustieren neigt das Pferd aus folgenden Gründen am meisten zu Kolikerkrankungen:

Es kann nicht erbrechen.
Es hat für einen Pflanzenfresser einen kleinen Magen.
Er hat ein langes Darmgekröse.
Das nur an der vorderen Gekrösewurzel befestigte Kolon ist in alle Richtungen frei beweglich.
Es hat einen Übergang von einem weiten in ein enges Darmstück, wodurch die Anschoppung des vorderen Darmteiles begünstigt wird.
Parasiten in Massen auftretend können besonders bei jungen Pferden die Darmpassage behindern.
Larvenstadien von Strongylus vulgaris können in Gekrösearterien zu Stenose, Thrombose, Aneurysma und infolge mangelnder Durchblutung einzelner Darmteile zu Koliken, Infarkten, Nekrose einzelner Gekröse- und Darmteile führen.

Ursachen: Metereologische Einflüsse
Futterfehler (qualitativ unzureichend oder quantitativ zu viel)
Haltungsfehler (Überanstrengung, Erkältung)
Eine Kolik ist diskontiunierlich (die meisten Krampfkoliken), kontinuierlich (tonische Überdehnung des Magens oder eines Darmteils).

Akute Magenüberladung (Dilatatio ventriculi)

Ursache: Aufnahme von zu großer Menge Hafer, Obst, grünem Klee etc.

Symptome: Plötzliche starke Unruhe, Futterverweigerung, gekrümmter Rücken, gespannter, nach ventral durchgebogener Hals (um Druck auf das Zwerchfell auszuweichen), hundesitzige Stellung, Dyspnoe, Tachykardie, entsprechender Vorbericht.

Therapie:

Magenspülung als lebensrettende Maßnahme in schweren Fällen unerläßlich.

Nux vomica D6 (1/2 ständl.)	regt die Peristaltik sachte an
Plumbum aceticum D6 (1/2 stündl.)	wirkt blähungswidrig, durchsaftet die Schleimhaut
Nux vomica D6, Plumbum aceticum D6 } āā 1/2 stündl.)	
Soja D30 (tgl. 1–2mal)	nach Beseitigung des Akutzustandes
Okoubaka D3 D4 (tgl. 3mal)	Radikalkiller zur Entgiftung

Anschoppungskolik des Kolons und Zäkums

Ursache: Übergang vom weiten in den engen Darmabschnitt, Futter mit zuviel Rohfaser.

Symptome: Tritt nicht sehr heftig, diskontinuierlich auf, hält 2–3 Tage an. Fallweises Umsehen nach dem Bauch, Stampfen, Hinlegen, von Ruhephasen unterbrochen.

Therapie:

Plumbum aceticum D6 (stündl.)	durchsaftet die Darmmukosa, erweicht allmählich den Inhalt des Darmes, regt die Peristaltik sanft an
Nux vomica D6 (stündl.)	reguliert den Darmtonus zur Norm

Nux vomica D6 Plumbum aceticum D6 } āā stündl.)	Beide Mittel ergänzen sich in ihrer Wirkung.
Graphites D12 (tgl. 3–6mal)	Atonische Verstopfung mit mäßiger Kolik, besonders bei schweren Arbeitspferden und hochträchtigen Stuten.
Alumina D12 (tgl. 3–6mal)	Wirkt auf die träge Peristaltik regulierend. Ist vor allem bei atonischer Obstipation älterer Pferde und hochgravider Stuten angebracht.
Graphites D12 Alumina D12 } āā (tgl. 3–6mal)	Beide Mittel ergänzen sich in ihrer Wirkung.

Darmpechverhaltung neugeborener Fohlen

Ursachen: Zu späte Kollostrumaufnahme, Erkältung.

Symptome: Diskontinuierliche leichte Kolik. Fehlender oder mangelhafter Abgang von Darmpech.

Therapie:

Nux vomica D6
Plumbum aceticum D6 } āā 1/2 stündl.)

Nux vomica D6
Chelidonium D4
Colocynthis D6 } āā 1/2 stündl.)

Eventueller Einlauf (Klysma)

Darmverschluß (Ileus)

Ursache: Kann zu Beginn oder im Verlauf einer Kolik auftreten und ist total oder partiell, mechanisch (Verengung oder Verlegung des Darmlumens) bzw. dynamisch (Spasmus oder Paralyse eines Darmabschnittes) bedingt.

Symptome: Ähnelt der Verstopfungskolik, wenn er mechanisch oder dynamisch mit Darmlähmung einhergeht; ähnelt der Krampfkolik, sofern sie mit Spasmen auftritt.

Therapie: Bei Verlegung und Verengung ist vorerst abzuklären, ob das Tier nicht doch frühzeitig zur Operation in eine Klinik überstellt werden soll. Wenn aus irgendwelchen Gründen diese ausscheidet oder der Besitzer noch abwarten möchte, kann man folgende Therapie bei mechanischem Ileus durchführen:

Nux vomica D6 Plumbum aceticum D6 } āā stündl.)	seine antispastische Wirkung ergänzt sich mit der Schleimhaut durchsaftenden und Darminhalt erweichenden.
Graphites D12 (tgl. 3–6mal) oder Plumbum aceticum D6 (tgl. 3–6mal)	wirken sowohl bei Anschoppungsileus als auch bei Darmparalyse tonisierend

Opium D30 (2ständl.)

Tiere, die Opium brauchen, werden ruhig, apathisch, nehmen an der Umgebung keinen Anteil mehr, haben enge Pupillen. Ballottment an der Bauchwand kann Klingen, Plätschern hervorbringen, die Peristaltik steht still. Dieses Mittel kann den einen oder anderen Fall von Darmlähmung oder sonstiger verschleppter Kolik noch beheben.

Therapie des spastischen Ileus:

Nux vomica D6, Chelidonium D4, Colocynthis D6 – āā (ständl.)

wirkt antispastisch, behebt oder verhindert Gallebeteiligung, wirkt analgetisch.

Spastische Kolik (Krampfkolik)

ist eine Reiz- und Erkältungskolik. Sie ist eine funktionelle Darmstörung, die kaum mit einer histologisch nachweisbaren Schleimhautveränderung einhergeht. Man schreibt sie einer vagoton bedingten, verstärkten Peristaltik und Krampfbereitschaft zu.

Ursache: Wetterwechsel, Zugluft, Überhitzung, kaltes Trinken, Überanstrengung, Unterkühlung, Diätfehler in Form verdorbenen Futters oder plötzlichen Futterwechsels.

Symptome: Die Krampfkolik beginnt plötzlich, anfallsartig, aber auch kontinuierlich, sehr heftig. Das Allgemeinbefinden ist anfangs nur wenig gestört. Die intensive und lebhafte Peristaltik ist oft schon in Form von metallischem Klingen auf Distanz zu hören.

Therapie:

Aconitum D4 (1/2 ständl.) bis > oder
Aconitum D30 (1/2 ständl.) bis > oder
Aconitum Homaccord-Heel (1/2 ständl.) bis >

Äußerst heftige, kontinuierliche Kolik mit Hinwerfen, Aufspringen, Schlagen gegen den Bauch, Umsehen, spastischen Dünndarmkrämpfen. Das Pferd ist trocken, ängstlich. Als Auslöser kommt meist ein kalter Wind in Frage. Diese Kolikform tritt häufiger in der kalten Jahreszeit auf.

Belladonna D4 (1/2 ständl.) oder
Belladonna Homaccord-Heel (1/2 ständl.) oder
Atropinum sulfuricum D8 (1/2 ständl.) oder
Atropinum compositum-Heel als Injektion

Diese Mittel sind indiziert, wenn Zugluft, Überhitzung, Schwitzen und kaltes Trinken vorausgingen, die Kolik anfallsartig mit schmerzfreien oder schmerzarmen Phasen besteht, die Symptome von Anfall zu Anfall an Intensität zunehmen, der Patient Sägebockstellung einnimmt, weite Pupillen und Schweißausbruch hat.

Nux vomica D6 (ständl. bis Heilung)

Diese Kolik ist fütterungsbedingt, geht mit häufigem, meist vergeblichem Kotdrang mit Verstopfung einher, beginnt meist Stunden nach einer Mahlzeit, oft am Morgen.

Nux vomica D4

bei hochträchtigen Stuten

Colocynthis D6 (ständl. bis Genesung)

Diese Kolik ist anfallsartig, mit Durchfall einhergehend oder Folge von Durchfall. Der Rücken wird nach oben gekrümmt, Wärme >, die Kolik beginnt unmittelbar nach oder schon während der Mahlzeit.

Chelidonium D4 (ständl. bis Genesung)	Gallenwege sind an der Kolik beteiligt, der Stuhl hat gelbliche Farbe, ist von weicher Konsistenz.
Nux vomica D6, Chelidonium D4, Colocynthis D6 } āā (stündl. bis Genesung)	bewährte Indikation
Chamomilla D4 (1/4–1/2 stündl. bis Genesung)	Sehr heftige Kolik, deren klinische Anzeichen den geäusserten Schmerzen nicht entsprechen, oft mit Blähungen, nachts, und besonders bei Fohlen auftreten.
Magnesium phosphoricum D12	Heftige Kolik bei ärgerlichen, meist schwächlichen Tieren, anfallsartig, Rücken nach oben gekrümmt, Wärme und Druck auf Bauch >.
Veratrum album D12 (1/2 stündl. bis >)	Kolik mit Durchfall, Kreislaufschwäche, Kälte der Haut
Atropinum comp. Heel Spascupreel- Heel	

Krankheiten der männlichen Geschlechtsorgane (s. Kap. „Rind“)

Samenstrangfistel

Ursache: Bei der Kastration zu lang belassener Stumpf des Samenstranges, Abbinden des Samenstranges mit Seide oder Zwirn. Infektion mit spezifischen (Botryomykose) oder aspezifischen (Strepto-, Staphylokokken, Colibakterien).

Symptome: Mehr oder weniger große, in der Regel derbe Geschwulst am Samenstrangstumpf, die zeitweise aufbricht.

Therapie:

Kalium jodatum D3 (tgl. 3mal)	Im Initialstadium
Mercurius solubilis D12 (tgl. 2mal)	bei beginnender Eiterung
Hepar sulfuris D30 (tgl. 2mal)	zum Eiterabbau am Blutweg
Hepar sulfuris D12 (tgl. 2mal)	fördert Eiterdurchbruch nach außen
Tarantula cubensis D6 (tgl. 3mal)	Wenn auch Nekrose mit im Spiel ist
Carbonylgruppen com. (SSR) (wöchentl. 1mal) i.v.	
Glyoxal compositum-Heel (wöchentl. 1mal) i.v.	

Operation ist nicht immer zu verhindern, durch Verkleinerung der Geschwulst aber zu erleichtern.

Traumeel-Heel (tgl. 3mal)	als bewährte Indikation.

Krankheiten der weiblichen Geschlechtsorgane

(s. Kap. „Rind“)

Krankheiten der Milchdrüse

(s. Kap. „Rind“)

Stoffwechselstörungen

(s. Kap. „Rind“)

Myoglobinuria paralytica (Lumbago-Kreuzschlag, schwarze Harnwinde, Feiertagskrankheit)

Ursache: Tritt vor allem bei Norikern und anderen schweren Rassen nach zwei oder mehr Tagen ohne Bewegung aber guter Fütterung nach etwa einstündiger Arbeit auf.

Symptome: Steifer Gang, Schweißausbruch, Schwanken in der Nachhand, Glutealmuskulatur wird steif, hart, es kann zu Festliegen kommen. Harn ist schwer absetzbar, dunkelbraun bis schwarz.

Therapie:

Aderlaß

Arnica D4 (stündl.)	Überanstrengung ist Ursache, es besteht große Berührungsangst, hochgradiger Schmerz.
Belladonna D4 (stündl.)	Das Tier schwitzt stark, hat weite Pupillen, Phasen der Erregung wechseln mit solchen der Apathie.
Bryonia D4 (stündl.)	Das Tier meidet jede Bewegung, hat großen Durst, ist extrem berührungsempfindlich.
Rhus toxicodendron D6 (stündl.)	Anfangsbewegung <, fortgesetzte Bewegung >
Ginkgo biloba (tgl. 3mal)	fördert die Durchblutung, ist zusätzlich zu jedem einzelnen obiger Mittel einsetzbar
Nux vomica D30 (tgl. 1mal)	Folge von Bewegungsmangel, Fehlfütterung, Arbeit bei kaltem Wetter, Krampfneigung, Harnverhalten, < durch kaltes Wetter, < morgens, > abends
Berberis D3 Solidago D3 } āā (tgl. 3mal)	Geringgradige Erkrankung, Schmerz in der Nierengegend, regen die Harnproduktion und die Ausscheidung harnpflichtiger Stoffe an.
Acidum sarcolacticum D6	als Prophylaxe vor starker Belastung als Metaphylaxe nach Kreuzschlag und Lumbago anderer Genese
Coencyme comp.–Heel Ubichinon comp.- Heel Glyoxal comp. Heel Carbonylgruppen comp }	Radikalfänger zur Entgiftung der toxischen Abbaustoffe

Örtliche Entzündungen (Abszeß, Phlegmone, Dekubitus, Schleimbeutel-Sehnenscheidenentzündung)

(s. Kap. „Rind“)

Krankheiten des Bewegungsapparates

(s. Kap. „Rind“)

Spat

Beinhaut- und Knochenentzündung an der Innenseite des Sprunggelenks, die allmählich zur Versteifung der kleinen Gelenke im Tarsus führt.

Ursache: Meist eine Verletzung mit dem Eisen des anderen Hinterfußes.

Symptome: Schmerz bei Beugung des Gelenks, verkürzter Schritt, Zehenbelastung, Lahmheit zu Bewegungsbeginn; fortgesetzte Bewegung > die Lahmheit.

Therapie:

Rhus toxicodendron D6 (tgl. 3mal) oder Rhus toxicodendron D30 (tgl. 1mal)	Anfangsbewegung <, fortgesetzte Bewegung >
Ruta D3 (tgl. 3mal)	Periostitis ist im Vordergrund.
Arnica D4 (tgl. 3mal) oder Arnica D30 (tgl. 1mal) oder Symphytum D6 (tgl. 3mal)	Frische Verletzung, Schwellung, Bluterguß
Silicea D30 (tgl. 1mal) und abwechselnd je 14 Tage Calcium fluoratum D30 (tgl. 1mal)	fördern bei chronischen Fällen den Abbau des fibrösen Gewebes
Hekla Lava D12 (tgl. 2mal)	beschleunigt den Abbau des Überbeines, führt zur Fixierung (Ankylose) des Gelenks und zur Schmerzfreiheit.
Coencyme comp.-Heel Ubichinon comp.- Heel Glyoxal comp.- Heel Carbonylgruppen comp.	Radikalfänger, Abbau pathologischer Knorpel/ Knochengewebes wird angeregt

Kreuzgalle (vermehrte Gelenksfüllung im Sprunggelenk)

Ursache: Verletzung, Überanstrengung, Veranlagung.

Symptome: Vorwölbung der Gelenkskapsel an der dorsomedialen, kaudolateralen und kaudomedialen Seite des Sprunggelenks. Nach akuter Verletzung mit Lahmheit, Schmerz und erhöhter Temperatur verbunden.

Therapie:

Arnica D4 (tgl. 3mal) oder Arnica D30 (tgl. 1mal)	erstes Mittel nach Verletzungen mit Ergüssen, nach Überanstrengung, bei enormer Schmerzhaftigkeit durch Bewegung und Berührung
Traumeel-Heel (tgl. 3mal)	gutes Mittel bei Verletzungen aller Art
Sulfur jodatum D6 (tgl. 2mal) oder Kalium jodatum D3 (tgl. 3mal)	als Resorptionsmittel im eher schmerzarmen oder schmerzfreien Stadium

Ringbein, Schale

Periostitis und Ostitis der kleinen Zehengelenke

Ursache: äußere Reize auf diese Gelenke.

Symptome: Verschiedengradige Lahmheit, wenn Sehnen oder Gelenke im Bereich der Veränderungen liegen.

Therapie:

Arnica D4 (tgl. 3mal) oder oder Symphytum D6 (tgl. 3mal) oder Ruta D3 (tgl. 3mal)	Stoß, Schlag, Sturz sind Ursache. Schwellung, eventuell Bluterguß, spezifisch gegen die Periostitis.
Arnica D4 Symphytum D6 Ruta D3 } āā (tgl. 3mal)	bewährt bei relativ frischen Fällen
Traumeel-Heel (tgl. 3mal)	auch für eher frische Fälle
Calcium fluoratum D12 (tgl. 2mal) oder Hekla Lava D12 (tgl. 2mal)	bauen vorhandene Exostosen ab
Harpagophytum D6 (tgl. 3mal)	ein gutes Mittel bei Exostosen an den distalen Gelenken der Extremitäten
Hekla Lava D12 Harpagophytum D6 } āā (tgl. 2mal)	eine bewährte Indikation

Erkrankungen des Hufes

(s. Kap. Krankheiten der Rinderklaue)

Hufrehe, aseptische

Homöopathische Therapie:

(s. Kap. Klauenlederhautentzündung, ausgebreitete)

bei Pferd zusätzlich:
Aderlaß
Dünnraspeln der Vorderwand
Ausgießen der Sohlenwölbung mit Gips oder Technovit
später Reheisen

Hufknorpelfistel

Chronische Entzündung der seitlichen Hufknorpel, die zur Fistelbildung neigt. Vorderhufe werden am häufigsten befallen. Tiere, die viel auf hartem Boden gehen müssen, sind dazu prädisponiert.

Symptome: Die Entzündung beginnt an der Krone, Lahmheit tritt nur im akuten Stadium auf.

Therapie:

Arnica D4 (tgl. 3mal)	nach frischer stumpfer Verletzung
Ledum D6 (tgl. 3mal)	nach Stichverletzung
Staphisagria D6 (tgl. 3mal)	nach Schnittverletzung
Calendula D3 (tgl. 3mal)	nach Verletzung mit Gewebsverlust mit schlechter Heiltendenz
Hepar sulfuris D30 (tgl. 2mal)	bei drohender Eitereinschmelzung
Hepar sulfuris D12 (tgl. 2mal)	fördert den Durchbruch eingeschmolzenen Eiters
Traumeel-Heel (tgl. 3mal)	als bewährte Indikation
Silicea D30 (tgl. 1mal)	wirkt granulationsfördernd, bringt die Fistel rascher zur Abheilung

Hufknorpelverknöcherung

Ursache: Verletzung an der Seitenwand.

Symptome: Lahmheit nur zu Beginn der Erkrankung. Nach Fortschreiten der Verknöcherung schwindet die Elastizität des Hufes.

Therapie:

Arnica D4 (tgl. 3mal) oder Arnica D30 (tgl. 1mal) Traumeel-Heel (tgl. 3mal)	im akuten Vorstadium mit Blutung an der Huflederhaut bewährt
Calcium fluoratum D12 (tgl. 2mal)	fördert den Abbau des eingelagerten Kalks
Harpagophytum D6 (tgl. 3mal)	wirkt gegen den Verknöcherungsprozeß an der distalen Extremität
Hekla Lava D12 (tgl. 2mal)	Im fortgeschrittenen Stadium zur Manifestierung der Verknöcherung und zur Befreiung von Schmerz.

Hufrollenentzündung

Eine Entzündung des Schleimbeutels unter der tiefen Beugesehne über dem Rollbein mit Periostitis und Arthritis.

Ursache: Das vorwiegend an den Vorderbeinen auftretende Leiden kommt bei Pferden, die sich viel auf hartem Boden bewegen müssen, andauernden Erschütterungen ausgesetzt sind, am häufigsten vor.

Symptome: Lahmheit, Belastungsschmerz.

Therapie:

Arnica D4 (tgl. 3mal) oder Arnica D30 (tgl. 1mal)	bei frischer Bursitis
Apis D4 (tgl. 3mal)	hilft den Inhalt der serös entzündeten Bursa resorbieren
Bryonia D4 (tgl. 3mal)	jede Bewegung schmerzt
Ruta D3 (tgl. 3mal)	Periostitis steht im Vordergrund
Silicea D30 (tgl. 1mal) und abwechselnd je 14 Tage Calcium fluoratum D30 (tgl. 1mal)	halten diese Mittel die fibrösen Veränderungen im Schleimbeutel und die Knochenwucherungen in Grenzen.
Hekla Lava D12, Harpagophytum D6 } āā (tgl. 3mal)	Können in chronischen Fällen das Überbein noch zur bringen, wenn man sie lange genug verabreicht.

Steingallen

Treten im medialen Eckstrebenbereich des Vorderhufes auf; betreffen die Lederhaut und die Hornsubstanz

Ursache: Stoß, dauernder Druck auf die Stelle, Huflederhautentzündung. Je nach Schwere der Verletzung und ob eine Infektion sich dazu gesellt, kann sie trocken, serös oder eitrig sein.

Symptome: Lahmheit, Zehenbelastung des kranken Hufes.

Therapie:

Arnica D4 (tgl. 3mal) oder Arnica D30 (tgl. 1mal)	als erstes Mittel, sofern die Galle verletzungsbedingt ist.
Arnica D4, Hypericum D4 } āā (tgl. 3mal)	
Hepar sulfuris D30 (tgl. 2mal)	bei eitriger Galle, zur Resorption

Hufkrebs

Ursache: Entartung des hornbildenden Gewebes durch Zellstoffwechselstörung.

Vorkommen: Besonders an den Hinterextremitäten, bei häufigem Stehen in feuchtem, modrigem Stroh. Die Hornschicht erweicht, Keime können eindringen.

Symptome: Lahmheit erst im fortgeschrittenen Stadium, ekelhafter spezifischer Geruch, Strahl ist rissig, die obere Schicht leicht abhebbar, darunter käsige Substanz.

Therapie:

Silicea D30 (tgl. 1mal)	Soll die entgleiste Hornbildung wieder in geordnete Bahnen lenken.

Sempervivum tectorum D30 (tgl. 1mal)	empirisch bei Hufkrebs erprobt
Ubichinon compositum-Heel, Coencyme compositum-Heel } āā als Injektion	regen das Abwehrsystem des Organismus an, wirken entgiftend
Lymphomyosot-Heel	wirkt giftausleitend

Strahlfäule

Eine häufige degenerative Erkrankung des Strahls bei unhygienischer Haltung in feuchten Boxen.

Symptome: Das Strahlhorn erweicht, schwarze, käsige Substanz von charakteristischem Geruch sammelt sich in den sich allmählich vertiefenden Strahlfurchen.

Therapie:

siehe Hufkrebs

Sowohl bei Hufkrebs als auch bei Strahlfäule ist die Sanierung der Haltung und Pflege absolute Notwendigkeit.

Krankheiten der Haut

(s. Kap. „Hund“)

Mauke

Zunächst nässender, später käsiger, schließlich borkenartiger Hautausschlag in der Fesselbeuge.

Symptome: Unruhe, dauerndes Stampfen.

Therapie:

Graphites D30 (tgl. 1mal)	für schwere, dicke, gefräßige Pferde
Petroleum D6 (tgl. 3mal) oder Petroleum D30 (tgl. 1mal)	für Pferde, deren Zustand sich in der kalten Jahreszeit <
Graphites Homaccord-Heel (tgl. 3mal)	wie Graphites D30 einzusetzen
Thuja D30 (tgl. 1mal)	bei warzenähnlichen Auswüchsen
Sulfur D30 (tgl. 1mal)	bei akuter Entzündung mit > durch lokale Kälteanwendung
Arsenicum D30 (tgl. 1mal)	akute Entzündung mit > durch Wärmeanwendung
Malandrium D200 (3 Tage je 1 Gabe)	als Basistherapeutikum

Sommerekzem

Ein in seiner Genese ungeklärter, stark juckender, vorwiegend an den Extremitäten angesiedelter Hautausschlag, der nur im Sommer auftritt.

Therapie:

Silicea D30 (tgl. 1mal)	wärmeliebende Tiere mit ruhigem Temperament
Sulfur D30 (tgl. 1mal)	Diese Pferde ziehen den Aufenthalt im Kühlen, im Schatten vor, trinken viel, der Juckreiz verstärkt sich bei Wärme.
Cantharis D12 (tgl. 2mal)	große nässende Bläschen und Krusten, heftiger Juckreiz
Cardiospermum D3 (tgl. 3mal)	bei allen allergischen Ekzemen; Folge von Insektenstich, Sonneneinwirkung, heftigster Juckreiz
Ledum D6 (tgl. 3mal)	Extreme Empfindlichkeit auf Insektenstiche, Schwellung, Rötung < durch Wärme und Scheuern > durch kalte Umschläge
Rhus toxicodendron D30 (tgl. 1mal)	Erythematöser-vesikulöser Ausschlag, heftiger Juckreiz durch Wärme > Kälte, Nässe, kaltes Wetter <, Bewegung >

Training

Das Pferd als Arbeits- und Sporttier hat eine ganz andere Ausrichtung seiner Organe als das Rind oder Schwein.

Stark beanspruchte Organe wie der Atmungstrakt und der Bewegungsapparat sind bei ihm besonders spezialisiert und störungsanfällig.

Die Arbeitsleistung ist von Erbanlagen, geeigneter Fütterung und vom sinnvoll aufgebauten Trainings- oder Arbeitseinsatz abhängig.

Stimmt nur einer dieser drei Faktoren nicht, kommt es leicht zu Überbelastung und Niederbruch. Treten aber trotz Beachtung dieser Punkte Folgen von Überanstrengung auf, können

Arnica D30 (tgl. 1mal)	Steifigkeit, Berührungsangst, Muskelkater bessern und beheben
Rhus toxicodendron D30 (tgl. 1mal)	bei Unruhe, > der Beschwerden nach kurzer Bewegung heilsam sein

Selbstverständlich dürfen die Anforderungen an das Pferd nicht sprunghaft gesteigert werden.

Einige Mittel, die bei psychisch-geistiger Abwegigkeit oder bei Untugenden gut einsetzbar sind:

Arsenicum D200 (1–2 Gaben)	große Ängstlichkeit, Frühstarter, ist nicht in die Startbox zu bringen
Argentum nitricum D200 (1–2 Gaben)	setzt vor Aufregung und Angst wiederholt Harn und Kot ab, schlägt, beißt oder reißt aus Angst aus.
Hyoscyamus D200 (1–2) Gaben oder	Bösartige, schlagende, aggressive Pferde, die sich auch beim Verladen widersetzen.

Platinum D200 (1–2 Gaben)	Die nymphomane, geschlechtlich sehr erregte Stute, läßt sich nicht berühren, schlägt auch den Hengst während der Rosse ab, obwohl sie sich auf der Weide mit unzweifelhaften Absichten zu nähern sucht.
Asa fötida D200 (1–2 Gaben)	Gegen Koppen und Zungenschlagen manchmal wertvoll.
Anhalonium D30, D200	Koppen beim Pferd, einige Gaben (Rakow)
Ignatia D200 (1–2 Gaben)	Tiere mit stark und rasch wechselnder Stimmung. Sie sind oft nicht zum Arbeits- oder Sporteinsatz zu gebrauchen, unberechenbar. Erbringen einmal gute Leistung und sind willig, dann wieder bockig.
Phosphorus D200 (1–2 Gaben)	Leicht erregbare, rasch ermüdende Pferde leichten Schlages mit Verlade- und Startschwierigkeiten, die leicht scheuen.
Glonoinum D200 (1–2 Gaben)	Verweigern von Hürden, will sich nicht satteln, nicht schirren lassen. Durchgehen, Erregung nach dem Rennen.
Natrium muriaticum D200 (1–2 Gaben)	dieses Pferd verträgt Zureden und Lob schlecht oder nicht.

Die homöopathische Behandlung des Hundes

Krankheiten der Augen

kommen beim Hund am häufigsten von allen hier abgehandelten Tierarten vor.

Gerstenkorn

Therapie:

Staphisagria D30 (tgl. 1mal) bis >	
Hepar sulfuris D30 (tgl. 1mal) bis >	
Pulsatilla D4 (tgl. 3mal)	bei anhänglichen Hündinnen mit weißlichem Eiter

Bindehautentzündung (Konjunktivitis)

Therapie:

Belladonna D4 (tgl. 3–6mal)	Durch Zugluft (Auto) verursacht, trockenes Auge, hochrote Bindehaut, Pupille weit, große Lichtscheue
Euphrasia D4 (tgl. 3–6mal)	Reichlicher Tränenfluß, Bindehäute gerötet, geschwollen, Sekret brennend, wundmachend.
Apis D4 (tgl. 3–6mal)	Bindehaut stark ödemisiert, rosarot, hervorquellend, oft Allergie als Ursache, kalte Umschläge >.
Pulsatilla D4 (tgl. 3mal)	Die Entzündung geht ins chronische Stadium über, dicke, gelbgrüne Absonderungen, die nicht reizen.
Mercurius solubilis D12 (tgl. 2mal)	eitrige, wundmachende Sekrete treten auf.
Occulo-Heel (tgl. 2mal)	für chronische Fälle
Mucosa compositum-Heel als Injektion	

Hornhautentzündung

Ursache: Meist Verletzung, aber auch im Zuge von Allgemeinerkrankungen (Staupe, Stoffwechselstörung).

Symptome: Punkt-, fleckförmige Trübung der gesamten Hornhaut.

Der Grad der Trübung kann von milchig-grau bis rötlich sein, wenn Blutgefäße einwachsen. Ist fast immer mit einer Bindehautentzündung vergesellschaftet, außer, die Chronizität ist schon sehr weit fortgeschritten.

Therapie:

Euphrasia D4 (tgl. 3–6mal) oder Arnica D4 (tgl. 3mal)	bei frischen Hornhautverletzungen
Mercurius solubilis D12 (tgl. 2mal)	milchige Trübung der Cornea, geht mit eitrigem Sekret, mit Tränenfluß einher
Mercurius corrosivus D6 (tgl. 3mal)	tiefgreifende geschwürige Entzündung
Kalium bichromicum D6 (tgl. 3mal)	Scharf begrenztes, kraterförmiges Geschwür mit dick eitrigem Sekret.
Argentum nitricum D12 (tgl. 2mal)	Die Hornhaut ist stark gefäßdurchwachsen und geschwollen.
Conium D4 (tgl. 3mal)	beseitigt nach Abklingen der akuten Entzündung zurückbleibende Narben und Flecke.
Occulo-Heel (tgl. 2mal) Mucosa compositum-Heel als Injektion	dienen der vollkommenen Ausheilung.

Lokale Behandlung mit Euphrasia oder Calendula-Salbe unterstützt die Heilung jeder Bindehaut und Hornhautentzündung.

Iritis (Regenbogenhautentzündung)

Belladonna D4 (tgl. 3–6mal)	Das ganze Auge ist hochrot, enorm schmerzhaft, sehr lichtscheu.
Apis D4 (tgl. 3–6mal)	Das Auge ist hellrot, verschwollen.
Phytolacca D4 (tgl. 3mal)	Die Iritis hat einen Focus in einem anderen Organ.
Apis D4, Belladonna D4, Phytolacca D4 } āā (tgl. 3-6mal)	bewährt

Grauer Star (Katarakt, Linsentrübung)

Alterserscheinung bzw. Folge einer Stoffwechselstörung.

Auch mit homöopathischen Mitteln nicht immer gut beeinflußbar.

Therapie:

Calcium carbonicum D30 (2mal wöchentl.)	
Causticum D12 (tgl. 2mal)	
Naphthalinum D12 (tgl. 2mal)	
Causticum compositum-Heel (tgl. 2mal)	zur Aktivierung der unspezifischen Abwehr
Galium-Heel (tgl. 2mal)	
Coencyme compositum-Heel (wöchentl. 2 Injektionen)	

Ohrenerkrankungen

Otitis externa (Entzündung des äußeren Gehörgangs)

Diese Erkrankung zählt bei Hunden zu den häufigsten überhaupt.

Prädestiniert sind hängeohrige, langhaarige Rassen.

Die Entzündung kann akut oder chronisch, ein- oder beidseitig, eitrig oder nichteitrig sein.

Äußere Ursachen: Milben, Pilze, Bakterien.

Symptome: Der Hund kratzt sich am Ohr, schüttelt den Kopf, versucht das Ohr an Kanten zu reiben, hält bei einseitiger Erkrankung den Kopf schief, ist unruhig, manchmal fließt stinkendes Sekret ab, läßt sich das Ohr nicht anfassen.

Therapie: Milben oder pilzverursachte Otitis externa benötigt eine lokale oder allgemeine Behandlung mit Antiparasitika bzw. Antimykotika.

Neben der homöopathischen Behandlung sind die wiederholte Reinigung des Gehörgangs mit Wattestäbchen – wenn nötig unter Sedierung – sowie das Einbringen von Johanniskrautöl unbedingt empfehlenswert.

Propolis-Öl	in den Gehörgang wirkt laut Prof. Heinze, Konrad und Holz bei Otitis externa fast jeder Form.
Homöopathische Therapie:	
Belladonna D4 (tgl. 3–6mal)	Gehörgang ist stark gerötet, sehr schmerzhaft. Vermehrt braunes Ohrschmalz tritt hervor.
Ferrum phosphoricum D12 (tgl. 2mal)	Symptome ähnlich denen bei Belladonna, aber weniger heftig.
Hepar sulfuris D30 (tgl. 2mal)	Der Hund läßt sich der Schmerzen wegen nicht an das Ohr greifen, schüttelt aus demselben Grund kaum den Kopf; eitriges, gelbgrünes, nach altem Käse riechendes Sekret verklebt die Haare am Ohrausgang.
Mercurius solubilis D12 (tgl. 2mal)	Das Sekret ist weniger eitrig, aber wundmachend. Geschwüre bilden sich. Große Schmerzhaftigkeit und Blutungsneigung tritt auf.
Graphites D12 (tgl. 2mal)	Das Sekret ist klebrig, honiggelb, mild, der Gehörgang weder wund noch schmerzhaft. Angezeigt ist Graphites vor allem bei derartigen Otitiden bei gutmütigen, dicken, gefräßigen Hunden.
Causticum D30 (tgl. 1mal)	Von der Sekretbeschaffenheit und von der Schmerzarmut her ist diese Otitis der von Graphitis ähnlich. Ein Hund, der Causticum benötigt, ist aber eher mager, aktiv.
Pulsatilla D4 (tgl. 3mal)	Meist subakute, eitrige, einseitige, kaum schmerzhafte Entzündung. Das Sekret ist dick, weiß bis gelblich, mild.
Calcium carbonicum D12, Causticum D12 } āā (tgl. 2mal)	Der Knorpelwulst am Ausgang des Gehörgangs ist durch länger dauernde Entzündung vergrößert.

Silicea D30 (tgl. 1mal)	Chronischer Ohrfluß mit ätzendem, übelriechendem, dünnem Sekret und großer Kälteempfindlichkeit.
Sulfur D12 (tgl. 2mal)	Der Gehörgang ist stark gerötet, schmerzhaft, der ganze Hund hat einen unangenehmen Geruch und kratzt im warmen Raum mehr als im Kühlen.
Petroleum D6 (tgl. 3mal)	Viel Ohrschmalz ist vorhanden, die Haut ist trocken, verdickt, neigt zu Fissuren. Diese Gehörgangsentzündung tritt entweder vorwiegend im Winter auf, oder < sich in dieser Jahreszeit. Hunde, die Petroleum benötigen, vertragen Autofahren schlecht.
Acidum nitricum D6 (tgl. 3mal)	Der Gehörgang ist geschwürig blutend, sehr schmerzhaft. Das Sekret stinkt nach Hering. Diese Hunde fahren gerne Auto, vertragen es auch.
Psorinum D30 (tgl. 1mal)	Eher chronische Fälle, die Hunde machen einen ungepflegten Eindruck, haben einen unangenehmen Körpergeruch, lieben die Wärme, obwohl sie mehr kratzen müssen als im Kühlen.
Traumeel-Heel (tgl. 3mal)	Für akute und subakute Fälle, die auf kein Einzelmittel ansprechen oder deren Symptomatik auf kein Einzelmittel hindeutet.
Psorino-Heel (tgl. 3mal)	Für eher chronische Fälle, denen eine Stoffwechselstörung zugrunde liegt.
Silicea D30 (tgl. 1mal)	Narbenstrikturen und Fehlstellungen der Ohren nach Abheilung eines Blutohrs oder nach Kupieren.

Otitis media (Mittelohrentzündung)

Therapie:

Belladonna D4 (tgl. 3–6mal)	Das Tier hat rasende Schmerzen, hohes Fieber, hält den Kopf bei Einseitigkeit schief, zeigt hochgradige Unruhe, wechselnd mit apathischen Phasen, erweiterte Pupillen, injizierte Konjunktiven.
Ferrum phosphoricum D12 (tgl. 2mal)	nicht sehr schmerzhafte Mittelohrentzündung, als Folgemittel nach Belladonna und Hepar sulfuris
Hepar sulfuris D30 (tgl. 2mal) bis >	Hochgradig schmerz- und berührungsempfindlich, wärmeliebend
Traumeel-Heel (tgl. 3mal)	
Echinacea compositum-Heel (als tgl. Injektion)	

Krankheiten des Atmungstraktes

Rhinitis, Laryngitis, Tracheitis, Bronchitis, Bronchopneumonie, Pleuritis

(s. Kap. „Rind")

Herz-Kreislauf-Erkrankungen

Crataegus D1 (tgl. 3–6mal)	Für den alten, durch Infekte geschwächten Hund. Erhöht das Schlagvolumen des Herzens, sorgt für bessere Sauerstoffversorgung des Herzmuskels.
Kalium carbonicum D4 (tgl. 3mal)	Für massige, aufgeschwemmte Hunde, die selbst im Ruhe zustand kurzatmig sind. Dieses Mittel fördert die Nierenfunktion, entlastet dadurch das Herz.
Cactus D4 (tgl. 3mal)	Hat nitritartige Wirkung, Angina pectoris
Naja D12 (tgl. 2mal)	Tachykardie, Myokarditis, Reizleitungsstörung.
Naja D30 (tgl. 1mal) Naja D200 (2–3 Gaben)	Coronarinsuffizienz schwacher Puls
Veratrum album D4 (1/4 stündl.)	Kollaps, Kreislaufversagen, mit Schwäche, Kälte, Blässe
Arnica D4 oder Arnica D30 (1/4 stündl. bis >)	Unfallschock, Kreislaufversagen als Verletzungsfolge.
Cralonin-Heel (tgl. 3mal) oder Cactus compositum-Heel (tgl. 3mal)	als bewährte Indikation

Krankheiten des Verdauungsapparates

Entzündung der Mundschleimhaut

Fremdkörper zwischen den Zähnen, Zahnstein und wackelige Zähne müssen entfernt werden.

Ursachen: Verätzung, Verbrennung, Infektion.

Symptome: Vorsichtige Futteraufnahme (Hund bevorzugt flüssiges und breiiges Futter), vermehrtes Speicheln, unangenehmer Mundgeruch.

Therapie:

Mercurius solubilis D12 (tgl. 2mal)	Die Mundschleimhaut ist stark gerötet, viel fadenziehender Speichel, Mundgeruch, die gelb-braun belegte Zunge zeigt seitliche Zahneindrücke.
Mercurius sublimatus corrosivus D6 (tgl. 3mal)	Symptome ähnlich denen des obigen Mittels, Geschwürs bildung ist ausgeprägt.
Borax D4 (tgl. 3mal)	Gegen Aphthen und als Fortsetzung der Mercurius-solubilis-Therapie.

Weiters sind entzündliche Veränderungen an der Mundschleimhaut häufig Begleitsymptome von Allgemeinerkrankungen und wie diese zu behandeln.

Lefzenekzem

Therapie:

Hepar sulfuris D30 (tgl. 2mal) bis >	Der Hund läßt sich an seinen Lefzen nicht untersuchen, stinkt nach altem Käse.
Silicea D30 (tgl. 1mal)	Hepar sulfuris hat nicht oder zu wenig gegriffen.
Lachesis D30, D200 (tgl. 1mal bis >)	

Tonsillitis (Mandelentzündung)
Pharyngitis (Rachenentzündung)

Ursache: Meist Infektion mit verschiedenen Strepto- und Staphylokokken.

Symptome: Schluckbeschwerden, Speichelfluß, Schmerz beim Anfassen des Halses, Erbrechen, Fieber, Inappetenz, geröteter Rachen, vergrößerte, entzündete Tonsillen.

Therapie:

Belladonna D4 (tgl. 3–6mal)	Rachenschleimhaut und Mandeln sind karmesinrot, das Tier ist schwer krank, fiebert in der Regel, hat einen frequenten, vollen Puls, weite Pupillen und ist andauernd durstig.
Apis D4 (tgl. 3–6mal)	Mandeln, Rachen und Gaumenzäpfchen sind hellrot, der Hund läßt sich kaum untersuchen, sucht kühlen Platz, ist trotz Fieber durstlos.
Phytolacca D4 (tgl. 3mal)	Der Rachen ist dunkelrot, die Mandelschwellung nicht sehr stark, aber die regionalen Lymphknoten sind stark geschwollen.
Mercurius solubilis D12 (tgl. 2mal)	schleimig-eitrige Beläge an Rachen und Mandeln
Mercurius cyanatus D12 (tgl. 2mal)	Rachen und Mandeln mit grauen membranösen Belägen
Hepar sulfuris D30 (tgl. 2mal)	Tonsillen haben eitrige Stippchen, Wärme tut gut.
Lachesis D12 (tgl. 2–3mal)	Die Erkrankung beginnt an der linken Seite, die Rachenschleimhaut und die betroffenen Tonsillen sind bläulich verfärbt, der Hund schwer krank.
Belladonna D4 Apis D4 Phytolacca D4 Mercurius solubilis D12 Echinacea D2 } āā (tgl. 3–6mal)	Diese Kombination wirkt gut, wenn man sich für keines der Einzelmittel entscheiden kann, wenn der Hund sich nicht in den Rachen blicken läßt.

Traumeel-Heel (tgl. 3–6mal)	wirkt allgemein entzündungswidrig, abschwellend, schmerzberuhigend.
Engytol-Heel und/oder Echinacea compositum-Heel als Injektion jeden 2. Tag	
Tonsilla compositum-Heel als Injektion Lymphomyosot (tgl. 3mal)	haben sich ebenfalls bewährt

Perverser Appetit (Aufnahme von Unverdaulichem)

Therapie:

Calcium carbonicum D12 (tgl. 2mal)	Junge Hunde, die Kalk, Mörtel etc. fressen
Calcium phosphoricum D12 (tgl. 2mal)	Papier und Holz werden gefressen

Erbrechen (Vomitus)

Therapie:

Arnica D4 (tgl. 3–6mal)	nach Unfall, nach Gehirnerschütterung
Ipecacuanha D4 (tgl. 3–6mal)	nach Aufnahme von Unverdaulichem, Erbrechen von weißem Schaum
Nux vomica D6 (tgl. 3–6mal)	Erbrechen bei Obstipation und Futterabusus, nach allopathischen Arzneien
Bryonia D4 (tgl. 3–6mal)	Galleerbrechen am Morgen, großer Durst
Cocculus D4 (tgl. 3mal)	Erbrechen beim Autofahren, starkes Speicheln, unwillkürlicher Harn- und Kotabgang im fahrenden Auto.
Aethusa D6 (tgl. 3mal)	Erbrechen wegen Pylorospasmus bei einzelnen Welpen eines Wurfes. Erbrechen kurz nach dem Fressen. Erbrechen nach Trinken von Milch. Nach Erbrechen sofort wieder Appetit, < im Sommer.
Phosphorus D12 (tgl. 3mal)	Erbrechen einige Zeit nach der Futteraufnahme, bei sehr lebhaften, nervösen sensiblen Tieren.
Vomitus-Heel (tgl. 3–6mal)	

Gastritis (Magenkatarrh)

Ursache: Zu heißes, zu kaltes, verdorbenes Futter, schmutziges Trinkwasser, ätzende Stoffe, Schneefressen. Kann mit Mangel oder Überschuß von Magensäure einhergehen.

Therapie:

Nux vomica D6 Pulsatilla D4 } āā (tgl. 3–6mal)	Sowohl bei Salzsäureüberschuß als bei -mangel angezeigt Die Zunge ist weißbraun belegt, die Tiere sind durstlos.

Ipecacuanha D4 (tgl. 3–6mal)	Zunge rein, rot, häufiges Erbrechen, oft auch grüngelbschleimiger Durchfall.
Arsenicum album D12 (tgl. 3mal)	Der erschöpfte Hund ist trotzdem unruhig, ängstlich, die Zunge ist tiefrot, er trinkt oft kleine Mengen und erbricht sofort wieder, meist mit dunklem, fauligem, schmerzhaftem Durchfall, der den After wund macht, vergesellschaftet.
Phosphorus D12 (tgl. 3–4mal)	Hund ist sehr durstig, trinkt viel Wasser, erbricht es erst, wenn es im Magen warm geworden ist.
Bryonia D4 (tgl. 3–6mal)	gelb belegte Zunge, Riesendurst auf große Mengen Wasser; das Tier liegt ruhig, hat galliges Erbrechen
Veratrum album D4 (tgl. 3–6mal)	Hochgradige Schwäche, Kälte, nach Erbrechen, die Mukosen sind blaß, der Hund ist kollapsanfällig.
Argentum nitricum D12 (tgl. 2–3mal)	Die Ursache der Gastritis ist psychischer Natur.
Nux vomica D6, Carbo vegetabilis D12, Okoubaka D4 } ā̄ā (tgl. 3mal)	eine bewährte Kombination bei chronischer Gastritis (Wolff)
Gastricum-Heel (tgl. 3mal)	ein bewährtes Heel-Mittel

Nausea (Reisekrankheit)

Symptome: Unruhe, Zittern, Speicheln, Erbrechen.

Therapie:

Cocculus D4 (2 Stunden vor Reiseantritt und nach Bedarf)	Tiere, die Cocculus brauchen, sitzen ruhig, meiden Bewegung, Speicheln vor dem Erbrechen.
Nux vomica D6 (vor Reiseantritt und nach Bedarf)	Der Hund ist unruhig, will sich nicht setzen, jault.
Petroleum D6 (nach Bedarf)	Bei Hunden, die nur in der kalten Jahreszeit Probleme beim Autofahren und mit der Haut haben.
Tabacum D12 (nach Bedarf)	Dem Hund, der zum Autofahren Tabacum benötigt, wird so übel, daß er außer an Erbrechen noch an wäßrigem Durchfall erkrankt.
Vertigo-Heel (1 Gabe vor der Reise und nach Bedarf)	

Enteritis (Darmkatarrh)

Symptome: Breiige, schleimige, wäßrige oder blutige Stühle.

Therapie:

Pulsatilla D4 (tgl. 3mal)	Kein Stuhl gleicht dem anderen in Farbe und Konsistenz; der Hund verträgt kein Fett, hat keinen Durst.

Arsenicum album D12 (tgl. 3mal)	Abmagerung, Erschöpfung, Unruhe, oft Durst auf kleine Schlucke Wasser. Stuhl ist wäßrig, wundmachend, stinkend. Nach Mitternacht <, angezeigt nach zu kaltem Fressen und Trinken, nach Schneefressen, nach Verdorbenem.
Okoubaka D3 (tgl. 3–6mal)	schwere, toxisch oder infektiös bedingte Durchfälle
Podophyllum D6 (tgl. 3mal)	Der Stuhl ist hellgelb, schießt weg (Hydrantenstuhl).
Calcium carbonicum D12 (tgl. 2mal)	Saurer Durchfall nach Milchgenuß, meist bei Welpen
Croton tiglium D6 (tgl. 3mal)	Durchfall sofort nach dem Fressen
Sulfur D12 (tgl. 2mal)	Durchfall nur morgens
Dulcamara D12 (tgl. 2mal)	Durchfall nach Durchnässung
Chininum arsenicosom D6 (tgl. 3mal)	Durchfall erschöpfend, schwächend
Aloe D12 (tgl. 2mal)	unwillkürlicher Stuhlabgang
Argentum nitricum D12	Durchfall aus Angst
Veratrum album D4 (tgl. 3–6mal)	Reiswasserähnlicher, geruchloser Durchfall mit Schwäche, Kälte, Blässe einhergehend.
Carbo vegetabilis D12 (tgl. 3–6mal)	Moribunde Fälle, Tier steht nicht mehr auf, leidet unter Exsikkose.
Veratrum Homaccord-Heel (tgl. 3–6mal)	eine bewährte Indikation

Obstipation (Verstopfung)

Therapie:

Nux vomica D6 (tgl. 3mal)	Hund hat dauernd Stuhldrang, bringt keinen oder nur wenig Stuhl hervor. Er ist ruhig, durstlos, lieber im geschlossenen Raum.
Graphites D12 (tgl. 2mal)	atonische Verstopfung bei dicken, faulen, gefräßigen Hunden
Bryonia D4 (tgl. 3mal)	trockener, großkalibriger, schleimüberzogener Stuhl
Opium D8 (tgl. 3mal)	Die Darmperistaltik liegt darnieder, der Hund wirkt unruhig, wie aufgezogen oder apathisch, teilnahmslos.
Nux vomica Homaccord-Heel (tgl. 3mal)	bei spastischer Verstopfung
Graphites Homaccord-Heel (tgl. 3mal)	bei atonischer Verstopfung
Nux vomica D6, Carbo vegetabilis D12 } āā tgl. 3mal 3 Wochen lang	bewirkt laut Wolff Tonisierung des Darmes

Darmparasiten

Handelsübliche Antiparasitika befriedigen nicht immer oder werden schlecht vertragen.

Therapie:

Abrotanum D2 (tgl. 3mal)	Stimmt das Darmmilieu um, die Parasiten wandern aus.
Tanacet-Heel (tgl. 3mal)	
Calcium carbonicum D200 (1mal monatl.)	kann oft eine Neuverwurmung verhindern (Wolff)
Propolis-Suspension (1 ml Propolis-Tinktur mit 100 ml Aqua dest. 14 Tage tgl. 1mal)	

Lebererkrankungen

Ursache: Selten als selbständige Erkrankung; meist mit Magen-Darm-Nieren-Erkrankungen einhergehend.

Symptome: Gelblich-orange-farbener Stuhl, verminderter Appetit, Erbrechen, Ikterus.

Therapie:

Chelidonium D4 (tgl. 3mal)	Stuhl ist hell, die Tiere sind oft gebläht.
Nux vomica D6 (tgl. 3mal)	mit Verstopfung, vergeblichem Stuhldrang verbunden
Lycopodium D12 (tgl. 2mal)	Hunde zeigen Heißhunger, hören nach ein paar Bissen zu fressen auf.
Nux vomica D6 Lycopodium D6	eine bewährte Indikation für Verdauungsstörungen mit Leberbeteiligung
Carduus marianus D2 (tgl. 3mal)	ein bewährtes Lebermittel
Quassia D3 (tgl. 3mal über längere Zeit)	Leberzirrhose, chronisch geschädigte Leber
Chelidonium Homaccord-Heel als Injektion Nux vomica Homaccord-Heel (tgl. 3mal)	haben sich bei Leber-Galle-Leiden bewährt

Analdrüsenabszeß

Symptome: Lecken am After, Schlittenfahren, meist einseitig.

Therapie:

Hepar sulfuris D30 (tgl. 1mal)	zur Eröffnung oder Resorption des Abszesses, hochgradig schmerzempfindlich, Schwellung, Rötung
Myristica sebifera D3 (tgl. 3mal)	Verlauf weniger akut als bei Hepar sulfuris

Silicea D30 (tgl. 1mal)	als Folgemittel von Hepar sulfuris und zur Ausheilung des eröffneten Abszesses
Aesculus D3 (tgl. 3mal)	Rötung und Reizung des Afters und seiner Umgebung
Causticum D12 (tgl. 2mal)	chronische Verstopfung der Analbeutel, Sekret klebrig, dick, zäh; After vorgewölbt schmerzempfindlich
Silicea D30 Echinacea D30	bei Rückfallsneigung und blutiger Entzündung
Echinacea compositum-Heel (wöchentl. 1 Injektion) Traumeel-Heel (tgl. 3mal) Traumeel-Salbe (lokal)	haben sich bewährt

Krankheiten des Harntraktes

Blasenentzündung (Cystitis)

Ursache: Erkältung, Durchnässung, Infektion.

Symptome: Harndrang oder unwillkürlicher Abgang von Harn.

Therapie:

Belladonna D4 (tgl. 3–6mal)	im Anfangsstadium
Cantharis D6 (tgl. 3–6mal)	ständiger, schmerzhafter Harndrang, Harn geht nur tropfenweise ab, oft mit Blut, nach Kälte und Nässe.
Dulcamara D12 (tgl. 2–3mal)	akut-subakut, Folge von Durchnässung, Harndrang oder unwillkürlichem Harnabgang, Harn trüb
Berberis D3 (tgl. 3mal)	Wechsel der Symptome Appetit-Inappetenz, Harn hell-dunkel, Durst-Durstlosigkeit. Berberis steigert die Nierenfunktion.
Sabal serrulatum D3 (tgl. 3–6mal)	Harndrang ohne Harnabsatz
Pareira brava D6 (tgl. 3–6mal)	andauernder Harndrang
Causticum D12 (tgl. 2–3mal)	chronische Cystitis, Harndrang oder Nachträufeln von Urin
Petroselinum D6 (tgl. 3mal)	Reizblase, besonders bei Welpen.

Blasenlähmung

Therapie:

Arnica D4 (tgl. 3mal)	infolge Verletzung oder Operation
Arnica D30 (tgl. 1mal)	wenn die Verletzung oder Operation länger zurückliegt
Causticum D12 (tgl. 2mal)	unwillkürlicher nächtlicher Harnabgang

Nephritis, Pyelonephritis, Nephrose (Nieren-/Nierenbeckenentzündung, Nierenentartung)

Kann mit vermehrtem, aber auch mit vermindertem Durst einhergehen; der Urin kann hell, dunkel, trüb, blutig, vermindert oder vermehrt sein. Ältere Nierenentzündungen sind häufig mit stumpfem Fell, Juckreiz und Ekzem vergesellschaftet.

Therapie:

Apis D4 (tgl. 3–6mal)	akute, fieberhafte Nephritis, mit wenig Harn und Durstlosigkeit
Berberis D3 (tgl. 3mal)	Wechselnde Symptome: ApathieMunterheit, Harn hell-dunkel, Durst-durstlos. Verlauf subakut bis chronisch.
Cantharis D6 (tgl. 3–6mal)	häufiger Absatz von kleinen Men-gen Harn, bei Nierenbecken- und Blasenentzündung
Solidago D3 Berberis D3 } āā (tgl. 3mal)	regen die Nierenfunktionen an
Arsenicum album D12 (tgl. 2–3mal)	subakut-chronisch, Tiere haben oft Durst, trinken aber wenig, suchen Wärme, Haut fettig oder schuppig, Haarkleid struppig, Körpergeruch unangenehm
Lycopodium D12 (tgl. 2mal)	Zustand eher chronisch, Hund appetitlos, Urin dunkel mit Sediment, wird gern nach Intoxikationen, gegen Nieren- und Leberparenchymschäden eingesetzt.
Solidago compositum-Heel als Injektion	
Reneel-Heel (tgl. 3mal)	

Krankheiten der männlichen Geschlechtsorgane

Vorhautkatarrh (Präputialkatarrh)

Ursache: Einwandern von Keimen in den Vorhautsack.

Therapie:

Pulsatilla D4 (tgl. 3mal)	gelbgrüner, milder Ausfluß
Mercurius solubilis D12 (tgl. 2mal)	wundmachender Ausfluß, Geschwüre
Hepar sulfuris D30 (tgl. 1mal)	dick-eitriger, stinkender Ausfluß, große Berührungsempfindlichkeit; Hund sucht warmen Ort auf
Silicea D30 (tgl. 1mal)	chronischer, stinkender, dünner Ausfluß

Hoden- und Nebenhodenentzündung (Orchitis und Epididymitis)

(s. Kap. „Rind")

Hodensackekzem

Therapie:

Croton tiglium D6 (tgl. 3mal)	eitrige Bläschen, konfluierend, sehr schmerzhaft, nässend, meist auf Hodensack beschränkt
Rhus toxicodendron D30 (tgl. 1mal)	Bläschen, nässend, brennend, Kälte, Nässe <; trockene Wärme >.
Graphites D30 (tgl. 1mal)	Ausschlag trocken, rissig oder honiggelbe Krusten; dicke, gefräßige Hunde

Prostatitis (Prostataentzündung)

Symptome: Der Rüde läuft ungern und wenn, dann breitbeinig, schwerfällig.

Therapie:

Belladonna D4 (tgl. 3–6mal)	hochakute, fieberhafte Entzündung
Pareira brava D6 (tgl. 3–6mal)	akute Prostatitis mit ständigem Harndrang, nur wenig dunkler, blutiger Urin geht ab
Sabal serrulatum D3 (tgl. 3–6mal)	homöopathischer Katheter, Urin geht nur tropfenweise
Ferrum picrinicum D12 (tgl. 2–3mal)	bringt manchmal etwas, wenn Sabal serrulatum versagt hat
Thuja D12 (tgl. 3mal)	blutiger Harn läuft passiv aus der Harnröhre ab; Konstitutionsmittel

Prostatahypertrophie (Prostatavergrößerung)

Sie ist meist Folge nicht oder falsch behandelter Prostatitis.

Therapie:

Pulsatilla D30 (tgl. 1mal, 1 Woche lang)	Prostata groß, schmerzarm, von teigiger Konsistenz
Thuja D12 (tgl. 3mal)	
Pareira brava D6 (tgl. 3mal)	
Sabal serrulatum D3 (tgl. 3mal)	

Prostataverhärtung

Therapie:

Conium D4 (tgl. 3mal)	harte Prostata, Unsicherheit in der Nachhand

Krankheiten der weiblichen Geschlechtsorgane

(s. Kap. „Rind“)

Pyometra

Therapie:

Lachesis D12 (tgl. 3mal)	Pyometra mit Fieber und Apathie
Lachesis D30, D200 (tgl. 1mal bis >)	
Pulsatilla D4 (tgl. 3mal)	Öffnet Zervix, damit Sekretfluß in Gang kommt. Pulsatilla wirkt am besten bei gutmütigen, freundlichen, anhänglichen Hündinnen, mit dickem, gelblichem, nicht wundmachendem Sekret. Solche Tiere halten sich gern im Freien auf.
Sepia D6 (tgl. 3mal)	für Pyometra bei älteren Hündinnen
Sabina D3 (tgl. 3mal)	fördert die Ausheilung der Uterusschleimhaut, wenn das eitrige Sekret ausgeschieden ist
Lachesis compositum-Heel (tgl. 1 Injektion)	

Operation nicht immer vermeidbar.

Krankheiten der Milchdrüse

(s. Kap. „Rind“)

Lactatio falsa (Scheinträchtigkeit)

Viele Hündinnen leiden daran 8–9 Wochen nach der Läufigkeit.

Symptome: Die Hündin wird unruhig, hysterisch, entwickelt Muttertrieb, hat angebildete Milchdrüsen.

Therapie:

Pulsatilla D30 (tgl. 1mal) bis >	Gesäuge ist gestaut, aber nicht hart, bei anlehnungsbedürftigen, Zuspruch erwartenden Tieren.
Phytolacca D1 (tgl. 2mal)	Vermindert die Milchproduktion bei hartem, gestautem Gesäuge.
Causticum D30 (tgl. 1mal)	Ist bei launischen, unberechenbaren Hündinnen angezeigt.
Asa fötida D6 (tgl. 3mal)	Erregtheit, Angst, Unruhe stehen neben Milchstau im Vordergrund.
Ignatia D30 (tgl. 1mal)	Die Milchleiste ist zwar wenig ausgebildet, die Hündin baut Nest, holt Puppen, läßt sich diese nicht wegnehmen, hat Kummer, soll abgelenkt, beschäftigt werden.
Ypsiloheel (tgl. 3mal)	

Krankheiten des Bewegungsapparates

(s. Kap. „Rind“)

Erkrankungen der Wirbelsäule

Dackellähme (Bandscheibenvorfall)

Prädestiniert sind Hunderassen mit langer Lendenwirbelsäule und schwacher Bemuskelung (Dackel, Spaniel, Pekinese, französische Bulldogge).

Die Prädilektionsstelle für Bandscheibenvorfall liegt zwischen letztem Brust- und erstem Lendenwirbel.

Symptome: Aufgekrümmter Rücken, Bewegungsstörung einer oder beider Hinterextremitäten. Bei totalem Vorfall wird das Rückenmark gequetscht, teilweise oder vollständige Lähmung der Nachhand ist die Folge.

Spastische Lähmung:

Symptome: Aufgekrümmter Rücken, nach vorne gezogene Hinterbeine, harter, aufgezogener Bauch, hochgradige Schmerzhaftigkeit.

Therapie:

Arnica D4 (tgl. 3–6mal)	Auslöser ist ein äußeres Trauma (Sprung, Schlag, Stoß), das eine Blutung im Wirbelkanal verursacht.
Arnica D4 Hypericum } āā (tgl. 3–6mal)	Bei Lähmung nach Verletzung mit unausstehlichen Schmerzen
Hypericum D30, D200 (tgl. 1mal –>)	
Nux vomica D6 (tgl. 3–6mal)	Ist angezeigt, wenn das Leiden sich nicht plötzlich in voller Stärke entwickelt hat bzw. Arnica innerhalb eines Tages keine > bringt. Der Hund hat gekrümmten Rücken, steife Hinterbeine, hochgezogenen Bauch, trippelnden Gang, meidet Treppensteigen und heult auf, wenn man ihn berühren will. Auch Blase und Darm sind verkrampft.
Nux vomica D6 Colocynthis D6 } āā (tgl. 3–6mal)	Colocynthis wirkt gegen die Schmerzen der quergestreiften und der glatten Muskulatur. Auch vorsichtige Massage des Bauches wird gerne angenommen.
Nux vomica D6 Bryonia D4 } āā (tgl. 3–6mal)	Der Hund bewegt sich aus Angst vor Schmerzen nicht. Berührung macht ihn ärgerlich, fester Druck gegen kranke Stelle ist eher angenehm. Wärmeanwendung tut gut, manche Hunde entwickeln einen enormen Durst.
Propolis LM18 (tgl. 1mal)	Rückensteifigkeit, schwankender Gang, Berührungsempfindlichkeit (Borschel)
Rhus toxicodendron D6 (tgl. 3mal) oder	Wenn nach > Nachhandschwäche zurückbleibt, die sich nach einigen Schritten >, bei Nässe, Kälte <.

Rhus toxicodendron D30 (tgl. 1mal)	
Dulcamara D12 (tgl. 2mal)	Auslöser ist Liegen auf feucht-kaltem Boden, besonders im Sommer.
Traumeel-Heel (tgl. 3–6mal)	
Nux vomica Homaccord-Heel (tgl. 3mal)	Sind weitere gut einsetzbare biologische Mittel.
Discus compositum-Heel (pro Woche 1–2 Injektionen)	
Zeel-Heel (pro Woche 1–2 Injektionen)	

Schlaffe Lähmung

Entwickelt sich meist aus der spastischen, kann aber auch primär auftreten. Die Lähmung der Hinterhand ist sowohl motorisch als auch sensibel.

Symptome: Die schlaffe Querschnittslähmung bewirkt eine aktive Unbeweglichkeit und Unempfindlichkeit kaudal der Rückenmarksläsion. Schlaffe Blasenlähmung ist stets damit vergesellschaftet, Harn läßt sich durch Druck auf den Bauch entleeren.

Therapie:

Plumbum aceticum D6 (tgl. 3mal)	Heilung muß von vorne nach hinten fortschreiten.
Conium D4 (tgl. 3mal)	lang geben
Propolis LM18 (tgl. 1mal)	ist noch einen Versuch wert
Discus compositum-Heel (pro Woche 2 Injektionen)	
Coencyme compositum-Heel (wöchentl. 2mal) im Wechsel mit Ubichinon compositum-Heel als Injektion	
Carbonylgruppen comp. (pro Woche 1–2 Injektionen)	

Akupunktur

Elektro- und Physikotherapie

Prognose: zweifelhaft bis ungünstig.

Schlaffe Nachhandlähmung im Gefolge nervöser Staupe

Therapie:

Conium D4 (tgl. 3mal)	Die Lähmung schreitet von hinten nach vorne vor.
Discus compositum-Heel und Zeel-Heel	zur Injektion

Coencyme compositum-Heel Ubichinon compositum-Heel	āā (1 Injekion/ Woche)	zur Anregung blockierter Ferment-systeme bei degenerativen Zuständen

Glyoxal compositum-Heel oder Carbonylgruppen comp. (1 Injektion pro Woche)

Erkrankungen der Unterhaut

(s. Kap. „Rind")

Erkrankungen der Haut

Hunde und Katzen sind als Fleischfresser viel mehr unphysiologischer Ernährung und Haltung ausgesetzt als Pflanzenfresser, zumal sie obendrein auch nicht schwitzen können. Hautprobleme sind bei Fleischfressern auch vielfältiger und schwieriger.

Haarausfall

Haarausfall außerhalb des Haarwechsels (Frühjahr und Herbst) ist krankhaft. Um dem vorzubeugen, ist eine ausgeglichene Fütterung erste Voraussetzung.

Therapie:

Sulfur D6 (tgl. 3mal)	Haarausfall mit Schuppenbildung
Natrium muriaticum D12 (tgl. 2mal)	Diese Tiere leben überwiegend oder ausschließlich von Konservenkost, haben viel Durst, sind unberechenbar.
Graphites D30 (tgl. 1mal)	Haarausfall bei fetten, trägen, fröstelnden, gefräßigen, verstopften Hunden mit trockener, rissiger Haut.
Thallium aceticum D12 (tgl. 2mal)	über Wochen, bei diffusem Haarausfall ohne eruierbare Ursache.
Pel talpae (Maulwurfsfell) D4 D12 (tgl. 2mal)	

Schuppenbildung

Therapie:

Sulfur D6 oder D12 (tgl. 2–3mal)	Bei an sich gesunden Hunden mit trockener, schuppiger Haut.

Nesselsucht (Allergie)

Ursache: Überempfindlichkeit gegen gewisse Stoffe im Futter, gegen Arzneimittel, gegen pathologische Stoffwechselprodukte bei Fehlverdauung, gegen Insektenstiche.

Symptome: Ödeme an Kopf, Geschlechtsteilen, Gesäuge; Quaddeln können innerhalb Minuten den ganzen Körper übersäen.

Therapie:

Apis D4 (1/2 stündl.) oder

Apis D4
Urtica D4 } āā (1/2 stündl.)

Apis D4
Urtica D4
Histamin D8 } āā (tgl. 3–6mal)

Calcium carbonicum D30 (3 Wochen tgl. 1mal)	vermindert die Rückfallsneigung
Lymphomyosot-Heel (tgl. 3mal)	entschlackt das Mesenchym
Auto-Sanguis-Stufentherapie	durch erfahrenen homöopathischen Tierarzt vorzunehmen

Juckreiz

Therapie:

Sulfur D200 (wöchentl. 1mal)	Juckreiz mit Schuppenbildung, viel Durst, geröteter Haut, Kälteverlangen und > dadurch.
Arsenicum album D12 (tgl. 2mal)	Juckreiz mit Wärmeverlangen, > dadurch, Unruhe, häufiger Durst auf kleine Mengen, < nach Mitternacht.

Schwef-Heel (tgl. 1mal)
Sulfur-Heel (tgl. 2mal)
Psorino-Heel (tgl. 2mal)

Cutis compositum-Heel Coencyme compositum-Heel }	stehen je nach Symptomatik als Injektion 1mal wöchentlich zur Verfügung.

Ekzem

Nicht ansteckende Hautkrankheit, die dem Organismus als Ventil dient, Stoffwechselgifte auszuscheiden.

Es ist nicht angebracht, Ekzeme durch äußere Anwendungen zu blockieren, da sie sonst entweder immer wieder auftreten oder infolge Toxinstaus zu inneren Erkrankungen führen können.

Ursache: erbliche Disposition, Fehlernährung, Störungen im Stoffwechsel des Darmes, der Leber oder Nieren, zu wenig Auslauf, hormonelle Disharmonien.
Bei allen trockenen Ekzemen ist primär der Leberstoffwechsel gestört; bei allen nässenden Ekzemen hingegen sind meist die Nierenfunktionen nicht intakt.

Therapie:

Sulfur D6 (tgl. 3mal)	Akutes Ekzem, mit Leberstoffwechselstörung, heißer, juckender trockener Haut, geröteten Körperöffnungen, üblem Geruch des ganzen Tieres, verzögertem und verlängertem Fellwechsel, brüchigem, glanzlosem Haar verbunden. Der Sulfur-Patient fühlt sich im Freien wohler als im warmen, geschlossenen Raum. Er ist dreckig, eher wasserscheu und trinkt viel, riecht intensiv nach Hund!
Sulfur D30 (tgl. 1mal)	Mehr chronisches Ekzem mit obigen Modalitäten. Nach Schmierkuren und Cortisontherapie zur Entgiftung.
Psorinum D30 (tgl. 1mal)	Nässende Ekzeme mit heftigem Juckreiz, besonders in der Wärme, unangenehmer Körpergeruch. Friert leicht (friert oder kratzt).
Arsenicum album D12 (tgl. 2mal)	Stumpfes, fettiges Fell, schuppige Haut, müde, enormer Durst auf kleine Mengen, Wärme >, das Tier ist in der Regel reinlich, neigt zu fauligem Durchfall. < nach Mitternacht.
Natrium muriaticum D12 (tgl. 2mal)	Der Hund fröstelt, ist empfindlich, unberechenbar. Das Ekzem ist vorwiegend in Gelenksbeugen, den Achselhöhlen, an den Innenschenkeln lokalisiert. Hunde, die Natrium muriaticum benötigen, erhalten eine vorwiegende oder ausschließliche Konservenkost.
Graphites D12 (tgl. 2mal)	Fette, gefräßige, gutmütige, träge, verstopfte Hunde. Die Haut ist entweder trocken, rissig oder fettig mit honiggelbem, klebrigem Sekret. Der Sitz des Ekzems ist meist hinter den Ohren, an den Lefzen, in den Gelenksbeugen.
Calcium carbonicum D12 (tgl. 2mal)	Angezeigt bei jungen Hunden und Welpen, die rund, ge dunsen, schwerfällig, gutmütig, anhänglich, ängstlich sind, Welpen mit Pusteln am Bauch, Hunde, die Milch nicht vertragen und mit der Haut Probleme haben.
Rhus toxicodenron D30 (tgl. 1mal)	brennendes, juckendes nässendes, bläschenförmiges Ekzem, welches sich in Kälte <, in Wärme >
Mercurius solubilis D12 (tgl. 2mal)	Nässendes, heftig juckendes Ekzem mit Speichelfluß, gelb-braun belegter Zunge und Mundgeruch einhergehend.
Croton tiglium D6 (tgl. 3mal)	bei Hodensackekzem

Allergische Ekzeme

Therapie:

Apis D4 (tgl. 3mal)	Hellrote Hautfarbe, brennende, juckende Quaddeln und/ oder Bläschen. Kühle Umgebung und kalte Umschläge >.
Rhus toxicodendron D6 (tgl. 3mal)	Bei juckenden Knötchen, Pusteln Bläschen. Große Unruhe, Wärme >, nach Laufen in kaltem Wasser und nassem Gras.

Urtica urens D4 (tgl. 3mal)	Juckende, brennende Knötchen, Quaddeln und Pusteln, Kälte > lokal und allgemein.
Apis D4 Urtica D4 Histamin D8 } āā (tgl. 3mal)	als bewährte Indikation

Hautpilze und Parasiten

Der völlig intakten Haut eines gesunden Organismus können weder Pilze, noch Parasiten ernsthaft etwas anhaben.

Kommt man mit Antimykoticis und Antiparasiticis nicht gänzlich zu Rande, kann man mit homöopathischen Konstitutionsmitteln, die normalisierend auf den Stoffwechsel wirken, Einfluß nehmen.

Folgende Mittel in Hochpotenz (D30 oder D200) sind besonders geeignet:

Calcium carbonicum

Sulfur

Arsenicum album

Lycopodium

Mercurius solubilis

Silicea

Warzen

So vielfältig Warzen in Größe, Form, Sitz und Anzahl sein können, so mannigfaltig sind jene homöopathischen Arzneimittel, die dafür angebracht sind.

Hier nur ein paar der meistgebrauchten:

Thuja D6 (tgl. 3mal) oder Thuja D30 (tgl. 1mal)	blumenkohlartige, höckrige, juckende, leicht blutende Warzen
Causticum D12 (tgl. 2mal) oder Causticum D30 (tgl. 1mal)	viele, kleine, harte, glatte Warzen, über den ganzen Körper verteilt
Antimonium crudum D12 (tgl. 2mal) oder Antimonium crudum D30 (tgl. 1mal)	hornartige, tiefsitzende Warzen
Acidum nitricum D6 (tgl. 3mal)	schmerzhafte, leichtblutende, weiche, feuchte Warzen
Calcium carbonicum D30 (tgl. 1mal)	viele kleine Warzen bei Welpen
Medorrhinum D200 einige Gaben	

Spezifische Infektionskrankheiten des Hundes

Staupe

Virale Form: Fieber, seröser Augen- und Nasenausfluß

Therapie:

Coffea D2 Bufo rana D12 Vincetoxicum D2 Echinacea D2 Sulfur D6	} āā (tgl. 3–6mal)
Propolis LM 18 (tgl. 1mal)	(Borschel)
Engystol-Heel tgl. als Injektion	
Viruvetsan tgl. als Injektion	
Coencyme compositum-Heel Ubichinon compositum-Heel	jeden 3. Tag 1 Injektion
Glyoxal compositum-Heel	
Carbonylgruppen comp. (SSR)	

Katarrhalische Form: Fieber Konjunktivitis, Rhinitis, Sinusitis, Laryngitis, Pharyngotonsillitis

Therapie:

Euphrasia D4 (tgl. 3mal)	scharfe Tränen, Lichtscheu
Belladonna D4 (tgl. 3mal)	weite Pupillen, Lichtscheu, trockenes Auge
Apis D4 (tgl. 3mal)	verschwollene Augen
Mercurius sol. D12 (tgl. 2mal)	eitrige, brennende Sekrete aus Augen und Nase
Hepar sulf. D30 (tgl. 1mal)	dicker, stinkender Eiter, Tiere suchen sich einen warmen Platz
Phytolacca D4 (tgl. 4mal)	Schleimhäute dunkelrot verfärbt, besonders Rachen und Tonsillen
Euphorbium compositum-Heel	als Injektion jeden 2. Tag
Echinacea compositum-Heel	

Pectorale Form: Bronchitis, Pneumonie

Therapie:

Bryonia D4 (tgl. 3–6mal)	bei hartem, trockenem, schmerzhaftem Husten

Ipecacuanha D4 (tgl. 3–6mal)	bei eher feuchtem Husten mit grobem Rasseln
Tartarus emeticus D6 (tgl. 3–6mal)	bei geschwächten Hunden mit feinem Rassel, Atemnot
Phosphor D12 (tgl. 2mal)	im Stadium der Hepatisation

Intestinale Form: Erbrechen, Durchfall

Nux vomica D6 (tgl. 3mal)	wenn Erbrechen, Durstlosigkeit vorherrschen, der Hund sich ruhig verhält.
Arsenicum album D12 (tgl. 2mal)	Diese Tiere leiden an Erbrechen, Durchfall, Inappetenz, sind unruhig, schwach, haben Durst nach kleinen Schlucken.
Okoubaka D3 (tgl. 3–6mal)	schwere Durchfälle, große Schwäche.

Nervöse Form: mit Meningitis, Enzephalitis einhergehend, gesteigerte Erregbarkeit, Kaukrämpfe, Ataxie, epileptiforme Krämpfe, Nachhandlähmung sind Hauptzeichen.

Therapie:

Belladonna D4 (tgl. 3–6mal)	hohes Fieber, weite Pupillen, Wechsel zwischen Erregung und Apathie.
Apis D4 (tgl. 3–6mal)	Die Tiere machen einen stupiden, ruhigen Eindruck, schreien plötzlich auf.
Helleborus niger D4 (tgl. 3–6mal)	kann erhöhten Hirndruck durch Beschleunigung des Liquorabflusses vermindern
Coencyme compositum-Heel Ubichinon compositum-Heel	} jeden 3. Tag 1 Inkektion
Glyoxal compositum-Heel	
Carbonylgruppen comp. (SSR)	

Parvovirose

Ursache: Virus

Symptome: Abgesehen von der kardiogenen Form mit plötzlichem Herztod bei Welpen in den ersten 14 Lebenstagen – mit übel stinkendem, meist blutigem Durchfall oder Brechdurchfall, Fieber, Exsikkose, Hinfälligkeit und hoher Letalität in den ersten zwei Tagen der Erkrankung einhergehend.

Je jünger die Hunde, desto höher die Letalität, steigt allerdings bei alten, senilen Hunden wieder an.

Therapie:

Infusion blutisotoner Lösungen, um der Dehydrierung vorzubeugen.

Lachesis D12 (tgl. 3mal)	Das Mittel stärkt im akuten Fieberstadium den Herzmuskel, den Tonus der Blutgefäße.
Lachesis D30 D200 (tgl. 1mal bis >)	
Naja D12 (tgl. 3mal)	Herzarrhythmie, Myokardschaden
Arsenicum album D12 (tgl. 3mal)	Die Hunde verfallen sehr rasch, werden struppig, haben blutigen Durchfall, viel Durst, trinken aber stets nur ein wenig, haben eine braunbelegte Zunge, sind unruhig und suchen Wärme.
Carbo vegetabilis D12 (tgl. 3mal)	Auch diese Hunde verfallen sehr rasch, haben blutigen, stinkenden Durchfall. Ihnen tut aber Frischluft gut.
Veratrum album D4 (tgl. 3–6mal)	Der Hund ist kalt, kollabiert, hat wäßrig-blutigen Durch fall und Erbrechen.
Ipecacuanha D4 (tgl. 3–6mal)	Brechdurchfall mit reiner Zunge
Okoubaka D3 (tgl. 3–6mal)	bei schweren hämorrhagischen Durchfällen (Jedwillath)
Pyrogenium D30 (einige Gaben)	bei hohem Fieber, mit Sepsis aashaft stinkendem Kot
Crataegus D1 (tgl. 3–6mal)	zur Stärkung des Herzmuskels
China D4 (tgl. 3–6mal)	ein ausgezeichnetes Mittel als Folge von Säfteverlust
Chininum arsenicosum D6 (tgl. 3–6mal)	Exsikkose und allgemeiner Verfall sind noch weiter fortgeschritten als bei Hunden, die Arsenicum album brauchen.
Coffea D2 Bufo rana D12 Vincetoxicum D2 Echinacea D2 Sulfur D6 } āā (tgl. 3–6mal)	eine gute Mittelkombination bei allen viralen Infekten im Anfangsstadium
Engystol-Heel (als tägl. Injektion)	ein bewährtes Mittel
Coencyme compositum-Heel und Ubichinon compositum-Heel	als Injektion jeden 3.–4. Tag
Glyoxal compositum-Heel	als Injektion
Carbonylgruppen comp.	als Injektion
Propolis Homaccord (tgl. 3–4mal)	(Borschel)

Zusätzlich: Nosode-Parvovirose-Impfstoff D30 1–3 Gaben oder Autonosode aus dem Stuhl des erkrankten Tieres bzw. Nosode aus Stühlen mehrerer erkrankter Hunde.

Verhaltensstörungen

Belladonna D200 (1–2 Gaben)	grundloses plötzliches Beißen
Hyoscyamus D200 (1–2 Gaben)	Beißen wird durch Knurren und Bellen angekündigt. Ein großer Hund stürzt sich auf einen kleinen Artgenossen.
Phosphorus D200 (1–2 Gaben)	Angst vor Tierarztbesuch, vor Gewitter, vor Alleinsein
Kalium phosphoricum D12 (tgl. 2mal)	für den schreckhaften Hund
Argentum nitricum D200 (1–2 Gaben)	Der zarte, feingliedrige, zittrige Hund, der vor allem Fremdem und vor Alleinsein Angst hat.
Opium D200 (1 Gabe)	Folgen von Schreck mit Apathie, Benommenheit
Hyoscyamus D200 (nach Bedarf)	für den eifersüchtigen Hund
Ignatia D200 (nach Bedarf)	Der Hund findet sich in fremder Umgebung, mit fremden Leuten nicht zurecht, frißt nicht, winselt und bellt.

Die homöopathische Behandlung der Katze

Krankheiten der Augen

(Ursachen und Therapie siehe Kap. „Hund", S. 163)

Zusätzlich treten bei der Katze verschiedene Erscheinungen am Auge im Verlauf des Katzenschnupfens auf (siehe dort).

Krankheiten am Ohr

(siehe Kap. „Hund", S. 165)

Ursache, Symptome und Heilmittel sind denen am erkrankten Ohr des Hundes analog.

Krankheiten des Atemapparates

Rhinitis

primäre, nichtinfektiöse } siehe Kap. „Rind", S. 23
allergisch bedingte }

Katzenschnupfen

Durch verschiedene Viren verursachte, hochkontagiöse, von perakut bis chronisch verlaufende, weit verbreitete Katzenseuche.

Akuter Katzenschnupfen

Beginnt mit hohem Fieber (bis 41 °C); bei jungen Katzenwelpen kommt Hilfe wegen noch nicht entwickeltem Immunitätssystem sowie Schwächung durch die häufig starke Verwurmung in der Regel zu spät.

Inkubation: 1–4 Tage

Infektion: Durch Tröpfchen, direkten Kontakt, kontaminierte Gegenstände, Dauerausscheider.

Symptome: Nasen- und Augenausfluß (serös, schleimig, eitrig), häufiges Niesen, Inappetenz, Durstlosigkeit, Exsikkose, Augenlider oft verkrustet, verklebt, Mundschleimhautentzündung, Geschwüre an Mund- und Nasenschleimhaut sowie an der Hornhaut. Tonsillitis, Pharyngitis, Husten, Lungenentzündung als seltene Folge bakterieller Sekundärerreger.

Dauer der Krankheit: 1–3 Wochen

Therapie:

Erstes Mittel für fieberhafte, mit Allgemeinstörungen einhergehende Fälle:

Aconit D4 (1/2 stündlich)	bis Besserung bzw. bis das für Aconit typische Stadium vorbei ist. Diese Katzen haben Fieber bis 41°C, der Krankheitsprozeß ist noch nicht lokalisiert oder kaum lokalisierbar, das Tier ist erregt, nervös, hat allenfalls geringgradigen serösen Nasen- und Augenausfluß. In der Regel wird dieses Stadium vom Besitzer übersehen.
Belladonna D4 (tgl. 3–6mal)	Nasenschleimhaut und Lidbindehaut sowie Mundschleimhaut sind stark gerötet, Fieber bis 40°C, serösschleimige Sekrete aus der Nase, die Augen sind eher trocken, die Pupillen erweitert, es besteht große Lichtscheu. Das Benehmen wechselt zwischen Erregung und Apathie.
Ferrum phosphoricum D12 (tgl. 2–3mal)	Für eher subakut verlaufende Fälle. Die lokalen Symptome (Niesen, seröses Nasen- und Augensekret, Schleimhautrötungen) sind weniger intensiv, die meist jüngeren Tiere sind lebhaft, aber rasch ermüdbar, erbrechen oft Unverdautes; Ferrum phosphoricum ist vor allem bei Erkrankungen in der warmen Jahreszeit angezeigt, oft auch mit Durchfall vergesellschaftet.
Lachesis D12 (tgl. 2mal)	Die Schleimhäute sind bläulich verfärbt, das Tier ist stark geschwächt, der Herzschlag schwach und frequent. Am Morgen ist alles schlimmer, häufiges Niesen, wenig serösblutiges Sekret, die Halslymphknoten sind vergrößert.
Lachesis D30 D200 (tgl. 1mal bis >)	
Engystol-Heel	ist als Injektion bei allen Viruserkrankungen angezeigt
Euphorbium comp.-Heel Echinacea comp.-Heel Lachesis comp.-Heel	bewährte, abwehrsteigernde biologische Arzneimittel

Mittel für die lokalen Erscheinungen des akuten Katzenschnupfens:

Cepa D12 (tgl. 2–3mal)	Die Katze hat milde Tränen, aber einen wundmachenden serösen Nasenausfluß, niest häufig. Alle Symptome werden in frischer Luft >, im warmem Zimmer <.
Apis D4 (tgl. 3–6mal)	Augen und Nase sind stark verschwollen, Nasenschleimhaut und Lidbindehaut hellrot verfärbt, seröser Ausfluß, hochgradige Lichtscheu, Durstlosigkeit trotz Fieber, lokale und allgemeine Kälteanwendung wird angenehm empfunden und auch geduldet.
Euphrasia D4 (tgl. 3–6mal)	Wenn die Erkrankung vorwiegend mit schleimig-eitrigem, wundmachendem Augenausfluß einhergeht, die Nase weniger betroffen ist.
Mercurius solubilis D12 (tgl. 2mal)	Nase und Augen sind verklebt, borkig, spärlich eitrig-blutiges Sekret, die Tiere speicheln viel, haben einen unange-

	nehmen Mundgeruch infolge Mundschleimhautentzündung, manchmal auch Geschwüre an Mund- und Nasenschleimhaut und an der Hornhaut.
Hepar sulfuris D30 (tgl. 1mal)	Die Katze hat Fieber, Nase ist oft verstopft, Augen verklebt oder es tritt dickes, stinkendes, eitriges Sekret auf. Auch Schwellung der Tonsillen und Rachenlymphknoten. Solche Katzen suchen stets einen warmen Platz.
Euphorbium comp.-Heel als Injektion Naso-Heel (tgl. 3mal)	bewährte biologische Mittel

Subakuter und chronischer Katzenschnupfen

Symptome: ständiges Niesen, schleimig-eitriger Nasen- und Augenausfluß, Geschwüre an Mund- und Nasenschleimhaut und an der Cornea sind möglich.

Therapie:

Pulsatilla D4 (tgl. 3mal)	dicker, weiß-gelblicher bis milchiger Nasen- und Augenausfluß. Solche Katzen sind durstlos und dem Menschen sehr zugetan.
Kalium bichromicum D12 (tgl. 2mal)	schleimig-eitriges, fadenziehendes Sekret; scharf begrenzte Geschwüre an Mund- und Nasenschleimhaut und an der Hornhaut.
Cinnabaris D12 (tgl. 2mal)	für länger bestehenden Katzenschnupfen, der nicht heilen will und unter ähnlichen Symptomen wie den von Kalium bichromicum geheilten Fälle auftritt.
Cinnabaris D12 Kalium bichromicum D12 } āā (tgl. 2mal)	eine bewährte Mittelkombination
Belladonna D4 Apis D4 Phytolacca D4 Mercurius sol. D12 Echinacea D2 } āā	Diese Kombination hat sich bei akutem und subakutem Katzenschnupfen mit unklarer Symptomatik, bei Tieren, die sich nicht untersuchen oder erst gar nicht fangen lassen, wie so manche Tiere auf Bauernhöfen, bewährt.
Mucosa comp.-Heel als Injektion	als bewährtes Schleimhautmittel
Naso-Heel (tgl. 3mal) Mercurius-Heel-Tbl. (tgl. 3mal) Tonsilla comp.-Heel (tgl. 3mal)	als bewährte Mittel von Schleimhaut- und Drüsenveränderungen im Bereich Nase-Mund-Rachen.
Coencyme comp.-Heel Ubichinone comp.-Heel } āā	zur Anregung des intrazellulären Stoffwechsels.

Husten – siehe Kap. „Pferd", S. 145

Bronchitis – siehe Kap. „Rind", S. 25

Lungenentzündung – siehe Kap. „Rind", S. 26

Herz-Kreislauf-Erkrankungen

(siehe Kap. „Hund“, S. 167)

Erkrankungen des Verdauungstraktes

Erkankungen der Mundhöhle

(siehe Kap. „Hund“, S. 167)

Die entzündlichen Veränderungen an der Mundschleimhaut (Zahnfleisch, Zunge, Gaumen, Backe), an den Tonsillen und an der Rachenschleimhaut werden bei der Katze häufig vom Erreger des Katzenschnupfens und Sekundärerregern verursacht. Ihre Behandlung ist je nach Symptomatik und Modalitäten vergleichbar mit ähnlichen Mundschleimhautentzündungen des Hundes (siehe S. 167).

Für die Katze kommen in erster Linie in Betracht:

Mercurius sol. D12 (tgl. 2mal)	bei entzündlichen Veränderungen
Mercurius sublimatus corrosivus D6 (tgl. 3mal)	bei Geschwüren
Borax D4 (tgl. 3mal)	bei Aphthen
Mercurius-Heel-Tbl. (tgl. 3mal) und Mucosa comp.-Heel als Injektion	als bewährte Kombinationsmittel

Pharingitis (Rachenentzündung) – siehe Kap. „Hund“, S. 168

Tonsillitis (Mandelentzündung) – siehe Kap. „Hund“, S. 168

Magen-Darm-Erkrankungen – siehe Kap. „Hund“, S. 167

Erkrankungen der Harnwege – siehe Kap. „Hund“, S. 173

Sabal serrulatum (homöopathischer Katheter) (tgl. 3–6mal)	ist bei Harnröhrensteinen, die vor allem bei kastrierten Katern auftreten, oft erfolgreich einzusetzen.

Erkrankungen der männlichen Geschlechtsorgane

(s. Kap. „Rind“)

Erkrankungen der weiblichen Geschlechtsorgane

(s. Kap. „Rind“)

Örtliche Entzündungen

(s. Kap. „Rind“)

Verletzungen

Offene Wunden, Blutungen, Blutergüsse

(siehe Kap. „Rind“, S. 35, 94ff.)

Muskel; Sehnen-, Bänder-, Gelenks- und Knochenverletzungen

(siehe Kap. „Rind“, S. 95ff.)

Viele Verletzungen, vor allem die der letztgenannten Gruppe, haben wegen des geringen Körpergewichtes, der großen Beweglichkeit, der Eigenschaft, bei Bedarf einzelne Körperpartien oder auch den ganzen Körper auch längere Zeit ruhigzustellen (das andere Extrem zum Pferd) eine hervorragende Selbstheiltendenz.

Eventuell verbleibende Dislokationen werden durch erhöhte Beweglichkeit anderer Körperteile ausgeglichen. Die Katze ist außerdem imstande, auch in leicht bis mittelgradig behindertem Zustand ihren Bedürfnissen und denen des Besitzers nachzukommen; sie kann ohne größere Beeinträchtigung ihres Befindens ihre gewohnten Aufgaben weiterhin erfüllen.

Erkrankungen der Haut

(siehe Kap. „Hund“, S. 179)

Erkrankungen der Unterhaut

(siehe Kap. „Rind“, S. 117)

Die Eugenische Kur für Rind, Pferd, Hund und Schwein

Die beim Menschen während der Schwangerschaft und der ersten Lebenswochen bewährte „Eugenische Kur", läßt sich analog und art- und rassebedingt den jeweiligen örtlichen Gegebenheiten angepaßt natürlich auch bei trächtigen Tieren und neugeborenen Fohlen, Kälbern, Ferkeln und Welpen zur Verbesserung gewisser genetischer Eigenschaften, zur Stärkung der Vitalkräfte und zur unspezifischen und spezifischen Abwehr des Ungeborenen oder Neugeborenen gut einsetzen. Dabei ist es wichtig, die Krankheiten der Vorfahren, die endemischen und epidemischen Erkrankungen im Bestand, bzw. Gebiet, zu erfassen und zu berücksichtigen.

Wie aus obiger Feststellung hervorgeht, ist es wegen der verschiedenen Tiergattungen, die von oft stark differierenden Erkrankungen bedroht sind, als auch innerhalb einer Spezies wegen der rasse-, haltungs- und fütterungsbedingten Defekte kaum möglich, ein allgemeingültiges Schema anzugeben. Exakt muß eine solche Kur ganz auf die Tiergattung, den Bestand, die Fütterung und Leistung, ja auf das einzelne Individuum abgestimmt werden.

Als grobe Faustregel kann man aber folgendes zur Hand geben:

In einem frühen Graviditätsstadium gebe man eine Hochpotenz des Konstitutionsmittels; um die Mitte der Trächtigkeit eine Gabe Sulfur, ebenfalls als Hochpotenz (D200), um den Stoffwechsel anzuregen.

Auch der gezielte Einsatz der den menschlichen Erbnosoden Tuberkulin, Medorrhin, Luesin analogen Mittel ist angezeigt.

Die folgenden Nosoden kommen hier in Betracht:

Für das Rind: Nosode Tuberculinum bovinum
Nosode Bang
Nosode Leukose
Nosode Rindergrippe

Für das Pferd: Nosode Malleus-Rotz
Nosode Druse-Streptococcus equi
Nosode aus einem Pferdegrippeimpfstoff
Nosode Tetanus

Für den Hund: Nosode aus den Impfstoffen gegen Staupe
Nosode Hepatitis
Nosode Leptospirose
Nosode Zwingerhusten
Nosode Parvovirose
Nosode Tollwut

Hunde- und Katzenwelpen sind außerdem wegen ihrer Blindheit in den ersten Lebenstagen in gewisser Beziehung fast noch hilfloser als ein neugeborenes Baby. Dies liegt wohl in der Natur dieser Tiergattungen. Dafür sind sie in ihrer weiteren Entwicklung unheimlich schnell. Im ersten Lebensjahr differenzieren sich Hunde je nach Rasse ganz verschieden. So bleiben etwa Boxer, Bullis, Bernhardiner vorwiegend ein Leben lang Calcium-carbonicum-Typen, während z.B. Pudel, Rattler, Windhunde etc. sich vorwiegend zu Phosphor- oder Argentum-nitricum-Typen entwickeln. Aber nicht alle Angehörigen einer Rasse differenzieren sich eindeutig zu einem Arzneimitteltyp hin.

Katzen wieder können entsprechend ihrer viel geringeren rassischen Streuung und ihrer Eigenschaft, sich dem Menschen zwar anzuschließen, sich ihm aber nicht zu unterwerfen, so wie manche Hunderassen zu Pulsatilla-, aber auch zu Phosphor- oder Argentum-nitricum-Typen entwickeln.

Für das Schwein:

Nosode Rotlauf

Auch dem neugeborenen Tier verabreiche man möglichst frühzeitig wieder sein Konstitutionsmittel.

Bei einem grobknochigen, schweren, schwerfälligen *Kalb* ist dies in der Regel Calcium carbonicum,

bei einem feingliedrigen, eher nervösen, hellfarbigen *Kalb* Phosphorus,

bei einem dunkel gefärbten Tier, das in Aussehen und Benehmen zwischen Calcium carbonicum und Phosphor anzusiedeln ist: Calcium phosphoricum.

Für *Fohlen* schwerer Rassen und *Ponyfohlen* sind Calcium carbonicum oder Graphites angezeigt.

Für die leichten Rassen: Calcium phosphoricum oder Phosphorus.

Später differenzieren sich Fohlen ähnlich wie die Kälber.

Das erste Konstitutionsmittel für *Welpen* ist fast immer: Calcium carbonicum.

Beim *Schwein* sind zuständig: Calcium carbonicum und Graphites, nicht selten Phosphor.

Das *Kalb* – zumindest der schweren Fleckvieh-Rasse – macht ähnlich wie der Mensch, nur zeitlich gerafft, eine konstitutionelle Entwicklung vom Calcium-carbonicum-Typ nach 2–3 Monaten zum Calcium-phosphoricum- oder Calcium-fluoricum-Typ durch, um sich gegen Ende der Wachstumsphase auf einen einzupendeln bzw. sich in Richtung auf ein anderes Konstitutionsmittel zu entwickeln.

Im Alter ist häufig wieder, wie auch beim Menschen, Calcium carbonicum das der Konstitution des Tieres entsprechende Arzneimittel. Aber auch Sepia, Graphites oder Alumina entsprechen öfter bei älteren Tieren dem Erscheinungs- und Benehmenstyp.

Mittel gegen Folgen von Antibiotika:

Nux vomica D30 (tgl. 1–2mal)	bei Verdauungsstörungen (Erbrechen, Durchfall, Blähung)
Okoubaka D3, D4 (tgl. 2–3mal)	(hämorrhagische) Durchfälle toxischer/infektiöser Natur
Sulfur D30 (tgl 1–2mal)	Hauptmittel für Antibiotika-Folgen

Mittel gegen Folgen von Kortikoiden

Phosphor
Lachesis
Apis

Mittel mit Durst:

Arsenicum	oft, wenig
Bryonia	selten, viel
Natrium muriaticum	
Phosphorus	
Sulfur	

Mittel mit Durstlosigkeit:

Apis
Pulsatilla

Mittel bei Intoxikationen:

Arsenicum	nach verdorbenem Futter
Okoubaka	nach Insektizid-Pestizid-Vergiftung
Phosphorus	bei lebhaften, feingliedrigen Tieren (konstitutionell)
Sulfur	Arzneimittelvergiftung, Reaktionsmittel

Rekonvaleszenz-Mittel:

Acidum phosphoricum	nach längerem Durchfall
Arsenicum	nach schwerer erschöpfender Erkrankung, nach Verdorbenem
China	auch Flüßigkeitsverlust
Natrium muriaticum	bei Blutarmut
Ferrum phosphoricum	Anämie
Lycopodium	nach Leberleiden
Phosphorus	als Typ-Mittel

Mittel bei Milchunverträglichkeit

Aethusa cynapium D6 (tgl. 2–3mal)	erbricht, trinkt sofort wieder (junge Kälber, Welpen)

Calcium carbonicum D30 Calcium phosphoricum D30 Magnesium carbonicum D30	Ekel vor Milch, saure Stühle je nach Typ

Mittel gegen Impffolgen

Thuja Silicea Malandrium Sulfur Tuberculinum (bovinum)	alle in D30, oder D200 (je 1–2 Gaben

Homöopathische Rezepte anstelle von Schutzimpfung Neugeborener gegen endemisch auftretende Aufzuchtkrankheiten

Kalb:

Calcium carbonicum D30 Tuberculinum bovinum D30 Nos.: Bang D30 Nos.: aus Rota-Corona-Coli-Impfstoff D30	āā
Nos.: Salmonella D200 Nos.: Enterococcinum D200 Nos.: Meningitis D200 Nos.: Meningococcus D200	āā
Streptococcus faecium Nosoden-Pool aus Kollostrum	āā D12, D30 (tgl. 2–1mal) von Kühen mit Problemkälbern
Calcium carbonicum D30 Medorrhinum D30	āā bei grobknochigen, ruhigen Kälbern
Calcium fluoricum D30 Medorrhinum D30	āā je nach Konstitution bei häufiger Polyarthritis im Bestand (tgl. 1mal)
Calcium phosphoricum D30 Medorrhinum D30	āā bei häufiger Polyarthritis eher feinknochiger, nervöser Kälber

Fohlen und Ferkel (nach Borschel):

Ferrum phosphoricum D30 Ferrum D30 Silicea D30 Propolis D30	āā

Hunde:

Propolis LM18

Heilvorgangsbeeinflussung nach aseptischen Operationen durch homöopathisch-biologische Arzneimittel

Arnica D4 (tgl. 3mal) oder Arnica D30 (tgl. 1mal)	
Arnica D4 Hypericum D4 } āā (tgl. 3mal)	wenn Nerven oder nervenreiches Gewebe von der Operation betroffen sind.
Traumeel-Heel (tgl. 3mal)	als bewährte Indikation

Heilvorgangsbeeinflussung nach septischen Eingriffen bzw. zur Heilung per secundam durch homöopathisch-biologische Arzneimittel

Lachesis D12 (tgl. 2mal)	bei Fieber, mit rotblauer Operationswunde
Lachesis D30, D200 (tgl. 1mal bis >)	
Pyrogenium D15 (tgl. 2mal)	Die Operationswunde ist mißfarben, stinkendes Sekret entleert sich.
Hepar sulfuris D30 (tgl. 1mal)	bei eitrigen Wunden mit Berührungsempfindlichkeit, Wärmeverlangen und Wärmebesserung
Silicea D30 (tgl. 1mal)	bei Fistelbildung an der Operationswunde
Echinacea comp.-Heel als Injektion	zur Abwehrsteigerung
Traumeel-Heel (tgl. 3mal)	als bewährte Indikation

Kurzgefaßte Charakteristik der wichtigsten Arzneimittel

Auf das Anführen von Inhaltsstoffen, auf die Beschreibung ihrer pharmakologischen und pharmakodynamischen Eigenschaften wird bewußt verzichtet, um den medizinisch nicht Geschulten nicht allzusehr zu verwirren. Dafür sollen objektive, am Tier beobachtbare und subjektive Symptome, die aus dem Verhalten, aus den Gesten und Gebärden der Tiere geschlossen werden können, möglichst berücksichtigt werden. Im Speziellen sei auf die verschiedenen Arzneimittellehren (Mezger, Dorsci, Staufer, Zieger, Hahnemann – Reine Arzneimittellehre und Chronische Krankheiten – u.a.) verwiesen.

Die Gliederung erfolgt folgendermaßen:

Name des Arzneimittels (bei Pflanzen und Tieren auch die Familie) Organbeziehung (Gewebs- und Funktionsbeziehung)
(auch in der Veterinärmedizin verwertbare) Symptome

Klinische Anwendung
(gebräuchlichste) Potenzen, wobei der Autor der Einfachheit halber bewußt nur D-Potenzen anführt.

Homöopathische, rein nach diesem Gesichtspunkt verordnete Mittel bedürfen keiner besonderen Angabe über Organo-, Histio- oder Funktiotropie oder über klinische Indikationen. Jenes Mittel, dessen Bild dem jeweiligen Krankheitsfall am ähnlichsten ist, kommt zum Einsatz.

Abrotanum (Eberraute)

Fam. Compositae (Korbblütler)

Organbeziehung: Magen-Darm-Schleimhaut, seröse Häute, Kapillaren, exsudative Prozesse
Symptome: Magerkeit trotz aufgetriebenen Bauches und guten Appetits. Die Symptome sind stark wechselnd.

Klinische Anwendung: Chronische, durch Wurmkuren allein nicht mehr zu beherrschende Verwurmung, vor allem bei Pferden und Hunden, bei Ovarzysten, Schwächezuständen, Appetitmangel, chronischen Darmkatarrhen.

Potenzen: ⊖-D3 zur Terrainbereinigung bei Darmparasitosen; D3, D6, D30 gegen Ovarialzysten bei Stuten und Kühen sowie bei allen anderen Indikationen.

Acidum benzoicum (Benzoesäure)

Organbeziehung: Gelenkskapseln, Sehnenscheiden, Sehnengewebe, Nierengewebe, harnsaure Diathese

Symptome: Dunkler, nach Pferdeharn riechender Urin, wandernde, wechselnde Beschwerden

Klinische Anwendung: Chronische Polyarthritis, chronische Sehnenscheidenentzündung, Sehnenentzündung, Nierensand, Nierensteine

Potenzen: D3 bei Gelenks- und Sehnenscheidenleiden; D30 bei harnsaurer Diathese

Acidum fluoricum (Flußsäure)

Organbeziehung: Bindegewebe, Venen, Haut, Schleimhäute

Symptome: Tiefgreifende Geschwüre an Haut und Schleimhäuten bei unruhigen, reizbaren Tieren mit schlaffer Faser. Alle Beschwerden sind am Morgen besser (>), in Wärme und im Sommer, durch Sonnenschein schlimmer (<).
Klinische Anwendung: Zwischenklauenwulst, Rusterholzsches Klauengeschwür, tiefgreifender Dekubitus. Ferner alle Prozesse, die auf Silicea vorerst gut ansprechen, dessen Wirkung sich aber erschöpft, Lichtdermatosen.

Potenzen: D8–D12

Acidum formicium (Ameisensäure)

Organbeziehung: Haut, Lunge, Gelenke

Funktionsbeziehung: Allergie, exsudative Diathese, Umstimmungsmittel

Symptome: Urtikaria, Exantheme, Hautjukken, Albuminurie, Hämaturie, chronische Nephritis und Nephrose, Gelenks- und Muskelrheuma

Klinische Anwendung: praktisch nur zur Injektion (Neuraltherapie), Allergien, Dämpfigkeit der Pferde, Ekzeme, Heufieber, Urtikaria, chronische Arthrosen, Myalgien, Neuralgien < durch Kälte, > durch Wärme.

Potenzen: D6, D12, D30

Acidum nitricum (Salpetersäure)

Organbeziehung: Alle Schleimhäute, Unterhaut mit tiefgreifenden Entzündungen; bei eher straffen Tieren angezeigt.

Symptome. Unregelmäßig begrenzte, tiefgreifende, berührungsempfindliche Geschwüre von blauroter bis grauer Farbe mit übelriechenden, mißfarbenen Sekreten; gestielte Warzen, die zu Blutung neigen.

Klinische Anwendung: Dekubitus mit unregelmäßigen, leicht blutenden Rändern. Zwischenklauengeschwür, Klauensohlengeschwür, geschwürig nekrotisierende Schleimbeutelentzündung (besonders an der Außenseite des Sprunggelenks), Warzen

Potenzen: D6, D30

Acidum phosphoricum (Phosphorsäure)

Organbeziehung: Magen, Darm, Knochen
Symptome: Allgemeine Schwäche, Erschöpfung, Schläfrigkeit, nicht schwächende Durchfälle, äußerste Kälte- und Zugluftempfindlichkeit, überempfindlich gegen Sinneseindrücke

Klinische Anwendung: Rekonvaleszenz, chronischer Durchfall bei erhaltenem Appetit und intakter Vitalität. Beim Filtern gerinnende Milch, Impotenz bei überbelasteten Deckbullen, Deckhengsten und Deckrüden

Potenzen: D12, D30, D200

Aconitum napellus (blauer Eisenhut, Sturmhut)

Fam. Ranunculaceae (Hahnenfußgewächse)

Organbeziehung: Vegetatives Nervensystem (anregend auf Sympathikus), Beziehung zum ZNS, zum peripheren NS, zu den Schleimhäuten und zum arteriellen Teil der Kapillaren

Symptome: Zustände mit plötzlichem Beginn, mit heftiger Unruhe, Herzklopfen, großem Durst, Schweißlosigkeit bei vollem, hartem, frequentem Puls, Sinnesüberempfindlichkeit mit Angst. Beginn und < des Zustandes ist vorwiegend abends. Aconitum hat Folge von kaltem Wind, von Schreck und Angst im Arzneimittelbild, die Atmung ist hechelnd.

Klinische Anwendung: Plötzliche, womöglich abends beginnende Fieberzustände, Entzündungen oder Schmerzzustände aller Organe und Gewebe (z.B. Lungenentzündung, Euterentzündung, Kolik etc.) unter obigen Anzeichen, vorwiegend bei kräftigen, vollblütigen Individuen, selten bei schwächlichen blassen.

Potenzen: D3, D4 wenn der Organismus eine Steigerung des Fiebers noch benötigt oder verträgt; D12, D30 wenn Dämpfung der Sympathikuswirkung, d.h. Senkung des Fiebers, nötig ist.

Aesculus hippocastanum (Roßkastanie), Hippocastanaceae (Roßkastaniengewächse)

Organbeziehung: Venen

Symptome: Venöse Stauung der Beckenvenen, an den Beinen und im Pfortaderbereich
Klinische Anwendung: Geschwollene ödematöse Extremitäten hochträchtiger oder frischlaktierender Tiere, Stauungen an Beinen nach Futterintoxikationen

Potenzen: D2, D3

Agaricus muscarius (Fliegenpilz)

Organbeziehung: Vegetatives und zentrales Nervensystem, Haut; ein vagotropes Mittel
Symptome: Alkoholrauschähnliche Zustände; vorerst Erregung, Krämpfe, dann Abstumpfung, Apathie, Lähmung

Klinische Anwendung: Entwicklungsrückstände von Kälber und Fohlen, angeborener Zitterkrampf der Ferkel, Erfrierungen und Verbrennungen, Zerebrokortikalnekrose der Kälber

Potenzen: D4, D6, D30

Aloe socotrina (Aloe)

Fam. Liliaceae (Liliengewächse)

Organbeziehung: Dickdarm

Symptome: Beeinflußt die Motilität des Kolons; in der Allopathie als drastisches Abführmittel bekannt. Unwillkürlicher Stuhlabgang mit Schwäche des Schließmuskels.

Klinische Anwendung: Wäßrige Durchfälle mit Blähungen und Schließmuskellähmung

Potenzen: D4, D6, D30

Alumina (Tonerde)

Organbeziehung: Schleimhaut des Enddarms, der Vagina, des Uterus

Symptome: Trockene, atonische Obstipation, trockene Scheide bei älteren Tieren, Abneigung gegen das andere Geschlecht

Klinische Anwendung: Verstopfung, Verstopfungskolik, chronische Sterilität meist älterer Tiere

Potenzen: D8, D12

Ammonium jodatum (Ammoniumjodid)

Organbeziehung: Luftröhre, Bronchien

Symptome: Feines Rasseln, Schwäche

Klinische Anwendung: Tracheitis, Bronchitis, Bronchiolitis in schlecht gelüfteten Ställen

Potenzen: D3, D4

Anhalonium Lewinii (Peyotl) (Rakow)

Neurotropes Mittel

Symptome (Pfd.): Erweiterte Pupillen, Ptose, Photophobie, Mydriasis. Empfindliches Riechorgan, aber auch Geruchsunempfindlichkeit. Vermehrtes Speicheln, einseitig heraushängende Zunge. Trigeminus-Neuralgie, Facialis-Lähmung mit fehlendem Lippenschluß. Dummkollerartiges Benehmen wechselnd mit aufgewecktem Verhalten. Verfällt durch schrille Geräusche in schlafartigen Zustand, Koordinationsstörungen (nicht im Galopp)

Klinische Indikationen: bei Zuständen mit obiger Symptomatik Koppen, Weben

Potenzen: D30, D200

Anthracinum (Milzbrandnosode)

Wird unter Sterilisation aus der Milz milzbrandkranker Schafe erzeugt.

Organbeziehung: Haut, Subkutis, Blut, blutbildende Organe und Gewebe

Symptome: Erst Verhärtung des Unterhautbindegewebes, dann Auftreten bläulich-violetter Bläschen, die schwarz werden, ulzerieren, stinkend eitrige Masse entleeren. Oft kommt es zur Gewebsgangrän, schmerzhaft geschwollene Lymphdrüsen. Bei Tieren häufig Septikämie.

Klinische Anwendung: Äußerst schmerzhafte blauviolette Furunkel und Karbunkel, gangränöse, stark stinkende, hochschmerzhafte Geschwüre, Dekubitus, nekrotisierende Schleimbeutelentzündung, Zwischenklauenwulst, Rusterholzsches Klauengeschwür, als Folgemittel von Pyrogenium

Potenzen: D30, D200

Antimonium crudum (Spießglanz)

Organbeziehung: Haut, Magen-Darm

Symptome: Dick weiß belegte Zunge, häufige Verdauungsstörungen, trockene Haut, Rhagaden, Warzen, Schwielen, bläschenartige Hautausschläge. Extreme Temperaturen < alle Beschwerden.

Klinische Anwendung: Verdauungsstörungen, Kuhpocke im Initialstadium, Warzen, Schwielen, Hyperkeratosen

Potenzen: D6, D12, D30

Antimonium tartaricum – Tartarus emeticus (Brechweinstein)

Organbeziehung: Atemtrakt, Magen-Darm-Kanal

Symptome: Viel, schwer auswerfbarer Schleim, große Schwäche, Kreislaufschwäche, lockeres feines Rasseln über der Lunge, Übelkeit, kalter Schweiß, Erbrechen

Klinische Anwendung: Bronchitis, Bronchiolitis, Bronchopneumonie mit Kreislaufschwäche, Lungenödem, Fruchtschleimaspiration der Neugeborenen, Folge von Fehlschlucken, Fehleingüssen

Potenzen: D4, D6

Apis mellifica (Honigbiene)

Organbeziehung: Haut, Schleimhäute, seröse Häute, Nieren, Rachen, Ovarien, Hirnhäute

Funktionsbeziehung: Allergien, zur rechten Körperseite

Symptome: Entzündliche und exsudative Prozesse, auch ohne akute Entzündung. Haut und Schleimhäute hellrot, ödematös, glasig, Durstlosigkeit auch im Fieber, trotz Trockenheit der Schleimhäute, Druck- und Berührungsempfindlichkeit; Wärme <, Kälte und kalte Anwendungen >. Akute Erscheinungen setzen plötzlich ein.

Klinische Anwendung: Akute und chronische Ödeme (vor allem Euterödem), Nesselfieber, Glottisödem, Nierenentzündung, Eierstockzysten (besonders rechts), Hirnhautreiz, Hirnhautentzündung, Tonsillitis, Ferkelödem (wenn Hirnhaut und/oder Augenlider betroffen sind), beginnende Phlegmone, Sonnenstich

Potenzen: D4, D30

Argentum nitricum (Silbernitrat)

Organbeziehung: ZNS, vegetatives NS, alle Mukosen, besonders die des Magen-Darm-Traktes

Funktionsbeziehung: Verhalten, Psyche

Symptome: Schleimhautgeschwüre, dickschleimige Absonderungen, nervöse Unruhe, ängstliches, hastiges Wesen, Angst vor Bevorstehendem, Angst vor Tierarzt (besonders bei Hunden), Angst vor dem Melken bei Erstlingskühen, Angst vor Prüfungen und vor Auftritten bei Menschen, Angst vor dem Verladen, vor dem Start bei Pferden. Hunde, die gern Süßes mögen, es aber nicht vertragen, brauchen oft Argentum nitricum; Tiere, die es benötigen, liegen mit Vorliebe auf der linken Seite.

Klinische Anwendung: Unruhige, ängstliche Tiere, Frühstarter bei Pferden, Milchhochziehen bei Erstlingskühen aus Angst; ängstliche Hunde (Pudel), die nicht allein bleiben wollen, andauernd bellen, nicht zimmerrein sind, stets die Nähe des Herrchens (Frauchens) suchen, psychogen bedingte Durchfälle, Hornhautentzündung

Potenzen: D12, D30, D200, D1000

Aristolochia clematitis (Osterluzei) Aristolochiaceae (Osterluzeigewächse)

Organbeziehung: weibl. Geschlechtsorgane, Hypophyse, Harntrakt, Haut

Symptome: Der Pulsatilla ähnlich. Entfaltet eine hormonähnliche Wirkung. Östrus zu früh, zu schwach, zu kurz. Beschwerden >, wenn Sekretion eintritt, < wenn sie zum Stillstand kommt.

Klinische Anwendung: Fehlende oder zu schwache Brunst bei Rindern und Stuten; über die Hypophyse wird die Ausschüttung von Sexualhormonen angeregt. Aristolochia bringt den gestörten Hormonhaushalt wieder ins Lot. Nach Wolter wirkt bei Jungrindern die D1–D2, bei älteren Tieren die D3–D5 am verläßlichsten. Ovarzysten: Apis beseitigt die Zysten, Aristolochia bringt eine fertile Brunst zustande. Durch ihre antibiotikaähnliche Wirkung – vor allem gegen Staphylococcus aureus – ist sie auch bei entzündlichen Prozessen in verschiedensten Organen und Geweben angezeigt. Aristolochia wirkt granulationsfördernd, wird lokal in der Wundtherapie in Salbenform angewendet, besonders bei alten, schlecht heilenden Wunden bzw. bei solchen, die wegen ihrer Lokalisation (Zitzen, Zitzenkanal) nicht in Ruhe heilen können.

Potenzen: D1–D5, D30

Wegen angeblich kanzerogener Wirkung zur Zeit aus dem Verkehr gezogen.

Arnica montana (Bergwohlverleih)

Fam. Compositae (Korbblütler)

Organbeziehung: Muskeln, Bindegewebe, Gefäßsystem, Herz, Haut

Funktionsbeziehung: Verletzung, Überanstrengung, Übermüdung

Symptome: Große Zerschlagenheit, Erschöpfung, läßt sich nicht berühren, alles ist in Ruhe >, in Bewegung <.

Klinische Anwendung: Alle Verletzungen, die mit hellen Blutungen, mit Quetschungen einhergehen, Hämatome, alle hellen, traumatisch bedingten Blutungen, alle Verletzungsfolgen, Kontusion und Kompression von Gehirn und Rückenmark, Muskelschmerz, Muskelkater, Schlaganfall, Unfallschock, Folge von Unfällen, Vorbeugung von Entzündungen nach Operationen, nach Zahnextraktionen, nach Geburten gegen Verletzungen des weichen Geburtsweges, zur Beschleunigung von Nachgeburtsabgang und Uterusinvolution.

Potenzen: D3, D4, D12, D30, D200

Arsenicum album Arsentrioxid (weißes Arsenik)

Wurde früher von steirischen Bergarbeitern als Stärkungsmittel genommen und ist noch heute in verschiedenen Kräftigungsmitteln für Tiere enthalten.

Organbeziehung: Gesamtes Nervensystem, Haut, Magen-Darm, endokrine Drüsen. Nieren

Funktionsbeziehung: Intermediärer Stoffwechsel, senkt den Grundumsatz, erhöht den Stoffansatz

Symptome: Durst auf kleine Mengen, Unruhe, Rastlosigkeit, Bewegungsdrang, Angst, schwach, hinfällig, alle Sekrete scharf, wundmachend, stinkend, faulig. Alle Beschwerden durch Wärme >, nach Mitternacht <. Arsenicum-Patienten sind nicht gern allein.

Es ist ein wichtiges Konstitutionsmittel. Vor allem leichte Rassen aller Tiergattungen sprechen an, wenn sie ängstlich, schreckhaft, mißtrauisch, reinlichkeitsliebend sind.

Klinische Anwendung: Gastroenteritis, Durchfälle, Brechdurchfälle bei Kleintieren und Schwein, Ekzeme, Dermatosen, die sich durch Wärme >, fettige Degeneration aller Organe, Durchfälle infolge verdorbenen Futters, Durchfälle nach Witterungseinflüssen, nach Ortsveränderung; Rekonvaleszenzmittel nach schweren Allgemeinerkrankungen und Infektionskrankheiten, Urtikaria, Furunkel, wundmachender Katzenschnupfen, der sich im Freien <.

Potenzen: D6, D12, D30

Asa fötida (Stinkasant)

Fam. Umbelliferae (Doldengewächse)

Organbeziehung: Vegetatives NS, Verdauungstrakt, Milchdrüse

Funktionsbeziehung: Verhalten, Psyche

Symptome: Meteorismus, Flatulenz, Aufstoßen, übelriechende Sekrete

Klinische Anwendung: Mastitis, wenn Sekret schwer ermelkbar, Milchhochziehen, hysterische Tiere (in Verbindung mit Ovarzysten), Untugenden (Zungenschlagen) des Rindes, Nabelentzündung des Kalbes (stark stinkend). Scheinträchtigkeit der Hündin

Potenzen: D4, D6, D30, D200

Atropinum sulfuricum (Atropinsulfat)

Organbeziehung: Alle Hohlorgane mit glatter Muskulatur

Symptome: siehe Belladonna; die Beziehung zur glatten Muskulatur ist stärker ausgeprägt als bei dieser

Klinische Anwendung: Koliken mit Belladonna-Symptomen

Potenz: D6

Aurum metallicum (metallisches Gold)

Organbeziehung: ZNS, Bindegewebe, Herz-Kreislauf-System, Drüsen, Uterus, Eierstöcke

Funktionsbeziehung: Psyche

Symptome: Aurum gilt als Typenmittel für schwere Pferde- und Rinderrassen, für Bernhardiner, Rottweiler, Doggen, Boxer und Möpse.

Die Tiere sind – allein gelassen – ruhig, apathisch. Der geringste Anlaß macht sie zornig, aggressiv. Kühe brüllen, nehmen alles auf die Hörner, was ihnen im Weg steht, verfallen wieder in Lethargie. Solche Kühe haben in der Regel geschwollene Schamlippen, eitrigen Vaginalausfluß, erschlaffte Beckenbänder und Ovarzysten.

Klinische Anwendung: Ovarzysten bei schweren Kühen und Stuten mit obigen Symptomen, Brüllersucht, Nymphomanie mit oder ohne Eierstockzysten
Potenzen: D4, D12, D30, D200

Avena sativa (Saathafer)

Klinische Anwendung: Eines der besten Rekonvaleszenzmittel der Homöopathie, Roborans nach überstandenen schweren Allgemeinerkrankungen.

Potenzen: ⊖ = Urtinktur-D3

Bacillinum

Nosode: Unter sterilen Bedingungen aus einem tuberkulösen Herd gewonnen.

Klinische Anwendung: Trichophytie, Teigmaul der Kälber, bei zu Rückfällen neigenden Erkrankungen (Pneumonie, Angina, Mastitis)

Potenzen: D30, D200

Belladonna, Atropa belladonna (Tollkirsche)

Fam. Solanaceae (Nachtschattengewächse)

Organbeziehung: Parasympathikus, ZNS, peripheres NS, alle Schleimhäute, Hirnhäute, Drüsen, Haut

Funktionsbeziehung: Wetter und witterungsbedingte Erscheinungen

Symptome: Alle Zustände (Fieber, Entzündung, Schmerz, Kolik) setzen plötzlich ein, sind äußerst heftig und vergehen ebenso rasch. Sinnesorgane sind überempfindlich, die Drüsensekretion ist vermindert. Die Schleimhäute sind trocken, die Haut ist feucht, die Pupillen sind erweitert. Es besteht großer Durst auf kaltes Wasser. Erregtheit kann in Apathie, Benommenheit übergehen. Anfallsartige Krämpfe der Hohlorgane. Das Tier nimmt dabei Sägebockstellung ein. Die Heftigkeit der Schmerzen nimmt von Anfall zu Anfall zu. Krampfartiger, bellender Husten, Zugluft, Sonne < alles. Beginn und Höhepunkt der Erkrankung liegen meist am Abend. Alle Symptome steigern sich bis zum Höhepunkt der Erkrankung.

Belladonna ist für Vollblutpferde ein häufiges Typenmittel.

Belladonna-Therapie ist am Höhepunkt der Erkrankung am wirksamsten. Das Tier kann trotz Müdigkeit nicht schlafen (Pferde schlafen von Natur nur wenig).

Klinische Anwendung: Da Belladonna zentral angreift, ist das Mittel bei fast allen Infektionskrankheiten im präexsudativen Stadium gut einsetzbar. Es nützt die arterielle Hyperämie aus und unterstützt sie. Die körpereigenen Regenerationskräfte werden gestärkt.

Im Speziellen ist es bei allen fieberhaften und Lokalerkrankungen im entsprechenden Stadium einsetzbar (Konjunktivitis, Rhinitis, Angina, Bronchitis Husten, Bronchopneumonie, Pneumonie, Pleuritis, Peritonitis, Mastitis, Metritis, Meningitis); aber auch bei Koliken, Neuralgien.

Potenzen: D4, D30, D200

Bellis perennis (Gänseblümchen)

Fam. Compositae (Korbblütler)

Organbeziehung: siehe Arnica mit besonderer Beziehung zu inneren Organen, zu deutlich umschriebenen Blutungen

Symptome: siehe Arnica

Klinische Anwendung: Fast alle Arnica-Indikationen; Uterusatonie post partum, Uterusblutung, Neigung zu Nachgeburtsverhalten, klar begrenzte Blutungen und Hämatome, Folgen von Laparotomie

Potenzen: D2–D4

Berberis vulgaris (Berberitze, Sauerdorn)

Fam. Berberidaceae (Sauerdorngewächse)

Organbeziehung: Niere, ableitende Harnwege, Leber, Gallenblase

Funktionsbeziehung: zur harnsauren Diathese

Symptome: Schmerzen in der Nierengegend bei Nierenerkrankungen, Harn oft satzig mit rötlichem Sediment, Nierensand, Gelenksrheumatismus

Alle Symptome wechseln rasch – (Durst-Durstlosigkeit; Hunger-Inappetenz; dicksatziger-wasserheller Harn).

Klinische Anwendung: Als Umstimmungs- und Ausleitungsmittel, bei Neigung zu Steinbildung, Nieren- und Leber-Galle-Störungen mit und ohne Kolik, Rheumatismus

Potenzen: D3, D4, D30

Borax (Natrium tertraborat)

Organbeziehung: ZNS, Mundschleimhaut Haut, Urogenitalapparat

Symptome: Angst vor abwärtsgerichteter Bewegung, unheilsame Haut, Aphthen an der Mundschleimhaut, kleisterartiger Vaginalausfluß, Östrus zu früh, zu stark, oder zu spät

Klinische Anwendung: Geschwüre in der Mundschleimhaut, Sterilität; die humanmedizinische Angabe – leichtere Empfängnis im Verlauf der Borax-Einnahme – kann der Autor für das Rind bestätigen, Borax wirkt in der Sterilitätsbehandlung ergänzend zur Pulsatilla- bzw. Sepia-Therapie.

Potenzen: D4, D30

Bryonia dioica (Zaunrübe)

Fam. Cucurbidaceae (Kürbisgewächse)

Organbeziehung: ZNS, seröse Häute, Bronchien, Mukosen, Magen-Darm-Kanal, Leber und Gallenwege, Synovialmembranen

Symptome: Ärgerliches Gemüt, leicht reizbar, trockene Katarrhe aller Mukosen, großer Durst auf große Mengen kaltes Wasser, Bewegung < alles, wird gemieden. < durch leichte Berührung der kranken Stellen, > durch festen Druck auf diese. Tiere liegen mit Vorliebe auf der kranken Seite. > aller Zustände durch Auftreten von Absonderungen jeder Art und durch Wärme.

Klinische Anwendung: Alle Entzündungen, die mit Trockenheit der Schleimhäute, mit großem Durst, mit Berührungsschmerz, mit <

durch Bewegung, mit > durch Druck und Wärme einhergehen, Laryngitis, Bronchitis, Pleuritis, Pneumonie, Mastitis, Meningitis, toxisch-allergische Arthritis, Obstipation infolge Sekretionsmangel der Darmdrüsen, Gastritis, Leber-Galle-Störungen

Potenzen: D4, D30

Calcium carbonicum Hahnemanni (Kalk aus dem Innern der Austernschale)

Calcium carbonicum ist ein großes Konstitutionsmittel, ein Mittel für den Lebensanfang und das Lebensende. Tiere, die Calcium carbonicum als Konstitutionsmittel benötigen, sind schwer, grobknochig, pastös, schwerfällig, schlaffasrig, meist hellfarbig, neigen zu Ödemen und Hauterkrankungen. Alle Körperfunktionen sind verlangsamt (Entwicklung, Bewegung, Stoffwechsel). Potenzierter Kalk wirkt nicht substituierend, sondern katalytisch.

Organbeziehung: ZNS, Lymphdrüsen, Gonaden, Magen-Darm, Haut, Schleimhäute, Knochen

Funktionsbeziehung: zum Lymphatismus

Symptome. Ruhiges Temperament, rasch ermüdbar, Abneigung bzw. Unverträglichkeit von Milch, < aller Beschwerden durch Kälte, Nässe, Anstren-gung; Neigung zu Fettsucht, partiellen Schweißen, kalten Füßen, chron. Schleimhautkatarrhen, hellen, tonartigen, teils unverdauten Stühlen, schlaffen Muskeln, bei Kühen zu Hängeeuter, Euterödem, Vaginalprolaps, Uro- und Pneumovagina

Klinische Anwendung: Bei allen Neugeborenen und Jungtieren mit obengenannten Konstitutionsmerkmalen, Rachitis, Osteomalazie, Neigung zu Lymphdrüsenentzündungen, Sterilität, wenn Östrus zu früh, zu stark, zu lang ist, die Ovarien groß sind, sich eher schwammig anfühlen, der nicht gravide Uterus erschlafft, ödematös ist; chron. Magen-Darm-Katarrhe, Urticaria, Hautausschläge, viele kleine Warzen, besonders am Euter.

Potenzen: D6, D12 bei lokalen Gewebs- und Organveränderungen; D30, D200, wenn es konstitutionell indiziert ist.

Calcium fluoratum

Organbeziehung: Zu den elastischen Fasern des Bindegewebes (Gelenkskapseln, Faszien, Bänder, Sehnen; zu Venen, Lymphdrüsen, Knochen

Symptome: Schlaffes Bindegewebe, Senkung innerer Organe, Uro-, Pneumovagina, Scheidenvorfall, Exostosen, Überbein, Drüsenverhärtung

Klinische Anwendung: Bei Neugeborenen und Jungtieren mit Gelenks- und Sehnenschwäche, Uro- und Pneumovagina, Scheidenprolaps, chron. Lymphdrüsenentzündung mit Induration, Überbeine, Knochenaktinomykose

Potenzen: D12, D30

Calcium phosphoricum (phosphorsaurer Kalk)

Als Konstitutionsmittel zwischen Calcium carbonicum und Phosphor einzureihen. Ein zartgliedriger, feiner, hochwüchsiger Schlag mit schwachem Skelett. Jungtiere wachsen zu rasch. Die rasche Ermüdbarkeit hat es mit Phosphor, die Kälte- und Nässeverschlimmerung mit Calcium carbonicum gemeinsam.

Organbeziehung: Bindegewebe, Drüsen, Mukosen, Knochen

Klinische Anwendung: Wie Calcium carbonicum, aber bei zarten, feingliedrigen (Jung)-Tieren

Potenzen: D12, D30

Calendula (Ringelblume)

Fam. Compositae (Korbblütler)

Organbeziehung: siehe Arnica

Symptome: Schlecht heilende, mit Gewebsverlust einhergehende Wunden und Geschwüre. Wirkt intensiv granulationsfördernd.

Klinische Anwendung: Als Potenz peroral bei Wunden, die schlecht heilen; als Tinktur oder Salbe lokal bei Verletzungen.

Potenzen: D2–D4

Cantharis (Spanische Fliege)

Organbeziehung: Harn- und Geschlechtsapparat, Haut, seröse Häute

Symptome: Reizzustände im Urogenitalbereich, häufiger, heftiger Harndrang mit jeweils nur tropfenweisem Urin, Hautverbrennungen mit Blasen, Nymphomanie

Klinische Anwendung: Nieren-Blasen-Harnröhren-Scheiden-Entzündung mit heftigem Harndrang einhergehend.

Potenzen: D6, D12, D30

Carbo vegetabilis (ausgeglühte Kohle aus Buchen oder Birken)

Organbeziehung: ZNS, Blut, Magen-Darm-Schleimhaut, Kreislauf, venöser Teil der Kapillaren

Symptome: Kälte, Schwäche, Cyanose, Atemnot, Kollaps (bes. bei kachektischen Tieren), Blähungen, stinkende Sekrete und Durchfälle, dunkle Blutungen, verzögerte Gerinnung, > der Beschwerden durch Frischluft und Verlangen danach.

Klinische Anwendung: Kollaps, Blähung mit Kälte und Schwäche; Durchfall infektiös oder toxisch mit wäßrigem Stuhl, der mit Gasen und unter starkem Pressen abgesetzt wird.

Potenzen: D4, D12, D30

Carduus marianus (Mariendistel)

Fam. Compositae (Korbblütler)

Organbeziehung: Leber, Pfortadersystem

Klinische Anwendung: Hepatitis, Cholecystopathien, Kohlehydrat-Stoffwechselstörungen

Potenz: D3

Caulophyllum (Frauenwurzel)

Fam. Berberidaceae (Sauerdorngewächse)

Organbeziehung: Uterus, Muttermund, Scheide, kleine Gelenke

Symptome: Rigider, gespannter Muttermund, Uterusmuskulatur bei der Geburt verspannt oder erschlafft

Klinische Anwendung: Mangelhafte Eröffnung des Muttermundes, rigider Muttermund, primäre und sekundäre Wehenschwäche, Nachgeburtsverhalten, Abortvorbeugung, rheumatische Entzündung kleiner Gelenke

Potenzen: D3, D30, D200

Causticum (Ätzstoff)

Organbeziehung: ZNS, vegetatives NS, peripheres NS, Rachen und Kehlkopfschleimhaut. Muskeln und Gelenke. Harnblase. Haut

Symptome: wirkt besonders auf das verlängerte Mark, auf die Kehlkopfnerven, auf die vegetativen Funktionen von Blase und Mastdarm. Heiserkeit, Urinabspritzen beim weiblichen Tier während Hustenstoß, Blasenlähmung, Schließmuskelkrampf. Alle Beschwerden sind bei feuchtem Wetter >, bei trockenem Wetter <.

Klinische Anwendung: Gesichtsnervlähmung, Stimmband-Gaumensegel-Lähmung, für Neugeborene, die nicht schlucken können; Blasenlähmung, Blasenschließmuskelkrampf, Blasenentzündung, Verbrennungen der Haut und Schleimhäute, harte, hornartige, eiternde Warzen

Potenzen: D4, D12, D30

Chamomilla (Kamille)

Fam. Compositae (Korbblütler)

Organbeziehung: Gesamtes NS, Magen-Darm-Trakt

Symptome: Schmerz steht zur tatsächlichen Schwere der Erkrankung im umgekehrten Verhältnis, er wird durch Wärme außer bei

Koliken <, durch Kälte nicht >. Alle Beschwerden treten plötzlich auf, klingen ebenso rasch ab. Chamomilla wirkt rasch, aber nur kurz. *Klinische Anwendung:* Neuralgien, Koliken, Milchfluß der Kuh (Umkehr der antispastischen Wirkung)

Potenzen: D4, D30

Chelidonium (Schöllkraut)

Fam. Papaveraceae (Mohngewächse)

Organbeziehung: Leber, Gallenwege

Funktionsbeziehung: zur rechten Körperseite

Symptome: Sekretionshemmung der Galle, Spasmen der Gallengänge, hellgelb-weißgraue, eher weiche Stühle; bei leichten, eher lebhaften Tieren angezeigt, die rechte Körperseite fühlt sich meist kälter an.

Klinische Anwendung: Magen-Darm-Gallen-Koliken, Hepatopathien, Azetonämie

Potenz: D4

China (Chinarindenbaum)

Organbeziehung: ZNS, periphere Nerven, Blut, Magen, Leber, Uterus

Symptome: Große Schwäche nach Verlust von Körpersäften (Blut, Diarrhö, Geburt), Blähungen, profuse dunkle Blutungen, Kälte, Nässe <, Wärme >, ergänzt sich gut mit Carbo vegetabilis.

Klinische Anwendung: Sepsis, Rekonvaleszenz, schwächende Durchfälle, nach Flüssigkeitsverlust, Blähungen, Gebärmutterblutungen (dunkles, nicht gerinnendes Blut)

Potenz: D4

Cicuta virosa (Wasserschierling)

Fam. Umbelliferae (Doldengewächse)

Organbeziehung: ZNS, Haut

Symptome: Krampfartige Zuckungen aller Muskel, Tetanien, Trismus, Opisthotonus (krampfhaft in den Nacken gestreckter Kopf), < durch Berührung

Klinische Anwendung: Krämpfe, Meningitis, zerebrokortikale Nekrose, atypisches Milchfieber der Kuh mit Opisthotonus (unterstützend), Hautausschläge

Potenzen: D4, D12

Cocculus (Kockelskörner)

Fam. Menispermaceae

Organbeziehung: Parasympathikus, periphere Nerven, Gefäßnerven, vegetative Zentren, Magen-Darm-Kanal

Symptome: Schwäche, tonisch-klonische Krämpfe, Paresen, Schlund- und Magenkrämpfe, Fahren < alle Zustände.

Klinische Anwendung: Allgemeine Krampfdiathese, Nausea, nervöse Verdauungsstörungen

Potenz: D4

Colchicum autumnale (Herbstzeitlose)

Fam. Liliaceae (Liliengewächse)

Organbeziehung: ZNS, Kapillaren, Magen-Darm-Trakt

Symptome: Kälte, Schwäche, Appetit schwindet beim Anblick des Futters, Blähung, heftige, wäßrige Durchfälle mit Afterzwang, Brechdurchfall, Koliken, Beschwerden durch Kälte und Nässe <.

Klinische Anwendung: Tympanie, Durchfälle besonders im Herbst, Koliken mit heftigem Durchfall und Körperkälte

Potenz: D6

Coffea tosta (gebrannter Kaffee)

Organbeziehung: ZNS, Herz, Virusinfektionen in der Veterinärmedizin

Symptome: Tachykardie, Herzklopfen, Lärm- und Geruchsüberempfmdlichkeit

Klinische Anwendung: Virale Infektionen in einem Stadium, in welchem sie noch nicht bakteriell überlagert sind.

Potenzen: D2, D3, D30

Colocynthis (Kolloquinte)

Fam. Cucurbitaceae (Kürbisgewächse)

Organbeziehung: Periphere Nerven, glatte Muskulatur der Verdauungsorgane

Symptome: Kolikartige Schmerzen aller Hohlorgane der Bauchhöhle, die sich durch Wärme, Ruhe, Druck >. Die Koliken sind anfallsartig, gehen mit gußartigem Durchfall einher oder folgen einem solchen. Colocynthis hat allgemein analgetische Wirkung.

Klinische Anwendung: Koliken mit obigen Anzeichen, die Tiere stehen mit aufgekrümmtem Rücken, schießende Neuralgien.

Potenzen: D6, D30

Conium maculatum (gefleckter Schierling)

Fam. Umbelliferae (Doldengewächse)

Organbeziehung: ZNS, Rückenmark, motorische Nerven, Nervenendplatten, Lymphdrüsen, Milchdrüse

Symptome: Paresen, die von hinten nach vorne fortschreiten und bei Bewegung mit Schwindel einhergehen. Überreizung, aber auch Fehlen des Geschlechtstriebes bei älteren männlichen Tieren, harte Lymphdrüsen und Mammatumoren

Klinische Anwendung: Harte Knoten in Drüsen, deren Ursache ein Schlag oder Stoß ist und gut von der Umgebung abgegrenzt sind. Indurierende Mastitis, beginnender Schwund eines Euterviertels, Prostatahypertrophie, Impotenz alternder Hengste, Stiere und Rüden, Festliegen des Rindes (Zusatztherapie), Salbe bei Mastitis (Zusatztherapie)

Potenzen: D4, D30

Crataegus (Weißdorn)

Fam. Rosaceae (Rosengewächse)

Organbeziehung: Herz, Herzkranzgefäße, Hirngefäße

Symptome: Crataegus bewirkt durch Erweiterung der Koronargefäße Blutdrucksenkung, senkt die Pulszahl, erhöht das Fördervolumen des Herzens.

Klinische Anwendung: Altersherz, postinfektiöse, posttoxische Herzmuskelschäden

Potenzen: ⊖–D2

Crotalus horridus (Gift der Klapperschlange)

Organbeziehung: Kapillarsystem, Blut, auf das es hämolytisch wirkt.

Symptome: Dunkle, nicht gerinnende Blutungen, Neigung zu Gangrän, Sepsis, Myokardschäden. Wiederkehr der Symptome in langen Intervallen. Feuchtwarmes Wetter < alles.

Klinische Anwendung: Septische Wunden, Infektionen und zu Sepsis neigende Infektionskrankheiten. Kuhpocken, tiefgreifende, zu Gangrän tendierende Geburtsverletzungen, Rusterholzsches Klauengeschwür, Limax, nekrotisierende Schleimbeutelentzündung, puerperale Endometritis mit dunklem, stinkendem Ausfluß.

Potenzen: D8, D12, D30

Croton tiglium (Purgierkörner)

Fam. Euphorbiaceae (Wolfsmilchgewächse)

Organbeziehung: Magen-Darm-Kanal, Haut

Symptome: Profuse, gelbwäßrige Durchfälle unmittelbar nach dem Fressen, pustulöse Ekzeme

Klinische Anwendung: Schwere Gastroenteritis, Durchfälle, pustulöse Ekzeme besonders an den Geschlechtsteilen und am Euter

Potenzen: D6, D12

Cuprum aceticum (Kupferazetat)
Cuprum metallicum (metallisches Kupfer)

Organbeziehung: ZNS, glatte und quergestreifte Muskulatur, Bronchien, Magen-Darm-Kanal

Symptome: Intermittierende Krämpfe der Muskulatur, Atemnot, krampfhafter bis zum Erbrechen führender Husten, Cyanose, Kälte, Magen-Darm-Koliken, Konvulsionen, Schaum vor dem Maul

Klinische Anwendung: Spastische Bronchitis, Husten, Darmkrämpfe mit Durchfall, Tetanie, Asphyxia neonatorum, Epilepsie, Festliegen der Kuh mit spastischer Verspannung, mit Schwäche und Kälte einhergehend (Zusatztherapie)

Potenzen: Cuprum aceticum D4, D6
Cuprum metallicum: D12, D30, D200

Drosera rotundifolia (Sonnentau)
Droseraceae (Sonnentaugewächse)

Organbeziehung: Bronchien

Symptome: Krampfhafter Reizhusten mit nächtlicher <

Klinische Anwendung: Bronchitis mit anfallsartigem, schmerzhaftem Husten, der sich des Nachts <

Potenz: D4

Dulcamara (Bittersüß)

Fam. Solanaceae (Nachtschattengewächse)

Organbeziehung: Muskeln, Gelenke, Schleimhäute des Atem-, Verdauungs- und Harntraktes, Haut

Symptome: Alles wird durch Nässe, Kälte verursacht bzw. <, vor allem nach heißen Tagen in kühlen Nächten. Wärme und Bewegung > alle Zustände.

Klinische Anwendung: Muskel- und Gelenksrheuma, Bronchitis, Gastroenteritis, Nieren-Blasen-Entzündung, Hautausschläge, Herpes

Potenzen: D6, D12

Echinacea angustifolia
(spitzblättrige Kegelblume)

Fam. Compositae (Korbblütler)

Gewebsbeziehung: Retikuloendotheliales System (RES), Lymphsystem

Symptome: Als Basistherapie neben dem homöopathischen Simile; bei allen eitrigen Prozessen mit Gangrän und Sepsisgefahr, bei hohem Fieber mit Herzschwäche, Kollapsgefahr. Ist in seiner Wirkung, was die septischen Prozesse betrifft, Lachesis ähnlich und mit Pyrogenium (in seiner spezifischen Eigenschaft, das RES- und Lymphsystem anzuregen) zu vergleichen. Echinacea ist sowohl mit Lachesis als auch mit Pyrogenium bzw. mit beiden kombinierbar, sofern eines oder beide dieser Mittel homöopathisch angezeigt sind.

Klinische Anwendung: Abszesse, Furunkel, Phlegmone, eitrige Bursitis, Mastitis, Metritis, Rusterholzsches Klauengeschwür, Limax, Dekubitus

Potenzen: ⊖, D2, D8, D30

Euphorbium

Familie:Euphorbiaceae

Organbeziehung: Haut, Mucosen Augen, Ohren
Symptome: Erytheme, Blasen auf der Haut, Rhinitis mit Nießreiz, trockener Bronchialkatarrh, Bindehautentzündung

Klinische Anwendung: Konjunktivitis, Nasen-Rachenkatarrh, Bronchitis mit hartem, schmerzhaftem Husten, Hautausschläge

Potenz: D4

Euphrasia (Augentrost)

Fam. Scrophulariaceae (Braunwurzgewächse)

Organbeziehung: Bindehaut, Hornhaut, Iris, Nasenschleimhaut, obere Luftwege

Symptome: Scharfe Tränen, dicker, wundmachender, rahmartiger Augenausfluß, Lichtscheu

Klinische Anwendung: Akute Konjunktivitis, Keratitis, Iritis, Tränensackentzündung

Potenz: D4

Ferrum phosphoricum (Eisenphosphat)

Organbeziehung: Blut, blutbildende Organe und Gewebe, Blutgefäße, MagenDarm-Kanal. Gilt für viele Kälber und besonders Ferkel als Konstitutionsmittel (Blutarmut).

Symptome: Schwäche, Infektanfälligkeit, Blässe, Erbrechen von Unverdautem, Durchfälle vor allem schwächlicher Tiere und im Sommer; Ruhe <, leichte Bewegung > alle Beschwerden.

Klinische Anwendung: Initialstadien von Fieber und Entzündungen, die nicht so rasch und heftig wie bei Aconitum oder Belladonna auftreten. Kommt häufig bei Jungtieren (Ferkel, Kälber, Fohlen in Frage, die zu Blutarmut neigen, leicht erregbar und leicht ermüdbar sind. Seine Wirkung entfaltet es am besten bei schwächlichen blutarmen, hellhaarigen, hellhäutigen Tieren. Ebenso ist es angezeigt bei Grippe im Initialstadium, Bronchitis, Pneumonie, Durchfällen bei Ferkeln und besonders im Sommer.

Potenzen: D12, D30

Flor de Piedra (Steinblüte)

Fam. Balanophoraceae

Organbeziehung: Leber, Gallenwege, Schilddrüse

Symptome: Alle physiologischen Reaktionen (Aufstehen, Niederlegen, Fressen, Milchfluß beim Melken, Wiederkauen) sind verlangsamt.

Klinische Anwendung: Azetonämie des Rindes. Entzündliche hyperplastische und degenerative Leberveränderungen, Durchfälle, die auf Störung im Gallefluß zurückzuführen sind.

Potenzen: D3, D4, D30

Gelsemium sempervirens (falscher Jasmin)

Fam. Loganiaceae (Logangewächse)

Organbeziehung: ZNS, sensible und motorische periphere Nerven, Augenmuskeln

Symptome: Schwäche, Benommenheit, Schlaflosigkeit, Lähmungen, Zittern, alle Leiden kommen und vergehen allmählich, Bewegung < alles, Fieber ohne Durst.

Klinische Anwendung: Kälber- und Ferkelgrippe mit Benommenheit, Meningitis, Enzephalitis, Gaumensegel- und Stimmbandlähmung, Augenmuskellähmung, Festliegen des Rindes (Zusatztherapie)

Potenzen: D4, D12, D30

Galphimia glauca

Fam. Malpighiaceae

Organbeziehung: Allergie, Mukosen der Nase und des gesamten Atemtraktes

Klinische Anwendung: Heufieber, allergischer Schnupfen, akutes und chronisches Lungenasthma bzw. Lungenemphysem

Potenzen: D4, D6, D12

Ginkgo biloba (Tempelbaum)

Fam. Gymnospermae (Nacktsamige)

Organ- und Gewebsbeziehung: Wirkt über das ZNS auf die perineuralen Gefäße der distalen Gliedmaßen und des Rückenmarks.

Symptome: Jede zentrale Irritation wirkt sich aus (Angst, Schreck, Infekt, Kälte). Die Tiere sind indolent, ihr Wesen ist verändert.

Klinische Anwendung: Huf- und Klauenrehe, Krämpfigkeit und Festliegen der Kühe, Durchblutungsstörungen in den Beinen

Potenzen: D2, D12, D30

Graphites (Reißblei)

Organbeziehung: Haut, Haare, Horngebilde, Mukosen des Enddarms, Keimdrüsen, Schilddrüse

Symptome: Fette Tiere mit verlangsamtem Stoffwechsel. Sie frieren leicht, sind grobknochig, schwerfällig, verstopft, außerordentlich gefräßig (dick, dumm, träg, frostig, verstopft); meist sind die Tiere hellhaarig, haben Neigung zu trockener rissiger Haut oder Hautausschlägen mit übelriechendem, honiggelbem, dickem Sekret.

Graphites gilt in der Tierarznei als Konstitutionsmittel für viele Kaltblutpferde und schwere, behäbige Rinder mit Neigung zu Eiterung und weichem Huf- und Klauenhorn

Klinische Anwendung: Hautausschläge unter obigen Erscheinungen und Bedingungen. Zur Verbesserung der Huf- und Klauenhornqualität, auch zusammen mit Silicea. Zu kurze, zu schwache Brunst, verlängerte Brunstintervalle. Darmatonie, Verstopfungskolik bei trächtigen Stuten. Rückbildung von Narbengewebe, Otitis externa und Hautausschläge bei Hunden, rußartige Dermatose der Ferkel.

Potenzen: D12, D30

Hamamelis virginia (virginischer Zauberstrauch)

Fam. Rosaceae (Rosengewächse)

Organbeziehung: Venen

Klinische Anwendung: dunkle, passive Blutungen

Potenzen: D2, D3

Hekla Lava (Gestein aus dem Hekla-Vulkan, Island)

Organbeziehung: Knochen, besonders des Kiefers

Klinische Anwendung: Exostosen, Spat-Ringbein, Schale des Pferdes, zur Beschleunigung des Umbaues von Kallusgewebe nach Knochenfrakturen, Knochenaktinomykose

Potenzen: D3, D12, D30

Hepar sulfuris (Schwefelkalk-Leber)

Organ und Gewebsbeziehung: Haut, Unterhaut, Drüsen, Schleimhäute. Gilt als „das" Mittel der Homöopathie gegen Eiterungen aller Art.

Symptome: Überempfindlichkeit gegen Kälte, Berührung, Luftzug, große Tendenz zur Eiterung, nach altem Käse riechende Absonderungen, > aller Zustände durch Wärme und Feuchtigkeit.

Klinische Anwendung: Alle eitrigen Prozesse wie Abszesse, Furunkel, Karbunkel, Phlegmone, eitrige Pododermatitis, eitrige Endometritis, eitrige Angina, eitrige Luftsackentzündung und Druse des Pferdes, Nebenhöhlenempyem, eitrige Nierenbeckenentzündung, eitrige Mastitis, eitrige Bronchitis.

Beim Einsatz von Hepar sulfuris ist zu beachten: Will man Reifung der Eiterung mit Durchbruch nach außen, müssen tiefe Potenzen eingesetzt werden. Bezweckt und betreibt man aber die Eiterresorption über Blut- und Lymphweg, sind hohe Potenzen (D30, D200, D1000) anzuwenden.

Potenzen: D3, D12, D30, D200, D1000

Hyoscyamus niger (Bilsenkraut)

Fam. Solanaceae (Nachtschattengewächse)

Organbeziehung: ZNS, vor allem Großhirn, obere Luftwege, Bronchien

Symptome: Trockener Kitzelhusten, nachts und beim Liegen <, zerebrale Erregung, Krämpfe, Raserei, Bösartigkeit; alle Symptome kommen langsamer als bei Belladonna und verschwinden auch langsamer.

Klinische Anwendung: Nach Wolter im Abklingen akuter Erkrankungen bzw. bei Nachkrankheiten akuter Primärerkrankungen (Kolik); Widersetzlichkeit beim Melken von Erstlingskühen; Bösartigkeit bei Hunden, Nymphomanie (Zysten werden dabei nicht beeinflußt), unterstützend bei Weidetetanie und nervöser Azetonämie, zerebrokortikale Nekrose.

Potenzen: D4, D12, D30, D200, D1000

Hypericum perfoliatum (Johanniskraut oder Tüpfelhartheu)

Fam. Guttiferae (Hartheugewächse)

Organbeziehung: ZNS, periphere Nerven, Haut

Symptome: Heftiger Schmerz nach Verletzung von Nerven oder nervenreichen Gewebes, erhöhte Photosensibilität.

Hellhäutige, schwachbehaarte Tiere (Schweine, hellfarbige Rinder und Pferde an unpigmentierten Stellen) sind bei Sonnenschein der Gefahr eines Sonnenbrandes ausgesetzt.

Klinische Anwendung: Verletzung von Nerven und nervenreichem Gewebe (Ballen, Klauen und Huflederhaut, Lippen), Folge von Commotio und Contusio cerebri

Potenzen: D4, D30

Ignatia (Ignatia-Bohne)

Fam. Loganiaceae (Logangewächse)

Organbeziehung: ZNS, vegetatives Nervensystem, Magen-Darm-Kanal

Symptome: Krämpfe an willkürlicher und glatter Muskulatur, die durch Gewaltanwendung enorm < werden. Rascher Wechsel der Symptome (UnrastApathie, Heißhunger-Appetitlosigkeit), Leber- und Stoffwechselstörungen, die unter stark wechselnder Symptomatik verlaufen.

Klinische Anwendung: Nervöse Form der Azetonämie, Heimweh, Lactatio falsa der Hündin, bösartige Muttersau, Analprolaps der Ferkel, prophylaktisch vor dem Abwerfen sehr nervöser Rinder und Pferde, vor Narkose solcher Hunde und Katzen.

Potenzen: D4, D12, D30, D200

Ipecacuanha (Brechwurz)

Fam. Rubiaceae

Organbeziehung: Verdauungs- und Atmungstrakt, Nervus vagus

Symptome: Brechdurchfall mit großer Übelkeit, Erbrechen erleichtert nicht. Bei Wiederkäuern und Pferden, die nicht erbrechen können, nur Durchfall, Zunge rein, nicht belegt. Großblasiges Rasseln in den Bronchien, hellrote, gußweise Blutungen, starker Speichelfluß, Bewegung < alle Zustände.

Klinische Anwendung: Erbrechen, Durchfall, Brechdurchfall, alle mit großer Übelkeit, spastische Bronchitis, Blutmelken, Nasenbluten

Potenzen: D4, D30

Jodum (elementares Jod)

Organbeziehung: Verdauungs- und Atemtrakt, ZNS, vegetatives NS, Thyreoidea, Gonaden

Symptome: Abmagerung trotz guten Appetits, großer Durst, Unruhe, Bewegungsdrang; alles im Freien, im Kühlen >. Hyperplasie, aber auch Atrophie der Drüsen (Mamma, Gonaden, Schilddrüse)

Klinische Anwendung: Schnupfen, Konjunktivitis, Bronchitis, Dyscyklie und Acyklie bei kleinen, funktionskörperlosen Ovarien

Potenzen: D4, D12, D30

Kalium bichromicum (doppelt-chromsaures Kalium)

Organbeziehung: Schleimhäute der Nase, der Nebenhöhlen, des Rachens, Tonsillen, Kehlkopf, Periost

Symptome: Schleimhautkatarrhe mit dickem, gelbem, zähem, fadenziehendem Sekret; tiefe, wie gestanzte Geschwüre auf Haut und Schleimhaut

Klinische Anwendung: Kornealgeschwüre, akute und chronische Nasen-Nebenhöhlen-, Tuben-, Mittelohr-, Kehlkopf-Katarrhe, Kuhpocke, Dekubitus, Sehnen- und Sehnenscheidenentzündung

Potenzen: D6, D12

Kalium carbonicum (Kaliumkarbonat)

Organbeziehung: ZNS, Nervus vagus, Herz-Kreislauf

Symptome: Ängstlich, kurzatmig, gedunsen, Ödeme, muskuläre Schwäche, Erkältungsneigung

Klinische Anwendung: Herzschwäche, Ödeme, Sterilität, drohender Abort

Potenzen: D4, D12

Kalium jodatum (Kaliumjodid)

Organbeziehung: ZNS, Schleimhäute, besonders der oberen Luftwege, Bindegewebe, Sehnen, Bänder, Muskeln, Gelenkskapseln, Schleimbeutel, Drüsen

Symptome: dem Jod ähnlich, nicht so intensiv

Klinische Anwendung: Resorptionsmittel bei chronischem, festsitzendem Husten, chron. Mastitis und Mammatumoren sowie anderen produktiven Entzündungen, Bursitis serosa, Weichteilaktinomykose, Periostitis, Entzündung von Bändern und Gelenkskapseln, Steriliät.

Potenzen: D3, D6, D12

Kalium muriaticum (Kaliumchlorid)

Organbeziehung: Rachen, Tonsillen, Tuben, Ohren, Drüsen

Klinische Anwendung: Tubenkatarrh, Tonsillitis, weiche Lymphdrüsenschwellung, Mastitis mit weicher Schwellung

Potenzen: D6, D12, D30

Kreosotum (Destillat aus Buchenholzteer)

Organbeziehung: Haut, Endgefäße

Symptome: Appetitlosigkeit, Abmagerung, Geschwüre, Zellgewebsentzündungen mit Gangränneigung, die Sekrete sind scharf, wundmachend, übelriechend.

Klinische Anwendung: Nekrotisierende, gangräneszierende Prozesse am Zwischenklauenwulst. Schwere infizierte paravaginale Geburtsverletzungen. Putride Endometritis, meist mit Retentio sec. verbunden. Schmutzmastitis, eitrige, jauchige Schleimbeutelentzündung.

Potenzen: D6, D30

Lachesis (Gift der in Süd- und Mittelamerika beheimateten Giftschlange Lachesis muta – Buschmeisterschlange)

Organbeziehung: ZNS, vegetatives NS, Herz, Gefäße, Kapillaren, Blut, Mukosen, Haut

Symptome: Alle Entzündungen neigen zu dunkler Verfärbung, Sepsis, Nekrose oder Gangrän. Das krankhafte Geschehen spielt sich in der Blutbahn ab. Lachesis-Gift zersetzt das Blut, verzögert die Gerinnung; hat Beziehung zur linken Körperseite. Die Körpertemperatur kann von hochfieberhaft bei Infektionen bis subnormal bei Intoxikationen sein. Schneller, schwacher Puls, Apathie sind weitere Begleitumstände.

Bei Kühen erfolgt Milchrückgang meist schon vor der klinischen Erkrankung.

Lachesis läßt sich auch gut neben antibiotischer Therapie einsetzen. Die Antibiotikadosis kann dabei verringert werden. Lachesis ist äußerst berührungsempfindlich. Alle Beschwerden sind am Morgen durch Wärme und Sonne <; durch Eintritt von Absonderungen (Auswurf, Harn, Milch, Lochien, Schweiß) und im Kühlen >.

Klinische Anwendung: Sonnenstich, septische Prozesse, Furunkel, Karbunkel, Phlegmone, Myo- und Endokarditis, hämorrhagische Diathese, artifizielle Thrombophlebitis nach paravenöser Injektion reizender Stoffe, Infektionskrankheiten mit septischem Verlauf, puerperale Erkrankungen mit oder ohne Nachgeburtsverhaltung, Mastitis mit septischer Tendenz, Folge von Intoxikationen nach schwerer Mastitis und Endometritis, Dekubitus, Bursitis mit Sepsisneigung, Klauensohlengeschwür, hämorrhagische Klauen- und Hufrehe, Zwischenklauenwulst des Rindes, tiefgreifende infizierte Geburtsverletzungen

Potenzen: D8, D12, D30, D200

Lac caninum (Hundsmilch)

Organbeziehung: Mukosen der Nase, des Rachens, der Milchdrüse

Symptome: Alle Beschwerden und Erkrankungen wechseln häufig die Körperseite; alles am Morgen und durch Kälte <.

Klinische Anwendung: Von rechts nach links oder umgekehrt wandernde Beschwerden und Leiden (Tonsillitis, Mastitis, Gelenksaffektionen)

Potenzen: D12, D30, D200

Laurocerasus (Kirschlorbeer)

Fam. Rosaceae (Rosengewächse)

Organbeziehung: ZNS, besonders Atemzentrum, Herz, glatte Muskulatur

Symptome: Rechtsherzinsuffizienz mit Cyanose, pulmonale Dyspnoe, Reizhusten, Frischluft > alle Beschwerden.

Klinische Anwendung: Lungenödem, Lungenemphysem, Hypoxämie der Neugeborenen, Dämpfigkeit des Pferdes

Potenzen: D4, D30

Ledum palustre (Sumpfporst)

Fam. Ericaceae (Erikagewächse)

Organbeziehung: Haut, Bindegewebe, Muskeln, Gelenke

Symptome: Begrenzte, blaurot verfärbte Stellen nach Stichverletzungen; Bewegung und Wärme <, Kaltes > die Beschwerden.

Klinische Anwendung: Stichwunden aller Art (Insekten, Gabel, Nagel), besonders, wenn sich die Umgebung bläulich verfärbt und kalt anfühlt. Gelenks- und Muskelrheuma

Potenzen: D4, D6

Lilium tigrinum (Tigerlilie)

Fam. Liliaceae (Liliengewächse)

Organbeziehung: weibliches Genitale, Gonaden

Symptome: Tiere, die Lilium brauchen, sind nervös, ruhelos, reagieren auf Reiz im Urogenitalbereich mit heftigem Pressen.

Klinische Anwendung: Scheidenvorfall der Kuh, Ovarzysten in Verbindung mit Scheidenvorfall

Potenzen: D3, D30, D200, D1000

Lycopodium (Bärlapp)

Fam. Lycopodiaceae (Bärlappgewächse)

Organbeziehung: Leber, Magen-Darm-Trakt, Harnwege, Rachen, Tonsillen

Symptome: Lycopodium ist ein großes Polychrest und Konstitutionsmittel, chronische Zustände infolge Autointoxikation durch Stoffwechselprodukte sind ein wichtiges Anwendungsgebiet. Kühe, die bei Leberstoffwechselstörungen Lycopodium benötigen, sind um die Augen auffallend gelblich gefärbt, sofern sie dort unpigmentiert sind. Tiere, die das Mittel benötigen, sehen meist älter aus als sie sind, machen einen müden Eindruck, sind rasch erschöpft, zeigen Hunger, sind aber rasch gesättigt. Die Beine können anschwellen, die rechte Körperseite wird bevorzugt befallen. < tritt gegen Abend, der Hauptzeit des Stoffwechsels ein.

Klinische Anwendung: Gallenstau, weißgrauer Stuhl, chronisch verlaufende Azetonämie des Rindes, chronische Leberschäden, rechtsseitige Pneumonie, Obstipation, Wechsel von hartem und weichem Stuhl, Blasen- und Nieren-Katarrhe, harnsaure Diathese (Veranlagung zu Steinbildung in Nieren, Blase, Galle, Speichel, Milch). Ovar-Zysten rechts oder rechts beginnend.

Potenzen: D6, D12, D30, D200

Magnesium phosphoricum (phosphorsaures Magnesium)

Organbeziehung: ZNS, glatte Muskulatur, periphere Nerven

Symptome: Intermittierende, rasch auftretende, rasch verschwindende heftige Koliken und Neuralgien. > der Schmerzen durch Zusammenkrümmen (Katzenbuckel), durch Wärme und Druck; < durch Bewegung, Berührung.

Klinische Anwendung: Magen-Darm-, Gallen- und Nierenkoliken
Potenzen: D8, D12

Magnesium fluoratum (Magnesiumfluorat)

Organbeziehung: Retikuloendotheliales System, Lymphdrüsen, Tonsillen, Mamma. Wirkt laut Mezger spezifisch gegen Strepto- und Staphylokokken.

Klinische Anwendung: Chronische Nebenhöhlen- und Rachenkatarrhe, chronische Strepto- und Staphylokokkenmastitis, auch zusammen mit der entsprechenden Nosode.

Potenzen: D12, D30, D200

Malandrium (Nosode aus der Pferdemauke)

Klinische Anwendung: Rhagaden, Fissuren, chron.-nässende Ekzeme, Furunkel, Folge von Impfungen, Pferdemauke, Moderhinke der Schafe, Vorbeugung gegen Kuhpocken

Potenzen: D30, D200

Mercurius solubilis (Hahnemanni)

Organbeziehung: ZNS, Drüsen, Schleimhäute (bes. Mund und Enddarm), Haut, Bindegewebe, Milchdrüse, Auge

Symptome: Mundgeruch, Speichelfluß, belegte geschwollene Zunge mit Zahneindrücken, leicht blutendes Zahnfleisch, ätzende, eitrige Absonderungen, Krämpfe an After und Harnröhre

Klinische Anwendung: Binde- und Hornhautentzündung, Nasen-Nebenhöhlen-Rachen-Tuben-Katarrh, Parotitis, Stomatitis, Colitis, Proktitis mit Tenesmus und blutigem Stuhl, Entzündungen des Lymphapparates, Dermatitis, Räude der Rinder, beginnend am Milchspiegel, beiderseits des Schwanzansatzes, Furunkel, Abszesse, Phlegmone, Pododermatitis, Tendovaginitis, Bursitis

Potenzen: D12, D30, D200

Mercurius dulcis (Calomel)

Quecksilberpräparat mit besonderer Beziehung zum Gallesystem und zum Leberparenchym

Potenzen: D12

Mercurius sublimatus corrosivus (Sublimat)

Das Arzneimittelbild ist mit dem von Mercurius solubilis Hahnemanni ident, zeigt aber bei zu Geschwüren neigenden Erkrankungen intensivere Wirkung.

Potenzen: D6, D12

Mercurius salicylatus (salicylsaures Quecksilber)

Hat sich besonders bei nässenden Dermatiden und bei chronischer Polyarthritis der Kälber bewährt, wenn Allgemeinbefinden ungestört, die Gelenkskapsel nicht verdickt, die Füllung des Gelenks vermehrt ist.

Potenzen: D6, D12, D30, D200

Millefolium (Schafgarbe)

Fam. Compositae (Korbblütler)

Organbeziehung: Kapillaren, Blutgefäße

Klinische Anwendung: bei hellroten Blutungen

Potenzen: D3, D4

Myristica sebifera

Fam. Myristicaceae

Organbeziehung: Bindegewebe, Haut

Symptome: Wirkt intensiv entzündungswidrig; auch unter dem Beinamen „homöopathisches Messer“ bekannt.

Klinische Anwendung: Abszesse, Phlegmone, Panaritien, Lymphadenitis, Pyodermie – auch bei zu Chronizität tendierenden Prozessen

Potenzen: D6

Naja tripudians (Brillenschlange)

Organbeziehung: Myo- Endocard, Reizleitungssystem, Blut, Gefäße, Kapillaren

Symptome: Herzschwäche, Tachycardie, Myocardschaden, Reizleitungsstörung, Coronarinsuffizienz, Herzarrhythmie, motorische Lähmungen, Koma, Schluckstörungen, kalte Füße etc.

Klinische Anwendung: Myokarditis, septische Prozesse, bei Gebärparese zusätzlich zur Infusion, um Rückfall zu verhindern. Bananenkrankheit der Schweine, Ödemkrankheit der Schweine, Rotlauf der Schweine. Naja wirkt besonders gut bei Phosphortypen, Hypersexualität der Rüden, Narkosezwischenfall, präventiv zur besseren Verträglichkeit einer Allgemeinnarkose, Naja optimiert angezeigtes Kolikmittel und Festliege-Therapie

Potenzen: D12, D30, D200 und höher

Natrium muriaticum (Kochsalz)

Organbeziehung: Vegetatives NS, Magen-Darm-Trakt, Leber, Haut, Genitale, Schilddrüse

Symptome: Ein großes Konstitutionsmittel in der Humanmedizin, aber auch das wohl am meisten angefeindete Mittel der Homöopathie.

Tiere, die Natrium muriaticum als Konstitutionsmittel benötigen, sind meist nervös, leicht erregt, abweisend. Auf Zuspruch reagieren sie häufig mit heftigem Ausschlagen (Pferd, Rind) oder plötzlichem Zubeißen (Hund, Katze). Hat man ein derartiges Tier einmal beleidigt, trägt es dies einem ein Leben lang nach. Es gibt Pferde und Kühe, die dem Tierarzt selbst nach Monaten noch aggressiv begegnen, und Hunde, die Personen gegenüber, von denen sie einmal beschimpft oder mißhandelt wurden, Mißtrauen oder Angriffslust zeigen. Die Tiere sind in der Regel schwach, neigen zu Anämie, gehören zum hyperthyreoten Typ. Der Natrium-muriaticum-Typ braucht gegen Mittag etwas zu fressen. Er magert trotz guten Appetits ab, ist gierig nach Salz, hat großen Durst. Sonne und Hitze verträgt er nicht; hat < seiner Beschwerden gegen Mittag und in der warmen Jahreszeit.

Klinische Anwendung: Anämie nach Säfteverlust (Folge von Durchfall, Geburt, Durst). Hautausschläge von Hunden, Katzen (ausschließlich Trocken- und Dosenfutter) und Ferkeln.

Potenzen: D6, D12, D30, D200

Natrium sulfuricum (Glaubersalz)

Organbeziehung: Leber-Galle-System, Magen-Darm-Kanal, Lunge, Gelenke

Symptome: Leber- und Gallefunktionsmittel; alle Leiden und Beschwerden < sich durch Kälte, Nässe, feuchtkaltes Wetter; gelbe, wäßrige, gußartige Durchfälle in auffallend großen Mengen, die mit harten Klumpen und Gasen vermischt sein können.

Klinische Anwendung: Leber-Galle-Störungen, Durchfälle, Dämpfigkeit des Pferdes, die bei Nebel, Nässe beginnt oder dadurch sich <. Rheumatische Beschwerden nach Durchnässung, in nassen Ställen, feuchten Boxen mit Dauereinstreu und fehlendem oder verstopftem Jaucheablauf.

Potenzen: D6, D12, D30

Nux vomica (Brechnuß)

Fam. Loganiaceae (Logangewächse)

Organbeziehung: ZNS, vegetatives NS, Gefäßnerven, Magen-Darm-Kanal, Leber

Symptome: Konstitutionsmittel und Polychrest. Greift zentral an, reguliert das gesamte Vegetativum. Der Typ ist hitzig, tückisch, boshaft-ärgerlich. Wirkt am besten bei Tieren mit ausschließlicher oder überwiegender

Stallhaltung. Ist nach intensiver allopathischer Therapie zur Entgiftung angezeigt. Alle Sinnesorgane sind überempfindlich. Das Tier neigt zu Krämpfen an Muskeln und Hohlorganen, Verstopfung mit häufigem, meist vergeblichem Stuhldrang. Die meisten Leiden und Beschwerden sind in frischer Luft, am Morgen <; in schlechter, sauerstoffarmer Luft >. Rheumatische Beschwerden > sich bei feucht-kaltem Wetter.

Mit Nux vomica D6 ist bei hochgraviden Stuten und Kühen Festliegen provozierbar (daher bei solchen Tieren nie Nux vomica D6 anwenden!).

Auffallend ist bei Nux vomica auch ein besonderes Wohlbefinden am Vorabend vor Ausbruch einer Krankheit. Die Leber ist häufig in Mitleidenschaft gezogen.

Klinische Anwendung: Verstopfung, Pansenparese, zentral bedingte Krämpfigkeit, Azetonämie des Rindes, Diarrhö infolge Intoxikation, Magen-, Darm-, Galle- und Nierenkoliken. Hepatitis, Hepatosen, Leberverfettung; Druse des Pferdes; Dackellähme des Hundes. Stress- Vorbeugung für Kälber u. Ferkel vor Umstallung, Transport

Potenzen: D4, D6, D12, D30, D200

Okoubaka (Okoubaka-Baum)

Fam. Octonemataceae Westafrika

Verwendet wird das getrocknete Holz und die Rinde. Es gibt keine AMP, aber aus der westafrikanischen Volksmedizin abgeleitete Krankenberichte in großer Zahl.

Klinische Anwendung: Durchfälle schwerster Form mit alimentärer, infektiöser und toxischer Ursache. Intoxikationen mit Insektiziden, Herbiziden, Antiparasitika; prophylaktisch in der Humanmedizin bei Tropenreisen.

Potenzen: D2–D4

Opium (Schlafmohn)

Fam. Papaveraceae (Mohngewächse)

Organbeziehung: ZNS, vegetatives NS, glatte und quergestreifte Muskulatur

Symptome: Folge von Schreck, Angst. Im Verhältnis zur Schwere der Erkrankung geringe oder fehlende Schmerzhaftigkeit (umgekehrt bei Chamomilla); enge Pupillen, Somnolenz, Reaktionsträgheit oder Reaktionslosigkeit, atonische, aber auch spastische Obstipation, Darmkrampf, Darmlähmung.

Klinische Anwendung: Zustände als Folge von Gehirntraumen, Folge von heftigem Schreck, Apoplexie, paralytischer Ileus, atonische aber auch spastische Verstopfung, Darmparalyse.

Potenzen: D8, D30, D200

Petroleum (Steinöl)

Organbeziehung: ZNS, vegetatives NS, Haut, Schleimhäute, Magen-DarmTrakt

Symptome: Schwindel, Übelkeit, trockene rissige Haut, chronische Lidrandentzündung, Rhagaden an Zitzen, Ekzeme. Kälte, kalte Jahreszeit, Bewegung (Autofahren) < alle Beschwerden.

Klinische Anwendung: Brechdurchfall der Hunde während oder nach Autofahrten, Gastritis, Lidrandekzem, Ekzem besonders an Kopf und Ohren, Rhagaden an den Zitzen, Ekzeme bei Ferkeln

Potenzen: D6, D12, D30

Phellandrium (Wasserfenchel)

Fam. Umbelliferae (Doldengewächse)

Organbeziehung: Milchdrüse

Klinische Anwendung: Katarrhalische Euterentzündung, zusätzlich zu Phytolacca

Potenz: D4

Phosphorus (gelber Phosphor)

Organbeziehung: ZNS, Knochen, Gefäße, Kapillaren, Schleimhäute. Fast alle Organe werden von fettiger Degeneration befallen, besonders Herz, Leber, Nieren und Muskeln.

Symptome: Phosphor ist ein Konstitutionsmittel und Polychrest. Tiere vom Phosphor-Typ sind feinknochig, hochgeschossen, überempfindlich gegen alle Sinneseindrücke, rasch ermüdbar, rasch wieder erholt, ängstlich, meist hellhaarig, dünnhäutig, haben Neigung zu Blutungen aus allen Organen, aus den Körperöffnungen (hämorrhagische Diathese). Ein solches Tier kann nicht links liegen (wichtig bei festliegenden Kühen, die in linker Seitenlage < ihres Allgemeinbefindens haben). Tiere, die Phosphorus brauchen, sind sehr durstig; Ruhe und Wärme > alle Beschwerden und Zustände.

Klinische Anwendung: Angstzustände (Hochpotenz), Blutungen aller Art (Nasenbluten, Blutmelken, Blutungen nach der Geburt), Pneumonie, Hepatitis, Leberverfettung, Rachitis, Osteomalazie, Gastritis bei Hund und Katze, Sterilität bei Rindern und Stuten (kleine sub- und afunktionelle Eierstöcke), akute und chronische Mastitis, zur Steigerung der Milchleistung, Milchhochziehen, Festliegeprophylaxe bei Kühen, Neigung zu Widersetzlichkeit, mangelnde Freßlust, Kümmern von Jungtieren, Lebensschwäche bei Ferkeln und Kälbern.

Potenzen: D6, D12, D30, D200

Phytolacca decandra (Kermesbeere)

Fam. Phytolaccaceae (Kermesgewächse)

Organbeziehung: Tonsillen, Rachen, Muskeln, fibröses Gewebe, Gelenke, Milchdrüse, Lymphdrüsen, Ohrspeicheldrüse

Symptome: Beziehung zu den Organen des Rachenringes (Rachen dunkelrot gefärbt), zu Fokaltoxikose, Zerschlagenheit, große Müdigkeit

Klinische Anwendung: Tonsillitis und Pharyngitis bei Hunden und Katzen, Fokaltoxikose mit rheumatischen Erscheinungen, akute und chronische Mastitis, Milchmangel (D6 und höher), Abmelkhilfe (0 und D1 bei schwer abmelkbaren Kühen)

Potenzen: @, D1, D4, D6, D12, D30

Platinum metallicum (metallisches Platin)

Organbeziehung: ZNS, weibliches Genitale, Magen-Darm-Kanal

Symptome: Nervöse, sexuelle Überreizung, zu Hysterie neigend, Darmkoliken, Verstopfung

Klinische Anwendung: Nymphomanie, Bösartigkeit, Ovarzysten, Verstopfungskolik

Potenzen: D12, D30, D200

Plumbum aceticum (essigsaures Blei)

Organbeziehung: ZNS, periphere Nerven, Gefäßnerven, glatte Muskulatur, Magen-Darm-Kanal, Parotis, Nieren

Symptome: Gefäßspasmen, intermittierendes Hinken, Kolik mit Auftreibung des Bauches, > der Leiden und Beschwerden durch Druck, Reibung und Gliederstrecken (Krämpfigkeit der Kuh); doch < durch Bewegung. Lähmungen, Muskelatrophie

Klinische Anwendung: Obstipation (Plumbum überzieht die Darmmukosa mit samtigem Schleim, löst den Spasmus nicht drastisch; der Lösung des Spasmus folgt zart einsetzende Peristaltik; Durchfall tritt auch bei längerer Behandlung nicht auf), Verstopfungskolik des Pferdes, Pansentympanie (schaumige Gärung), Nachhandlähmung (Festliegen), Krämpfigkeit der Kuh, Dackellähme im paralytischen Stadium, Parotitis)

Potenz: D6

Podophyllum peltatum (Maiapfel)

Fam. Berberidaceae (Berberitzengewächse)

Organbeziehung: Magen-Darm-Kanal, Leber-Galle-System

Symptome: Hartnäckige Obstipation oder gelbgrüne, übelriechende, wegspritzende Durchfälle (Hydrantenstühle), Duodenitis, Hepatitis, Cholangitis

Klinische Anwendung: Durchfall, Verstopfung,

entzündliche und nichtentzündliche Leber-Galle-Leiden

Potenzen: D6, D30

Propolis

Ein von Bienen aus Knospen vor allem von Pappel, Roßkastanie, Buchen, Weiden, Kiefern gesammelter Stoff mit ca. 150 Inhaltsstoffen – davon wurden bisher 38 Flavanoide, 24 Aminosäuren, Harze, Wachse, Balsame isoliert.

Propolis wirkt: als Phytotherapeutikum lt. Prof. Heinze und Holz antibiotisch, antimykotisch, antiphlogistisch, choleretisch, granulationsfördernd, lokalanästhetisch, spasmolytisch, ja sogar cytostatische Wirkung konnte festgestellt werden. Der Einsatz in Phytotherapie ist sehr vielfältig; so wird es als Salbe bei Soor-Mykosen, Trichophytie, mikrobiellem Kontaktekzem, Hautläsionen, bei durch Nekrobacillus verursachten Klauengeschwüren, bei Mastitis, Rheuma, Gicht, Verbrennungen, innerlich als Tinctur bei viralen und bakteriellen Infekten etc., als Öl bei Otitis externa, eingesetzt.

Borschel hat Propolis in die Homöopathie eingeführt.

Klinische Anwendung: Allergien und Urticaria, partielle und totale Paresen bekannter und unbekannter Genese (Dackellähme, Bananenkrankheit); Herzmuskelschwäche, Herzrhythmusstörungen; Virusinfektionen (Grippe, Parvovirose, Katzenschnupfen).

Potenzen: D12, D30, Homaccord (D6, D12, D30, D200) LM18, LM30, LM60, LM90

Psorinum (Nosode, gewonnen aus dem Inhalt eines Krätzebläschens)

Organbeziehung: Haut, ZNS, Magen-Darm-Trakt

Symptome: Gilt – wie Sulfur – als Reaktionsmittel bei unterdrückten Absonderungen. Fettige, schmutzige, durch Waschen nicht zu reinigende Haut. Das Tier friert in Kälte, kratzt in Wärme, fühlt sich trotzdem schlechter in Frischluft, denn Wärme > außer Juckreiz alle Zustände und Beschwerden.

Klinische Anwendung: Reaktionsmittel, Hautausschläge, Rekonvaleszenzmittel bei großer Schwäche, weißgrauer Durchfall der Kälber

Potenzen: D30, D200

Pulsatilla (Kuh- oder Küchenschelle)

Fam. Ranunculaceae (Hahnenfußgewächse)

Organbeziehung: ZNS, Geschlechtsorgane, Hypophyse, Magen-Darm-Kanal, Leber, Venensystem, Gelenke, Muskeln

Symptome: Pulsatilla ist ein Polychrest und vor allem weibliches Konstitutionsmittel. Es hat phlegmatisches Temperament, rundliche, weibliche Gestalt, ist Zuspruch gut zugänglich, empfindlich, von wechselhaftem Gemüt, im Prinzip aber gutmütig, anlehnungsbedürftig, stark wetterfühlig, eine Schmusekatze. Kälte und feuchte Luft < alles; frostig, fühlt sich aber trotz-dem im Kühlen, durch Kälteanwendung und bei leichter Bewegung im Freien >. Pulsatilla hat Folge von Nässe, Kälte, ist durstlos trotz trockenen Mundes; der Östrus ist zu spät, zu schwach, zu kurz; die rheumatischen Beschwerden wandern. Es hat kalte Füße, die sich nicht durch Wärme, aber durch Bewegung >; verträgt kein Fett, hat > der Beschwerden durch Ingangkommen von Absonderungen. Schleimhautkatarrhe mit gelbgrünem, dickem, mildem, nicht ätzendem Sekret. Pulsatilla bewirkt verstärkte Durchblutung im Becken, wirkt auf das Wechselspiel Ovar-Hypophyse.

Klinische Anwendung: Anöstrie, zu schwache Brunst, Endometritis, Geburtsvorbereitung, Nachgeburtsverhalten, Milchmangel, Milchhochziehen, Heimweh, Folge von Durchnässung, Lochialstau, Wehenschwäche, mangelhafte Nachwehen, Parotitis, Hoden- und Nebenhodenentzündung, Gastritis bei Hund und Katze, Katzenschnupfen, Stühle, die einmal schleimig, dann flüssig, einmal fest, dann weich, einmal hell, dann dunkel, also jedesmal anders beschaffen sind.

Potenzen: D2, D4, D12, D30, D200

Pyrogenium (Nosode aus verfaultem Rindfleisch)

Gewebsbeziehung: Bindegewebe, RES, Lymphgefäße

Symptome: Alle Symptome sind heftig, auffällig, Fieber mit Schüttelfrost, Diskrepanz Puls-Temperatur, Ruhelosigkeit, Verlangen nach Wärme und > dadurch, aashafter Geruch aller Ausscheidungen, der Krankheitsprozeß spielt sich in den Lymphbahnen und im Interstitium ab. Bei Lachesis, mit dem es oft zusammen eingesetzt wird, findet der Krankheitsprozeß im Blut, in den Blutbahnen statt. Wo Pyrogenium angezeigt ist, ist Lachesis kontraindiziert, wo Lachesis indiziert ist, schadet Pyrogenium nie.

Kombinationen:

Lachesis D8
Pyrogenium D15 } bei Allgemeinerkrankungen

Pyrogenium D6
Lachesis D15 } bei lokalen Prozessen

Wunden, die Pyrogenium brauchen, sind schlecht, solche, die Lachesis benötigen, gut durchblutet.

Klinische Anwendung: Infizierte Wunden, Narbengeschwüre, Phlegmone mit brettharter Infiltration, Sepsis, Puerperalfieber, aashaft stinkende Durchfälle infektiöser Natur, Abszesse, Furunkel, Klauensohlengeschwür, Limax, Dekubitus, nekrotisierende Bursitis, schwere Rinder-Pferdegrippe, Mastitis, Schmutzmastitis

Potenzen: D6 bei lokalen Entzündungen, bei Infektionen ohne Störung des Allgemeinbefindens

D15, D30 bei Infektionen mit Allgemeinbefindens-Störungen; am besten einige Gaben in rascher Folge, dann abwarten

Quassia (Quassia-Baum)

Fam. Simarubaceae (Bitterholzgewächse)

Klinische Anwendung: Empirisch bewährt bei Leberzirrhose, bei chronisch verlaufender Azetonämie des Rindes mit Tendenz zu Leberzirrhose

Potenz: D3

Rheum (Rhabarber)

Fam. Polygonaceae (Knöterichgewächse)

Organbeziehung: Magen-Darm-Kanal

Symptome: Sauer riechende, schaumige Stühle

Klinische Anwendung: Durchfälle

Potenzen: D4, D30

Rhus toxicodendron (Giftsumach)

Fam. Anacardiaceae (Sumachgewächse)

Organbeziehung: Muskel, Gelenke, fibröses Gewebe (Sehnen, Bänder, Faszien), Haut, Magen-Darm

Symptome: Rhus toxicodendron ist ein Polychrest, aber kein Konstitutionsmittel. Hat große Unruhe, < durch Ruhe, Kälte, naßkaltes Wetter nachts; Folge von Kälte, Nässe und Überanstrengung; > aller Leiden und Beschwerden durch Wärme und fortgesetzte Bewegung, paßt für Beschwerden bei naßkaltem Wetter besonders.

Klinische Anwendung: Muskel-, Gelenks-, Sehnen- und Bänderaffektionen rheumatischer und traumatischer Natur. Brennende Hautausschläge mit Bläschenbildung.

Potenzen: D6, D12, D30

Rumex crispus (krauser Ampfer)

Fam. Polygonaceae (Knöterichgewächse)

Organbeziehung: Nase, Larynx, Trachea, Bronchien

Symptome: Trockener, anhaltender Reizhusten, ausgelöst vom Kehlkopf, der Luftröhre. Warme Atemluft > den Husten, kalte < ihn.

Klinische Anwendung: Laryngitis, Tracheitis, Bronchitis

Potenzen: D2, D3

Rumenis succus (Pansensaft)

von Borschel in die Homöopathie eingeführt.

Im Pansensaft sind durch die Vielzahl von Infusorien, probiotischen Bakterien sowie anorganischen und organischen Verbindungen, die zum Teil durch den Wiederkauakt und die Pansenverdauung freigesetzt zum Teil von den Bakterien und Infusorien synthetisiert werden, oder in fertiger Form bzw. im Ruhestadium (Bakterien und Infusorien) mit dem Futter aufgenommen werden, eine Menge Informationen enthalten, welche durch die homöopathische Aufbereitung erst aktiviert oder verstärkt werden.

Klinische Anwendung: Diverse Verdauungsstörungen ohne oder mit Leber-Galle-Pankreas- Beteiligung

Wegen BSE zur Zeit wohl nicht einsetzbar!

Ruta graveolens (Weinraute)

Fam. Rutaceae (Rautengewächse)

Organbeziehung: Muskel-, Sehnen-, Bänder- (Ansätze an den Knochen), Knochen, Gelenke, Periost, periphere Nerven, Augen, Venen, Mastdarm

Symptome: Große Müdigkeit, Zerschlagenheit, Sehschwäche nach Überanstrengung der Augen, Bewegung und Wärme >, Ruhe < alle Leiden und Beschwerden.

Klinische Anwendung: Am Bewegungsapparat: Folge von Stoß, Schlag, Quetschung mit stumpfem Gegenstand, Überanstrengung, Sehnenzerrung; Augenschwäche, Mastdarmprolaps der Ferkel und durchfälliger Kälber.

Potenzen: D3, D4, D30

Sabina (Sadebaum)

Fam. Cupressaceae (Zypressen)

Organbeziehung: Beckenorgane, besonders Uterus, Muskel, Gelenke

Symptome: Erhöhte Blutfülle und Mobilitätssteigerung des Uterus. Helle, gußartige Uterusblutungen, die sich durch Bewegung <.

Klinische Anwendung: Nachgeburtsverhalten bei Stute und Kuh, drohender Abort, hellrote Blutungen mit geringer Gerinnungsneigung.

Potenzen: D1–D3 (Nachgeburtsverhalten) D6, D12, D30 (Blutung und drohender Abort)

Secale cornutum (Mutterkorn)

Organbeziehung: ZNS, vegetatives NS, Gefäßintima und Muscularis, Uterus

Symptome: Krämpfe an den Extremitäten, Ischämie und meist trockene Gangrän an den Akren, Uterusspasmen, dunkle Blutungen aus dem Uterus

Klinische Anwendung: Schwere Durchblutungsstörungen an den distalen Gliedmaßen, Krampfwehen, Wehenschwäche, Uterusatonie post partum, dunkle, nicht gerinnende Blutungen aus dem puerperalen Uterus, Nachgeburts-Dystrophie

Potenzen: D4, D30

Selenium (elementares, amorphes Selen)

Organbeziehung: Männliche Geschlechtsorgane, Haut

Klinische Anwendung: Deckunlust alter Hengste, Stiere, Rüden

Potenzen: D12, D30, D200

Sepia officinalis (Tintenfisch)

Fam. Cephalopodae (Kopffüßler)

Organbeziehung: ZNS, weibliches Genitale, Beckenvenen, Haut, periphere Nerven, Pfortaderkreislauf

Symptome: Sepia ist ein Konstitutionsmittel, vor allem für das weibliche Geschlecht. Sepia-Typen sind eckig, unharmonisch im Körperbau, dunkel pigmentiert, die Tiere wirken schlaff, gleichgültig, im nächsten Augenblick jedoch wieder reizbar. Die Kuh, die Stute, die Sau lassen ihre Jungen nicht oder nur widerwillig saugen. Bei der rektalen Untersuchung hängt der nichtträchtige Uterus der Kuh schlaff über den vorderen Beckenrand. Solche Stuten und Kühe schlagen selbst in der Brunst den Hengst bzw. den Stier häufig ab. Kühe neigen zu Urovagina, Pneumovagina, Scheidenvorfall. Die Brunst ist wie bei Pulsatilla verspätet, zu schwach, zu kurz. Es wirkt wie Pulsatilla regulierend auf den Hormonhaushalt; hat zu wenig Östrogene, zu viele Androgene. Ein derartiges Tier ist oft widersetzlich, obwohl es früher gutmütig war. Wärme und Bewegung > die Beschwerden, Ruhe und Kälte < sie. Sepia wirkt am besten bei chronischen Prozessen, die schon lange bestehen, und bei alternden Tieren; hat trockene Genitalkatarrhe mit oft verkrusteten Vulvarändern, kleinkämmrige Eierstockzysten, deren Heilung Zeit beansprucht.

Klinische Anwendung: Zu schwache Brunst – auch gemeinsam mit Pulsatilla, fehlende Brunst, chronische Endometritis, mehrkämmrige Ovarzysten, Uro-, Pneumovagina, Scheidenvorfall, versuchsweise bei Krämpfigkeit von Kühen mit Sepia-Konstitution, hormonell bedingter symmetrischer Hautausschlag älterer Hündinnen.

Potenzen: D3, D6, D12, D30

Silicea (Kieselsäure)

Organbeziehung: ZNS, Bindegewebe, Knochen, Lymphsystem, Haut, Horngebilde (Hufe, Klauen, Nägel, Krallen)

Symptome: Auch Silicea ist ein Polychrest und großes Konstitutionsmittel. Es ist für das Bindegewebe, was Eisen für die roten Blutkörperchen, Phosphorus für die Nerven, und Calcium für die Knochen bedeutet.

Bei Silicea-Typen ist sowohl die Assimilation gestört (deshalb der schlechte Ernährungszustand, der schwache Knochenbau, die schlaffe Körperhaltung, das ängstliche Wesen), aber auch die Dissimilation (Stoffwechselprodukte werden zu langsam und unvollständig abgebaut. Folge davon sind der oft zu große Bauch, die übelriechenden Wund- und Schleimhautsekrete).

Tiere, die Silicea benötigen, sind in der Regel ängstlich, schreckhaft, scheu, furchtsam, können aber auch ärgerlich werden. Sie sind besonders berührungsempfindlich und sehr anfällig gegenüber Luftzug. Alles < sich bei Kälte; > sich durch Wärme.

Silicea ist ein gutes Folgemittel, wenn Hepar sulfuris nicht mehr wirkt, hat Beschwerden durch unterdrückte Absonderungen und Folgen von Impfungen. Es neigt zu eher chronischen Abszessen- und Fistelbildungen, zu fibrösen Prozessen.

Klinische Anwendung: Chronische Eiterungsprozesse, auch solche, die auf Hepar sulfuris nicht angesprochen haben. Fisteln, Narbenwucherungen, Bindegewebsverhärtung, chronische Lymphdrüsenentzündungen, chronische Schleimbeutel- und Sehnenscheidenentzündung, Pododermatitis, es bessert die Huf- und Klauenhornqualität, wirkt gut bei protrahiert verlaufendem Klauensohlengeschwür und Limax des Rindes und Strahlfäule des Pferdes, bei Aktinomykose des Rindes im späteren Stadium, bei Samenstrangbotryomykose kastrierter Eber, bei Samenstrangfistel – auch des Wallachs – schlecht heilenden Wunden, nässenden Ekzemen, hochgradigem Juckreiz des Rindes und Pferdes unter dem Langhaar (Schwanz, Mähne), mit Ausreiben derselben, Durchfall, Verstopfung, Nierensteinleiden.

Potenzen: D6, D12, D30, D200

Soja

Von Borschel in die Homöopathie eingeführt mit dem Gedanken, daß Soja- u. Mais-Schrot beim Rind in zu großen Mengen verfüttert, zu

Eiweiß-Überangebot führt, Leber-Galle-Störungen verursacht

Klinische Anwendung: Leber-Galleleiden, Ketose, (auch bei subklinischen Fällen), bei diversen Verdauungsstörungen, im Anschluß an substitutiv behandelte Azidose, Alkalose

Potenzen: D12, D30, D200

Solidago virgaurea (Goldrute)

Fam. Compositae (Korbblütler)

Organbeziehung: Niere, ableitende Harnwege

Klinische Anwendung: Nieren- und Blasenleiden, Nierensteine, Nierensand, ist gut mit Berberis kombinierbar.

Potenzen: D3, D4

Staphisagria (Stephanskraut)

Fam. Ranunculaceae (Hahnenfußgewächse)

Organbeziehung: ZNS, vegetatives NS, männliche und weibliche Geschlechtsorgane, Haut

Symptome: Sexuelle Erregung, gereizte Stimmung, leicht beleidigt, brennende, juckende Hautausschläge, Wundschmerz und Meteorismus nach Laparotomien

Klinische Anwendung: Gerstenkorn, Hagelkorn, Schnitt- und Stichwunden; nach Laparotomie gegen Schmerz und Darmblähungen, Ekzeme, juckend, brennend

Potenzen: D6, D12, D30

Sticta pulmonaria (Lungenmoos)

Fam. Stictaceae (Stiktazeen)

Organbeziehung: Schleimhäute der oberen Luftwege

Symptome: Von der Nase beginnende, bis in die Bronchien absteigende Entzündung; heftiger, anhaltender trockener, bellender Reizhusten, der sich durch kalte Atemluft <.

Klinische Anwendung: Rhinitis, Tracheitis, Bronchitis, Husten unter obigen Zeichen

Potenzen: D3, D4

Stramonium (Stechapfel)

Fam. Solanaceae (Nachtschattengewächse)

Organbeziehung: ZNS, vegetatives NS, besonders Nervus vagus

Symptome: Hochgradige Erregungszustände, Delirien, Manien, weite Pupillen, Krämpfe

Klinische Anwendung: Bösartigkeit, nervöse Azetonämie und hypomag-nesämische Tetanie (bei beiden letzteren unterstützend), zerebrokortikale Nekrose des Kalbes, Nymphomanie

Potenzen: D12, D30, D200

Sulfur (Schwefelblüte)

Organbeziehung: ZNS, vegetatives NS, Stoffwechsel, Haut, Schleimhäute, Venen, Magen-Darm-Kanal, Leber

Symptome: Polychrest und bedeutendes Konstitutionsmittel, Stoffwechsel- und Reaktionsmittel bei unterdrückten Erkrankungen. Rekonvaleszenzmittel nach schweren Infektionskrankheiten.

Sulfur ist entsprechend seiner Herkunft aus dem Erdinnern ein „heißes Mittel“. Dem Sulfur-Typ ist alles zu warm, er sucht, wenn man ihn gewähren läßt, stets einen kühlen Ort oder er fühlt sich nicht wohl. Er ist wasserscheu, läßt sich selbst dann nicht gerne waschen, wenn er sehr schmutzig ist. Sulfur-Tiere legen sich gern in den eigenen Dreck, im Gegensatz zum Arsenicum-Typ (dieser hält sich stets sauber). Die Körperöffnungen sind gerötet, hat stets Durst, meist aber nur mäßigen Appetit. Er hat < aller Zustände gegen Mittag (11h), Durchfälle fast nur morgens, die auch mit Verstopfung wechseln können. Tiere, die Sulfur benötigen, haben struppiges, glanzloses Haarkleid und strömen üblen Geruch aus (bes. der Hund riecht intensivst nach Hund).

Sulfur hat durch Kälte, Nässe, Waschen, Wetterwechsel <. Ekzeme sind meist trocken, schuppend, chronisch mit Juckreiz, der sich nachts <.

Klinische Anwendung: Wenn passendes homöopathisches Mittel nicht greift; als Reaktions-, Rekonvaleszenz- und Entgiftungsmittel, Ekzeme, Exantheme, Hauteiterung, Furunkel, Akne, Lid- und Bindehautentzündung, Grippe – zu Beginn und gegen Ende – Leberschwellung, Leberfunktionsstörungen, Stoffwechselstörungen, besonders des Eiweißstoffwechsels, Durchfälle, verschleppte Katarrhe, vor allem der Luftwege (als Zwischengabe), chron. Mastitis, rezidivierende Beschwerden.

Potenzen: D4, D6, D12, D30, D200

Symphytum (Beinwell)

Fam. Boraginaceae (Braunwurzgewächse)

Organbeziehung: Knochen, Beinhaut, Bänder, Sehnen, Muskel, Gefäße

Klinische Anwendung: Verletzungen obiger Organe und Gewebe, Hämatome, zur Förderung der Kallusbildung

Potenzen: D6, D30

Tarantula cubensis (kubanische Vogelspinne)

Organbeziehung: Haut, Bindegewebe, Nervensystem

Symptome: Abszesse, Furunkel, Geschwüre mit intensiver Entzündung, hochgradiger Schmerzhaftigkeit und Unruhe, geringe Eiterungstendenz.

Klinische Anwendung: Abszesse, subkutane, subfasziale Phlegmonen und Schleimbeutelentzündungen, die zu zentraler Nekrose neigen; Karbunkel, Furunkel, Limax, Kuhpocke, äußerst schmerzhaftes Klauensohlengeschwür.

Potenzen: D6, D30

Thallium aceticum (essigsaures Thallium)

Organbeziehung: ZNS, vegetatives NS, Magen-Darm, Haut, Haare

Klinische Anwendung: Diffuser Haarausfall, Trichophytie

Potenzen: D6, D12, D30

Thuja occidentalis (Lebensbaum)

Fam. Cupressaceae (Zypressen)

Organbeziehung: ZNS, vegetatives NS, alle Schleimhäute, Haut

Symptome: Das Konstitutionsmittel „Thuja" zeigt Neigung zu proliferativen Prozessen (Warzen, Papillome, Polypen); zu katarrhalischen Zuständen; verträgt Nässe und Kälte nicht, hat < aller Beschwerden dadurch, ist ausgesprochen frostig. Wärme > alles; viele Beschwerden treten vorwiegend links auf.

Klinische Anwendung: Chronischer Bindehautkatarrh, chronische Mittelohrentzündung; rezidivierende Angina, Laryngitis, Zystitis, Urethritis, Zervixpolypen, fleischige, gestielte, auch blumenkohlartige, leicht blutende Warzen, fettende Hautausschläge, Rhagaden, Huf-, Klauen-, Krallen-Wachstumsstörungen, Haarausfall, immer wiederkehrende, durch Nässe verursachte Gelenks- und Muskelbeschwerden; Folgen von Impfschäden

Potenzen: D4, D12, D30

Tuberculinum (aus menschlichem Tuberkulin) Tuberculinum bovinum (aus Rindertuberkulin) Tuberculinum avis (aus Geflügeltuberkulin)

Organbeziehung: ZNS, Mukosen, Bindegewebe, Haut

Symptome: Starke Veränderlichkeit der Symptome, Rezidivieren von Krankheiten, Tiere fühlen sich trotz Frösteln in frischer Luft, im Freien wohler. Tiere, die Tuberkulinum benötigen, erkälten sich sehr leicht, alles < sich bei ihnen durch Anstrengung und im geschlossenen Raum; > sich in Ruhe und in Frischluft; juckende, brennende Hautausschläge

Klinische Anwendung: Eugenische Kur, bei neugeborenen Kälbern und Fohlen zur Erhöhung der Resistenz. Rezidivierende Erkältungen, rezidivierende Mastitis der Kuh, Rekonvaleszenzmittel, grauweißer Stuhl der Kälber, Folge von Impfschäden

Potenzen: D30, D200, D1000

Urtica urens (Brennessel)

Fam. Urticaceae (Nesselgewächse)

Organbeziehung: Haut, Milchdrüse, Niere, Muskeln und Gelenke

Symptome: Nesselsuchtähnliche, frieselartige Hautausschläge mit Jucken und Brennen

Klinische Anwendung: Nesselsucht, allergische Zustände, Verbrennungen, Milchmangel (D1–D3), Milchfluß (D30), Milchreduzierung (D12–D30), Nephritis, Arthritis

Potenzen: D1, D3, D12, D30

Veratrum album (weiße Nießwurz)

Fam. Liliaceae (Liliengewächse)

Organbeziehung: ZNS, Magen-Darm, Bronchien, Herz, Gefäßnerven

Symptome: Kollaps, Cyanose, Kälte der Hautoberfläche, Speicheln, Übelkeit, Erbrechen, flüssige Durchfälle, die erschöpfen, aber nicht stinken.

Klinische Anwendung: Asphyxia neonatorum, Kollaps, Krämpfe, akute, schwächende Durchfälle, Schwächezustände mit Kälte

Potenzen: D4, D12

Viburnum opulus (gemeiner Schneeball)

Fam. Caprifoliaceae (Geißblattgewächse)

Organbeziehung: Weibliches Genitale, besonders Gebärmutter

Symptome: Unruhe, falsche Wehen

Klinische Anwendung: Drohender Abort in den ersten 4 Monaten der Gravidität

Potenzen: ⊖–D2

Zincum metallicum (metallisches Zink)

Organbeziehung: ZNS, peripheres NS

Symptome: Schwäche, Mattigkeit, Zähneknirschen, Muskelzuckungen und Muskelkrämpfe; das Symptom „Unruhe in den Beinen" beim Menschen entspricht der „Unruhe der Nachhand" beim Tier.

Klinische Anwendung: Epilepsie, Krämpfigkeit der Kuh, falls zentrifugal bedingt, Juckende Exantheme, Meningitis

Potenzen: D12, D30, D200

Sachregister

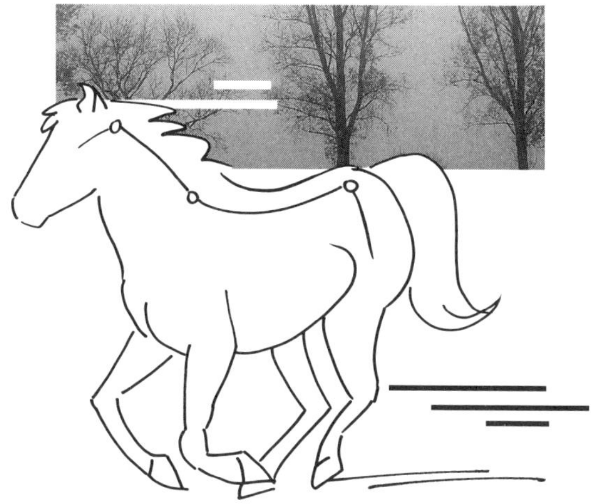

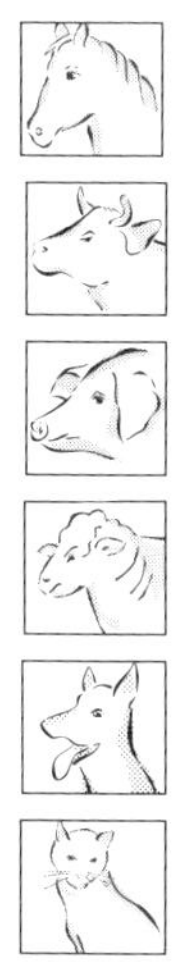